HANNS-WERNER BOSCHANN
GYNÄKOLOGISCHE ZYTODIAGNOSTIK

Gynäkologische Zytodiagnostik für Klinik und Praxis

Von

PROF. DR. MED. HANNS-WERNER BOSCHANN, F. I. A. C.

apl. Professor an der Freien Universität Berlin
Chefarzt der geburtshilflich-gynäkologischen Abteilung
des Städtischen Rudolf-Virchow-Krankenhauses Berlin

2., völlig überarbeitete Auflage
Mit 131 Abbildungen und 12 Tafeln mit 24 farbigen Bildern

W DE G

WALTER DE GRUYTER
BERLIN · NEW YORK · 1973

Printed in Germany.
Satz und Druck: Sala-Druck, Berlin.
ISBN 3 11 003981 8

Herrn Professor Dr. Erich v. Schubert
zum 70. Geburtstag
in Dankbarkeit gewidmet

Vorwort zur 2. Auflage

Die erste Auflage wurde völlig überarbeitet, um sie auf den heutigen Stand der Technik und Nomenklatur zu bringen. Die Zahl der Farbabbildungen wurde verdoppelt, die der Schwarzweißzeichnungen besonders zur Veranschaulichung der Kapitel über die Diagnostik der hormonalen Veränderungen sowie der Dysplasie und des Carcinoma in situ vermehrt. In den Text neu aufgenommen wurden u. a. Zellveränderungen bei *Folsäuremangel* und *Herpes-Virus-Infektion,* die BARR-Körperchenfärbung nach ESKELUND, der *Candida-Nachweis* und die *Nilblausulfat-Färbung* zur Diagnostik des Blasensprungs und der fetalen Reife. Ausführlicher dargestellt wurde die Bestimmung der Indices für die zytohormonale Diagnostik. Ein neues Kapitel stellt die *Zytodiagnostik der Mammakrankheiten* dar. Ein Anhang gilt den wichtigsten terminologischen Begriffen. Erweitert wurde das Kapitel über die Formen der Dysplasie, des Carcinoma in situ und des invasiven Karzinoms der Zervix und des Cavum uteri. Ausführlicher dargestellt wurden *Differentialzytologie* und Fluoreszenzmikroskopie.

Verwendet wurde die *revidierte Nomenklatur,* wie sie entsprechend den Empfehlungen der Weltgesundheitsorganisation auf der Terminologiekonferenz der Deutschen Gesellschaft für Zytologie in Köln (6.—7. 11. 70) erarbeitet wurde.

Die derzeitigen Formulare der Krankenkassen zur Krebsvorsorgeuntersuchung wurden berücksichtigt und andere z. Z. diskutierte Modelle zur Befundmitteilung zur Auswahl gestellt.

Gekürzt wurden die nur noch historisch interessanten Entnahmeverfahren sowie das Kapitel über Zytotopochemie, um dem Charakter des Buches als *Leitfaden für die Praxis und für Zytologieschulen* Rechnung zu tragen.

Möge es helfen, die typischen Fehler bei der praktischen Anwendung der Zytodiagnostik zu vermeiden, und damit beitragen, den bisher häufigsten Krebs der Frau, das Portiokarzinom, durch Erkennung der Vor- und Frühstadien als Invaliditäts- und Todesursache auszuschalten!

Berlin, im April 1973 Hanns-Werner Boschann

Vorwort zur 1. Auflage

Die gynäkologische Zytodiagnostik hat die Aufgabe, Zellausstriche daraufhin zu beurteilen, ob sie ein normales Bild bieten oder ob Zell- und Kernanomalien einen derartigen Grad angenommen haben, daß ein maligner Tumor als Ursache in Frage kommt. Da das Abstrichbild von hormonalen Einflüssen abhängig ist, sind Aussagen über die endokrinologische Situation der Patientin möglich, darüber hinaus auch über Entzündungen, Keimflora und Bestrahlungseffekte. Über die Verwendung der Zytodiagnostik zur Prognose der Malignome wird noch diskutiert. Damit stellt das von Papanicolaou zur praktischen Anwendbarkeit ausgearbeitete Verfahren eine wichtige Ergänzung der schon bestehenden Untersuchungsmethoden dar, die es teilweise an Treffsicherheit übertrifft.

Wenn die Zytodiagnostik in den Händen des einen Untersuchers Vorzügliches leistet, bei einem anderen aber unzuverlässige Ergebnisse liefert, so liegt das nicht an der Methode, sondern an technischen Fehlern in ihrer Anwendung. Der Zytologe ist für eine erfolgreiche Arbeit auf folgende Voraussetzungen angewiesen:

1. richtige Indikationsstellung zur Zytodiagnostik
2. technisch einwandfreie Entnahme am richtigen Ort
3. vorschriftsmäßige Fixierung der Abstriche
4. Versand der gegen Bruch gesicherten Objektträger mit sorgfältig ausgefülltem Begleitformular
5. zweckmäßig eingerichtetes Laboratorium
6. Färbung und Vormusterung durch zuverlässiges und geübtes Personal
7. sorgfältige Katalogisierung der Befunde und rasche Benachrichtigung des Einsenders
8. richtige Auswertung des zytologischen Befundes durch den einsendenden Arzt.

Das Hauptziel des vorliegenden Buches ist es, dem Leser eine *technische Anleitung* zu geben, damit er imstande ist, selbst Zytodiagnostik zu betreiben, und zwar von der Entnahme des Materials bis zur klinischen Auswertung der Diagnose. Hierfür sollen ihm die Erfahrungen des Laboratoriums der Universitäts-Frauenklinik Berlin-Moabit (em. Direktor: Prof. Dr. E. v. Schubert) zur Verfügung gestellt werden, in dem seit 1949 unter der Leitung Dr. G. L. Wieds (z. Z. Professor an der Universität Chicago) und seit Ende 1953 des Verfassers bisher mehr als 200 000 Abstriche untersucht worden sind.

Es wendet sich daher sowohl an den *Arzt*, der zytodiagnostisch arbeiten will, als auch an die *technische Assistentin*, die einen Leitfaden für ihre Arbeit sucht. Darüber hinaus gibt es jedem Arzt und Studierenden, der sich über dieses Gebiet orientieren will, einen Überblick über die Technik der gynäkologischen Zytodiagnostik und zeigt ihm ihre Möglichkeiten, Grenzen und klinische Anwendbarkeit.

Zur Darstellung der wichtigsten Handgriffe, Laboratoriumsvorgänge und diagnostischen Begriffe wurden in erster Linie Schwarz-Weiß-Zeichnungen herangezogen, da sie die Idee des gezeigten Vorgangs und des jeweils beschriebenen Zellbilds besser als die Photographie zeigen und damit m. E. didaktische Vorzüge bieten. Das Buch ist *für den Lernenden* gedacht. Nachdem er sich mit seiner Hilfe die Grundkenntnisse angeeignet hat, wird er die Atlanten und ins einzelne gehenden Lehrbücher des Fachgebiets mit größerem Gewinn lesen können. Farbaufnahmen wurden dann gebracht, wenn sie unbedingt erforderlich sind: Zur Charakterisierung der Färbung und ihrer Fehlermöglichkeiten sowie der wichtigsten Zelltypen. Von Dr. H. Kempf wurden mit Hilfe des Zeiß-Zeichengeräts *nach Originalpräparaten maßstabgerechte Zeichnungen* von *den* Zellbildern entworfen, die jeder zytologisch Arbeitende gegenwärtig haben sollte.

Verwendet wurde die neue Nomenklatur, die vom Terminologieausschuß der Internationalen Akademie für gynäkologische Zytologie erarbeitet und international gebilligt worden ist (Acta cytologica Vol. II No. 1, Chicago, 1958).

Berlin, im April 1960

Hanns-Werner Boschann

LEHRBÜCHER UND ATLANTEN

Bourg, R., C. Gompel et J. P. Pundel: Diagnostic cytologique du cancer génital chez la femme. Masson & Co., Paris 1954

Kern, G.: Carcinoma in situ. Vorstadium des Gebärmutterhalskrebses. Grundlagen und Praxis. Springer-Verlag, Berlin–Göttingen–Heidelberg–New York 1964

Koss, L. G.: Diagnostic Cytology and Its Histopathologic Bases, 2nd edition, J. L. Lippincott Co., 1968

Igel, H.: Gynäkologische Zytodiagnostik. Atlas und Leitfaden. Walter de Gruyter & Co., Berlin 1959

Members of the Vincent Memorial Laboratory Staff (R. Graham u. a.): The Cytologic Diagnosis of Cancer. W. B. Saunders Company, Philadelphia, London, 1950, 1954

Papanicolaou, G. N. & H. F. Traut: Diagnosis of Uterine Cancer by the Vaginal Smear. Commonwealth Fund, New York, 1943

Papanicolaou, G. N., H. F. Traut & A. A. Marchetti: The Epithelia of Woman's Reproductive Organs. Commonwealth Fund, New York 1948

Papanicolaou, G. N.: Atlas of Exfoliative Cytology. Harvard University Press, Cambridge, Mass. 1954

Pundel, J. P.: Les frottis vaginaux et cervicaux. Masson & Cie., Paris 1950

Pundel, J. P.: Les frottis vaginaux endocriniens. Masson & Cie., Paris 1952

Pundel, J. P. et F. van Meensel, avec la collaboration de Z. Jaworski: Gestation et cytologie vaginale. Masson et Cie., Paris, 1951

Pundel, J. P.: Acquisitions récentes en cytologie vaginale hormonale. Masson & Cie., Paris 1957

Reagan, J. W. and Ng, A. B. P.: The Cells of Uterine Adenocarcinoma. Baltimore, The Williams and Wilkins Company, 1965

Runge, H.: Gynäkologische Zytologie. Beiträge zur Krebsforschung, Band 4. Theodor Steinkopf, Dresden und Leipzig 1954

Smolka, H. und H.-J. Soost: Grundriß und Atlas der gynäkologischen Cytodiagnostik. Georg Thieme Verlag Stuttgart, 2. Auflage (1965)

Stoll, P.: Gynäkologische Vitalcytologie in der Praxis. Funktion. Mikrobiologie. Neeoplasie. Atlas deer Phasenkontrastmikroskopie. Springer-Verlag, Berlin—Heidelberg—New York, 1969

Stoll, P., J. Jaeger, G. Dallenbach-Hellweg: Gynäkologische Cytologie. Springer-Verlag, Berlin–Heidelberg–New York 1968

Zinser, H. Cl.: Die Zytodiagnostik in der Gynäkologie, II. Aufl. Gustav Fischer, Jena, 1957

INHALT

I. INDIKATIONEN ZUR GYNÄKOLOGISCHEN ZYTODIAGNOSTIK

Die gynäkologische Zytodiagnostik ist ein *Hauptbestandteil der frauenärztlichen Krebsvorsorgeuntersuchung.* Sie ist imstande, Epithelatypien aufzudecken, die anderen Untersuchungsmethoden infolge ihrer geringen Größe oder ihrer intrazervikalen Lage entgehen müßten (Tafel VII, Bild 13), und damit unverdächtige Befunde von denen zu scheiden, bei denen eine histologische Klärung erforderlich ist. Die zur Abstrichanfertigung erforderlichen Utensilien (Watteträger, Holzspatel, Platinöse, Objektträger, Glasgefäß für Alkohol-Äther-Fixierungsflüssigkeit oder Fixierungsspray) sind in der ärztlichen Praxis vorhanden. Zytologische Laboratorien sind zumindest auf dem Postwege für jeden Arzt erreichbar.

Es ergeben sich folgende **Indikationen:**

1. **Bei jeder gynäkologischen Erstuntersuchung,** auch im Rahmen der Schwangerenberatung, und weiterhin **alle 6 bis 9 Monate** wird ein Routineabstrich von der Portiooberfläche und aus dem Zervikalkanal entnommen, und zwar
   a) unabhängig vom Lebensalter
   b) auch bei normalem makro- und kolposkopischem Befund
   c) ohne Rücksicht darauf, ob Hinweissymptome auf ein Karzinom angegeben werden oder nicht.

Begründung: **Etwa 85 % aller präinvasiven und über 60 % aller frühen invasiven Karzinome unseres Materials wurden durch routinemäßige Anwendung der Zytodiagnostik bei Frauen entdeckt, die keine Hinweissymptome angeben konnten** (R. Drews)[1].

Halb- bis dreivierteljährliche zytologische Kontrolluntersuchungen ermöglichen die rechtzeitige Erkennung neu auftretender Karzinome

2. **Nach Operationen oder Bestrahlungen wegen Karzinoms** werden zuerst sechswöchige, dann viertel-, schließlich halbjährliche Kontrollen vorgenommen, damit Lokalrezidive erkannt werden können, bevor sie noch durch das Auge entdeckbar sind.
3. Sind eine Dysplasie oder ein Carcinoma in situ durch konservative Operation (z. B. Konisation) behandelt worden, so zeigt der Ausstrich, ergänzend zum histologischen Schnitt, ob die Operation im Gesunden erfolgt ist oder ob die Exstirpation des verbliebenen Uterus erforderlich wird.
4. Sollte bei **Verdacht auf ein Korpuskarzinom** die (hierbei stets vorzuziehende) Abrasio undurchführbar sein oder zu wenig Gewebe für eine histologische Klärung ergeben, so sind Aspiration und Ausstrich von Zellmaterial aus der Uterushöhle bzw. direkter Abstrich von der Kürette anzuraten.

[1] Drews, R.: Erfahrungen bei der Diagnose und Therapie des Oberflächenkarzinoms an der Portio vaginalis uteri. Dissertation, Berlin 1958.

5. Bei **Verdacht auf Tuben- oder Ovarialkarzinom** können ein dem Scheidengewölbe anliegender Adnextumor zur Zellaspiration unter klinischen Bedingungen punktiert oder gegebenenfalls Aszitesflüssigkeit zur zytologischen Untersuchung gewonnen werden.
6. Bei **sezernierender und besonders bei blutender Mamma sowie bei Mammazysten** sind zytologische Sekret- bzw. Punktatuntersuchungen unter bestimmten Vorbehalten (s. S. 125) diagnostisch nützliche Zusatzmethoden.

Gegenindikationen gegen die Abstrichentnahme aus der Scheide, von der Portiooberfläche und aus dem Zervikalkanal sind nicht bekannt. Die Zellgewinnung aus der Uterushöhle dagegen verbietet sich bei bestehender oder vermuteter Schwangerschaft und bei eitriger Kolpitis und Endozervizitis. Bei Tumorpunktionen ist die Gefahr der Aussaat zu bedenken.

Für **endokrinologische Fragestellungen** zeigt das Zellbild die jeweilige *Aufbauhöhe* des Vaginalepithels an. Da diese vom Zusammenspiel der drei Hormongruppen Östrogene, Gestagene und Androgene abhängig ist, sind Rückschlüsse auf die *hormonale Lage* möglich, z. B.

ob das Zellbild dem Alter bzw. der Zyklusphase entspricht,
ob Östrogeneinfluß zu erkennen ist oder Östrogenmangel vorliegt,
ob ein Zyklus mono- oder biphasisch abläuft,
ob eine Amenorrhoe durch Ovarialinsuffizienz, Follikelpersistenz oder Schwangerschaft bedingt ist,
ob eine Schwangerschaft hormonal ungestört abläuft,
ob während der Kindheit oder im Senium ein hormonbildender Tumor vermutet werden muß,
ob Hormonpräparate richtig dosiert werden,

um nur die wichtigsten klinischen Indikationen für die zytohormonale Diagnostik zu nennen.

In Zweifelsfällen sollte der Einsender mit dem Zytologen besprechen, ob die Methode für seine spezielle Fragestellung brauchbare Ergebnisse liefern kann und ob dafür evtl. eine besondere Entnahmetechnik erforderlich ist.

Sowohl für die Krebsdiagnostik wie für endokrinologische Probleme sind die besten Ergebnisse bei enger Zusammenarbeit zwischen Einsender und Laboratorium zu erwarten.

II. GEWINNUNG DES ZELLMATERIALS

A. Abstrich von der Vaginalwand, von der Portiooberfläche und aus dem Zervikalkanal

Routinemäßig wird für die gynäkologische Zytodiagnostik Zellmaterial von der Portiooberfläche und aus dem Zervikalkanal entnommen. Zusätzlich wird für die hormonale Diagnostik vom oberen Drittel der seitlichen Scheidenwand abgestrichen und bei Verdacht auf ein Korpuskarzinom aus dem Cavum uteri aspiriert.

Der **Routineausstrich** wird im Verlauf der gynäkologischen Untersuchung gewonnen. Spülungen, örtliche Behandlungen oder vaginale Untersuchungen sollen vorher nicht stattgefunden haben, da sie das Zellbild beeinflussen. Gegebenenfalls sind sie auf dem Begleitformular zu vermerken. Das gleiche gilt für Zervixätzungen, Röntgen- und Radiumbestrahlung sowie Hormonbehandlung.

Neben dem Untersuchungsstuhl stehen griffbereit *(Abb. 1)*

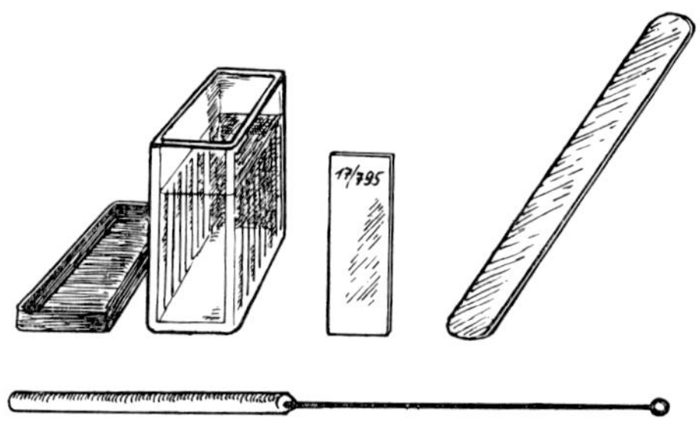

Abb. 1. Küvette mit Fixierungsflüssigkeit, Objektträger, Holzspatel, Platinöse

1. **Holzspatel**
   zur Entnahme von der Scheidenwand, aus dem Scheidengewölbe und von der Portiooberfläche (besonders bei ausgedehnten Erythroplakien). Es werden gewöhnliche Mundspatel verwendet, die nach Auskochen wieder gebraucht werden können. Holzspatel sind Metallspateln vorzuziehen, da an den kleinen Unebenheiten des Holzes Zellen besser haften als an der glatten Fläche des Metalls.
2. **Platinösen**
   zur Entnahme aus dem Zervikalkanal, wie sie sonst für den Abstrich zur Gonorrhoediagnostik üblich sind. Sie sind besonders bei engem Hymen und zur Herstellung von Frischpräparaten zur Phasenkontrastuntersuchung mittels Aufschwemmung in Kochsalzlösung unentbehrlich (s. S. 151). Platinösen können nach dem Ausglühen wiederverwendet werden. An ihrer Stelle kann auch ein

3. Watteträger

benutzt werden, besonders dann, wenn wenig Zellmaterial zu erwarten ist (z. B. bei atrophischem Epithel). Zuvor wird er mit physiologischer Kochsalzlösung angefeuchtet.

4. Objektträger mit laufender Numerierung,

die im Glaskästchen staubfrei aufbewahrt werden. Geeignet sind 76 × 26 × 0,7–1,2 mm große, durchsichtige, völlig ebene Platten aus reinem fehlerfreiem Glas. Sie müssen alkalifrei sein, damit die Haltbarkeit der Färbungen nicht beeinträchtigt wird, und sollen bei seitlicher Betrachtung nicht blaugrünlich schimmern. Neue Objektträger sind immer etwas fettig (Hüttenrauch) und müssen daher vorbereitet werden:

Einlegen in 70 %igen Alkohol und Abtrocknen mit einem staubfreien, nicht fasernden Tuch. Nach Beschriftung (s. u.) werden sie staubfrei in einem Glas- oder Pappkasten bis zum Gebrauch aufbewahrt. Diese Vorsichtsmaßnahmen sind besonders dann unerläßlich, wenn von den Präparaten Mikrophotographien angefertigt werden sollen. Da man im voraus nie weiß, welches Präparat zur Photographie geeignet sein wird, sollten diese Vorbereitungen immer getroffen werden.

Damit die Objektträger nicht mit Hautfett in Verbindung kommen, dürfen sie **nur an der Kante angefaßt** werden. Notfalls kann dieses Hautfett entfernt werden, indem man den Objektträger kurz durch eine Flamme zieht oder mit Xylol säubert.

Die Objektträger werden mittels **Diamantschreibers** *fortlaufend* numeriert und mit dem Buchstaben des Einsenders versehen, damit später keine Verwechslungen erfolgen können. Die Kennzeichnung wird am besten mit dem Laboratorium abgesprochen, damit jeder Einsender eine festbleibende Abkürzung erhält.

Fettstift, Tinte und Tintenstift sind unbrauchbar, da ihre Schrift sich während Fixierung und Färbung auflöst.

Will man keinen Diamantschreiber verwenden, so kann man Objektträger nehmen, die an einem Ende durch eine 1 cm breite Mattierung zur Beschriftung mit Bleistift vorbereitet sind. Im Gegensatz zur unauslöschlichen (dokumentarischen) Diamantbeschriftung sind hierbei jedoch Verwischen und Abblassen der Schrift während des Färbungsvorgangs möglich.

Buchstaben des Einsenders und laufende Nummer des Objektträgers werden vor oder nach der Materialentnahme auf dem Begleitformular vermerkt, das den vollen Namen der Patientin trägt (S. 144). Daher braucht dieser auf dem Objektträger nicht besonders vermerkt zu werden. Die *Beschriftung* durch den Einsender erfolgt *am äußersten Ende* des Objektträgers auf der Schichtseite, damit im Laboratorium darunter in einer zweiten Reihe die Kontrollbuchnummer geschrieben werden kann. Auf diese Weise wird das spätere Wiederauffinden der Ergebnisse und des Präparats erleichtert *(Abb. 2, 7)*.

4. Küvette mit Fixierungsflüssigkeit (S. 26) bzw. Fixierungsspray-Dose

Soll auch Zellmaterial aus der *Uterushöhle* gewonnen werden, so werden außerdem *vor der Untersuchung* bereitgelegt:

1. ein steriler Spritzenkörper (10 oder 20 ml) mit eingesetztem Stempel
2. eine sterile geknöpfte Kanüle oder ein steriles Polyäthylenröhrchen (etwa 20 cm lang) sowie eine sterile Pinzette (S. 14).

Eine *Hilfsperson* steht *links neben der Patientin,* die auf dem gynäkologischen Untersuchungsstuhl liegt, und hält in ihrer **linken Hand** *(Abb. 3, 4):*

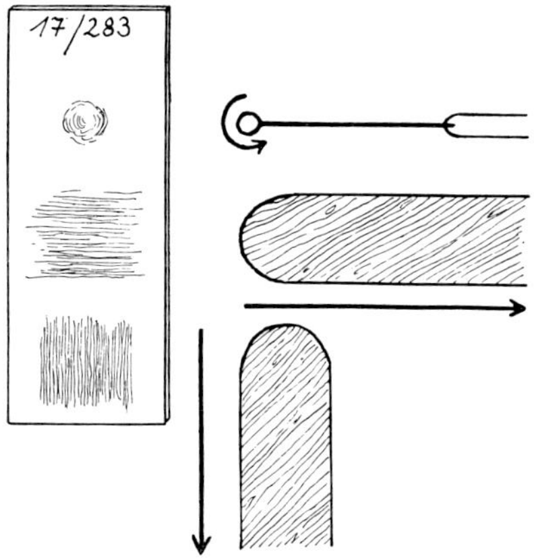

Abb. 2. Beschriftung des Objektträgers durch den Einsender („17/283“). Technik des Ausstreichens

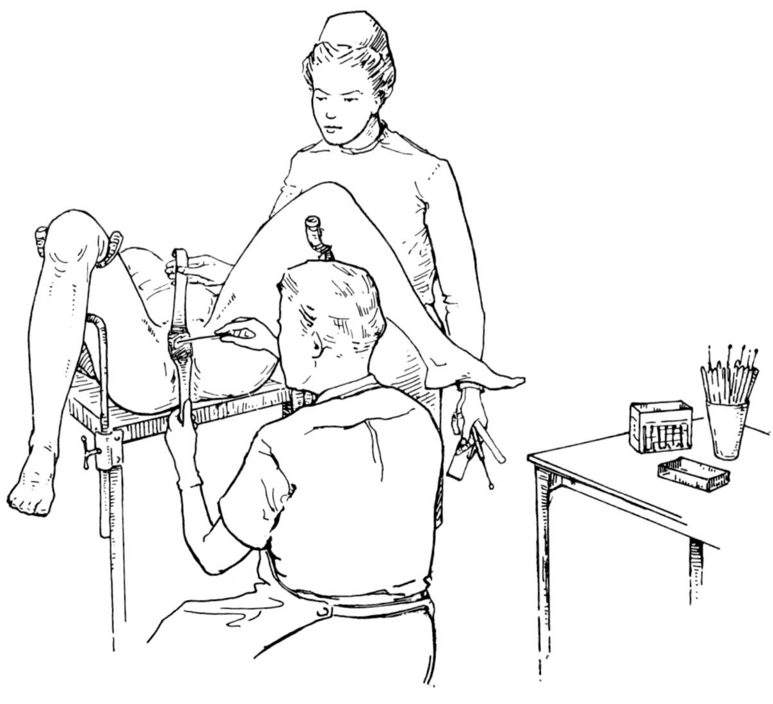

Abb. 3. Eine Hilfsperson assistiert dem Arzt bei der Gewinnung des Zellmaterials

1. **einen sauberen Objektträger**
   so daß das beschriftete Ende zwischen ihrem Daumen und Zeigefinger liegt und der Daumen auf der oberen Seite, der Schriftseite, ruht. **Die zum Abstrich vorgesehene Fläche selbst darf nicht berührt werden, da sonst Hautfett auf das Glas gelangt.**
2. **Holzspatel, Platinöse oder Watteträger**
   Der Holzspatel ist für die Portiooberfläche bestimmt, während der obligate Abstrich aus dem Zervikalkanal mittels Platinöse oder Watteträgers erfolgt. Diese Technik erspart dem Arzt das zeitraubende Suchen der einzelnen Gegenstände auf dem Instrumententisch und verhindert Verzögerungen, die zur Lufttrocknung des Abstrichs führen können.

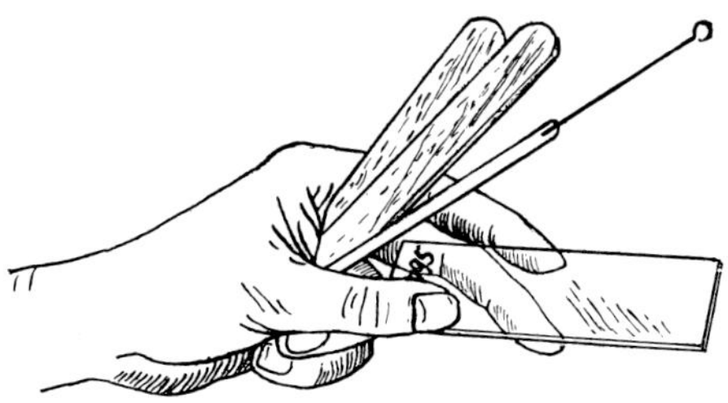

Abb. 4. Die Hilfsperson hält in ihrer linken Hand Objektträger, Holzspatel und Platinöse bzw. Watteträger bereit

Die **rechte Hand** der Hilfsperson ist frei, um das vordere Scheidenspekulum, das ihr der Arzt nach Einsetzen übergibt, halten zu können *(Abb. 3).* Der **Arzt** sitzt vor der Patientin. Er stellt mit den beiden Scheidenspekula die Portio vaginalis uteri ein.

Die Spekula sollen *trocken* sein, da durch die Einwirkung von Desinfektionslösungen und selbst von Wasser die Vaginalzellen geschädigt und in ihrer Färbbarkeit beeinträchtigt werden können.

Der Arzt tupft normalerweise den Scheideninhalt nicht aus, sondern entnimmt das Sekret, wie es sich bei der Untersuchung bietet.

Finden sich allerdings Reste zuvor eingelegter Vaginaltabletten oder störende Mengen von Schleim, Blut oder Lochialsekret, so werden sie vorsichtig ausgetupft, ohne daß die Vaginalhaut oder Portiooberfläche dabei verletzt werden.

Man faßt dabei das hintere Spekulum mit der linken Hand und gibt den Griff des vorderen Spekulums der Hilfsperson in die rechte Hand. Aus der linken Hand der Hilfsperson nimmt man mit der rechten Hand den ersten Holzspatel und streicht damit

zur **Hormondiagnose** vom oberen Drittel der *seitlichen* Scheidenwand *(Abb. 5)*
(bei Blutungen besser von der *vorderen* Scheidenwand),
zur **Krebsdiagnose** von der Portiooberfläche ab *(Abb. 6).*

Zur *Hormondiagnose* sind Abstriche von der seitlichen oder vorderen Scheidenwand am besten geeignet, da dort eher Vaginalzellen ohne Beimengungen zu erhalten sind.

Im hinteren Scheidengewölbe finden sich gesammelt:

1. Epithelien aus der Vagina
2. Epithelien von der Portiooberfläche
3. Epithelien aus der Endozervix (gelegentlich)
4. Epithelien aus der Korpushöhle (selten)
5. Epithelien aus der Tube (sehr selten)
6. Epithelien von Ovarialtumoren (äußerst selten)
7. Histiozyten (gelegentlich)
8. Leukozyten (nach Zyklusphase und Entzündungsgrad wechselnd)
9. Erythrozyten (gelegentlich)
10. Zervixschleim
11. Trichomonas vaginalis und Keime

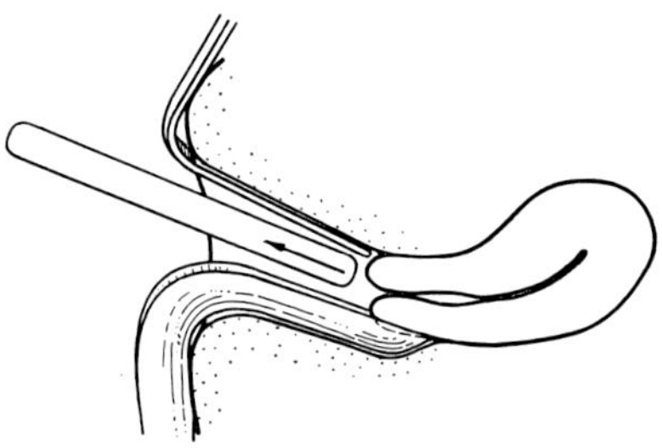

Abb. 5. Zur Hormondiagnostik wird von der seitlichen Scheidenwand abgestrichen

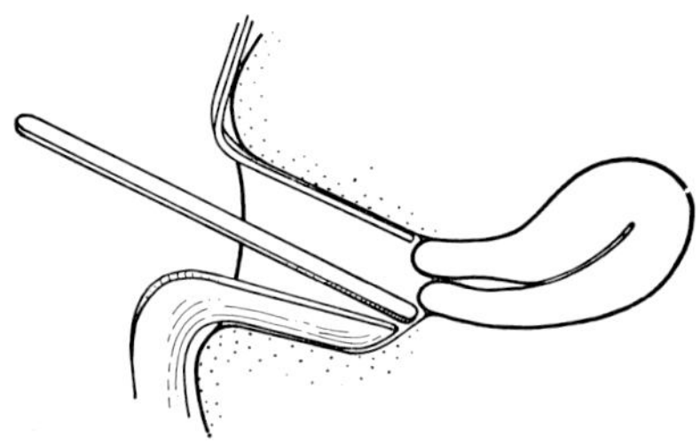

Abb. 6. Zur Diagnostik der Flora (bes. Trichomonas vaginalis) wird zuerst aus dem hinteren Scheidengewölbe abgestrichen

Für die Auffindung von Trichomonas vaginalis ist der Ausstrich aus dem hinteren Scheidengewölbe brauchbar. Für die *Krebsdiagnostik* sind der Abstrich von der Portiooberfläche und aus dem Zervikalkanal vorzuziehen, da von dort eventuelle Tumorzellen zahlreicher, besser erhalten und ohne störende Beimengungen gewonnen werden können, während für die *zytohormonale Auswertung* am besten reine Ausstriche von Zellen der seitlichen Vaginalwand geeignet sind.

Während der Entnahme wird **nicht zu kräftig mit dem Spatel aufgedrückt,** da sonst Zellen tieferer Schichten mit abgekratzt werden. Das Zellbild kann dann zu Fehldeutungen Anlaß geben.

Wenn bei einer gesunden jungen Frau infolge falscher Abstrichtechnik Zellen tieferer Schichten auf den Objektträger gelangen, kann irrtümlich eine Ovarialinsuffizienz oder Erosionsheilung diagnostiziert werden, da bei normaler Ovarialfunktion und unversehrtem Epithel im Abstrich nur Intermediär- und Oberflächenzellen vorhanden sein sollen.

Das mit leichtem Spateldruck gewonnene Material wird **sofort in dünner gleichmäßiger Schicht** auf das *vordere* Ende des Objektträgers aufgestrichen *(Abb. 2, 7)*, und zwar von oben nach unten in der Längsrichtung des Glases.

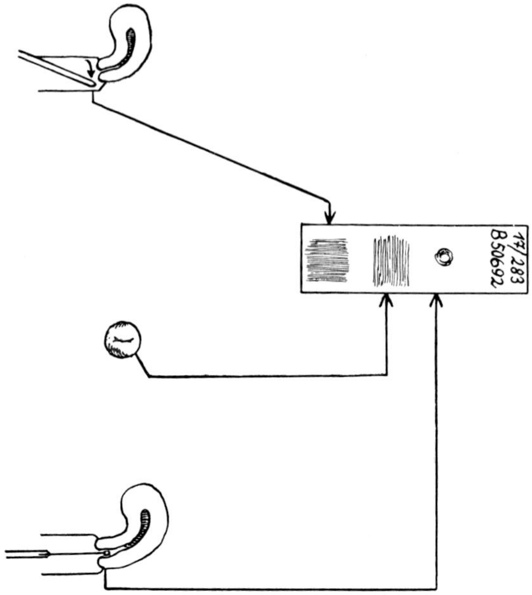

Abb. 7. Die drei Entnahmen (hinteres Scheidengewölbe bzw. seitliche Vaginalwand, Portiooberfläche, Endozervix) werden in der gleichen Reihenfolge auf den Objektträger gebracht

Der Abstrich darf nicht zu dick sein, da er sonst von der Fixierungsflüssigkeit nicht ganz durchdrungen und ungleichmäßig fixiert und gefärbt wird. Übereinandergelagerte Zellen absorbieren oft unverhältnismäßig viel Hämatoxylin. Oft geben sie eine falsche Färbung. Zellen, deren Zytoplasma sich bläulich färben müßte (zyanophile Zellen), geben bei Übereinanderlagerung oft Rotfärbung (Pseudoeosinophilie). Außerdem sind Kernstruktur und Zellgestalt bei Übereinanderlagerung vieler Zellen weniger gut zu beurteilen. Das Ausstreichen auf dem Objektträger soll **in einem Zug unter Vermeiden kreisförmiger Bewegungen und starken Reibens** geschehen, da sonst die Zellen fragmentiert und das Zytoplasma verformt werden können.

Mit dem geschilderten Oberflächenabstrich werden die obersten Zellagen vom Epithel abgelöst. Sie sind gewöhnlich gut erhalten, wenn es sich nicht um ein Ulkus bei Erosion oder Karzinom handelt. Für bösartige Veränderungen ist der mangelhafte Zusammenhang der Epithelzellen untereinander charakteristisch. Daher finden sich bei Karzinomen gewöhnlich besonders zellreiche Ausstriche.

Ist nur wenig Material zu erhalten, z. B. bei seniler Vagina, empfiehlt es sich, den Abstrich mit dem angefeuchteten Watteträger zu fertigen und *sofort* und besonders rasch in die Fixierungsküvette zu bringen, da er sonst luftgetrocknet wird und keine genaue Beurteilung erlaubt (S. 26). In diesem Falle werden Scheiden-, Portio- und Endozervixabstrich jeder für sich auf einen Objektträger gebracht und sofort fixiert.

Anreicherungsverfahren sind bei richtiger Abstrichtechnik entbehrlich.

Das Zellmaterial soll **immer auf der Seite der Beschriftung** abgestrichen werden, damit später das Deckgläschen nicht irrtümlich auf der falschen Seite angebracht wird.

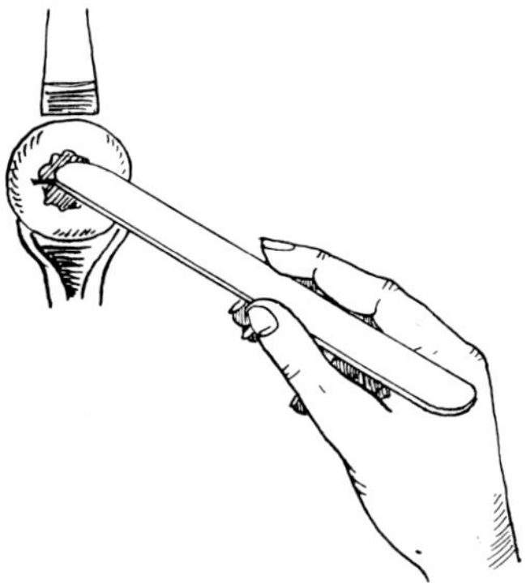

Abb. 8. Abstrich von der Portiooberfläche

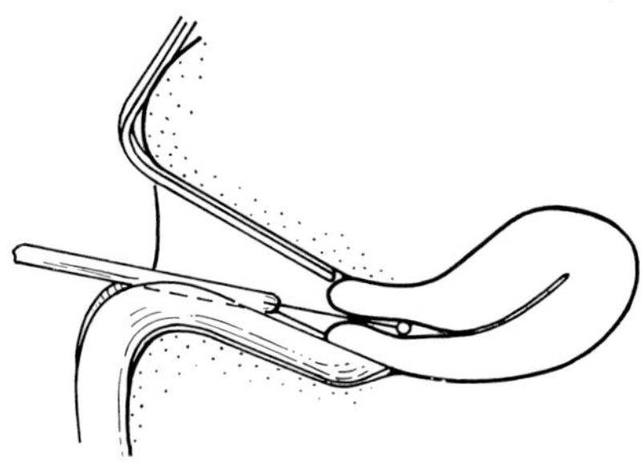

Abb. 9. Gewinnung von Zellmaterial aus dem Zervikalkanal mittels Platinöse

Nach der Anfertigung des Abstrichs von der seitlichen Scheidenwand zur Hormondiagnostik oder aus dem hinteren Scheidengewölbe zur Bestimmung der Flora nimmt der Arzt jetzt mit seiner rechten Hand aus der linken Hand der Hilfsperson den zweiten Spatel oder den Watteträger, während die Hilfsperson weiter den Objektträger zwischen Daumen und Zeigefinger hält, und streicht damit vorsichtig die **Portiooberfläche** ab, und zwar *(Abb. 8)*

bei *originärer* Portio:

von der Oberfläche und vom äußeren Muttermund, da Atypien meist an der Plattenepithel-Zylinderepithelgrenze entstehen. Der Spatel kann dabei mit seiner Rundung dem Muttermund aufgesetzt werden. Durch Drehung um seine Achse wird im Kreis die angrenzende Portiooberfläche abgestrichen.

bei einer *Erythroplakie:*

von deren Oberfläche und von ihrem Übergang zum normalen Plattenepithel.

Dieses Zellmaterial kommt *neben das erste* von der seitlichen Vaginalwand oder aus dem Scheidengewölbe gewonnene *in die Mitte* des Objektträgers *(Abb. 2, 7)*, und zwar in querer Richtung, damit beide Ausstriche bei der Auswertung auch dann unterschieden werden können, wenn sie ineinander übergehen.

Der Arzt nimmt jetzt aus der linken Hand der Hilfsperson die *Platinöse* oder den Watteträger. Sie werden in den **Zervikalkanal** eingeführt und *unter* *leicht drehender Bewegung* wieder herausgenommen, wobei ein sanfter Druck besonders in der Plattenepithel-Zylinderepithel-Grenzgegend zweckmäßig ist *(Abb. 9)*.

Die *Öse* nimmt hierbei das abgeschilferte und im Schleim suspendierte Zellmaterial auf. Nach Ausglühen ist sie wieder zu verwenden. Anstelle der Öse kann auch ein *Watteträger* verwendet werden. Er muß jedoch angefeuchtet sein, da trockene Watte Zellen zurückhält, und mehrmals gegen die Plattenepithel-Zylinderepithel-Grenze gedrückt werden. Er wird auf den Objektträger in entgegengesetzter Richtung, in der dieser bewegt wird, abgerollt *(Abb. 10)*. Watteträger können nur einmal verwendet werden. Wir ziehen daher außer bei Zellarmut die Öse vor, zumal sie gleich gute Ausstriche ergibt.

Der *Endozervikalabstrich* kommt *als dritter* neben dem Abstrich aus dem Scheidengewölbe und von der Portiooberfläche auf den Objektträger, und zwar *der Beschriftung am nächsten (Abb. 7)*.

Die Einsendernummer muß noch soviel Abstand vom Endozervikalabstrich haben, daß im Laboratorium die Kontrollbuchnummer dazwischengeschrieben werden kann *(Abb. 7)*.

Es ist nicht empfehlenswert, mit der Endozervikalabnahme zu beginnen, da dieses Material normalerweise am spärlichsten ist und daher besonders zur Austrocknung neigt. **Die Reihenfolge Scheidenwand bzw. -gewölbe – Portiooberfläche – Endozervix sollte immer beibehalten werden.** Der Untersucher weiß auf diese Weise stets, um welchen der drei Abstriche es sich handelt.

Aus Gründen der Wirtschaftlichkeit ist es empfehlenswert, **alle drei Abstriche auf einen Objektträger** zu bringen *(Abb. 2, 7)*.

Erspart werden Raum in der Fixierungsküvette, Fixierungsflüssigkeit, Verpackungsmaterial, Raum in Färbeküvetten, Farblösungen, Buchungsarbeit, Objektträger- und Deckglaskosten, Kanadabalsam und Raum im Aufbewahrungsschrank, also etwa zwei Drittel des Aufwandes, den Einzelabstriche erfordern.

Für wissenschaftliche Zwecke und bei Atrophie kann hiervon abgegangen werden, wenn besonders rasche Fixierung nötig ist.

Wer keinen Wert auf eine Floradiagnose und eine zytohormonale Aussage legt, verzichtet auf den Ausstrich aus dem Fornix vaginae und von der seitlichen Scheidenwand und streicht nur von der Portiooberfläche und aus dem Zervikalkanal ab.

Die Endozervikalentnahme ist obligat, da Atypien vor allem an der Plattenepithel-Zylinderepithelgrenze entstehen und diese besonders nach der Menopause im Inneren des Zervikalkanals, für Auge und Kolposkop unsichtbar (vgl. Tafel VII, Bild 13 und Abb. 121 b) verläuft. Eher darf bei unauffälliger Portio auf den Abstrich von der Oberfläche verzichtet werden, nie aber auf den Endozervikalabstrich!

Nach allen 2 oder 3 Entnahmen wird der Objektträger **sofort** in Fixierungslösung getaucht *(Abb. 11)*. Am besten wird hierfür der Deckel der Fixierungsküvette bereits **vor** der Materialentnahme abgenommen.

Die Abstriche dürfen auf keinen Fall vor der Fixierung lufttrocken werden! (S. 26).

Diese Grundregel muß auch dem Hilfspersonal immer wieder eingeprägt werden.

Erst jetzt werden Kolposkopie und bimanuelle Untersuchung angeschlossen.

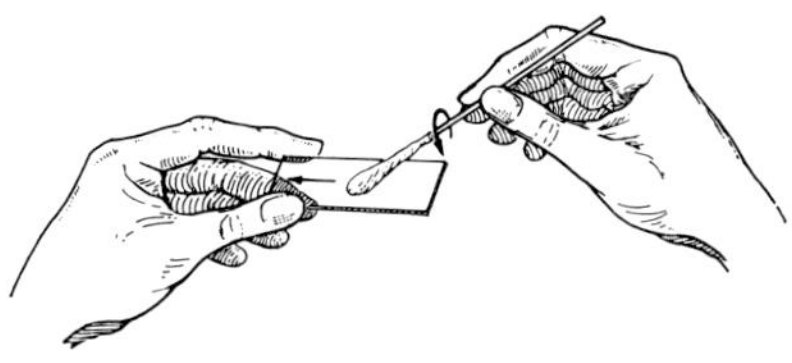

Abb. 10. Richtiges Abstreichen des Watteträgers

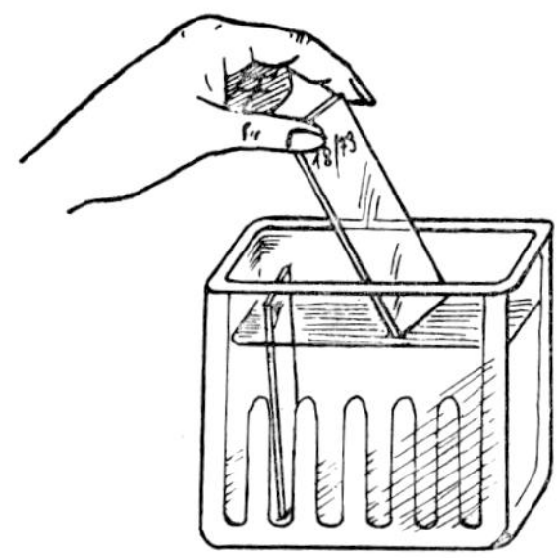

Abb. 11. Der Objektträger wird **sofort** in die Fixierungsflüssigkeit gestellt, *bevor Lufttrocknung* eintreten kann

Wer nicht routinemäßig, sondern nur in kolposkopisch verdächtigen Fällen abstreicht (Risiko: intrazervikale Karzinome können unerkannt bleiben), kann *auch im Anschluß an die Kolposkopie* den Abstrich fertigen. Essigsäurebetupfung der Portio, wie sie zur besseren Erkennung des Zylinderepithels in der erweiterten Kolposkopie angewendet wird, beeinträchtigt die spätere Färbung nur unwesentlich. Auch vorherige Betupfung mit Lugolscher Lösung zur SCHILLERschen Jodprobe ist zur Not zulässig, falls nicht ätzende Jodlösungen verwendet werden, die sofortige Zellkoagulation bewirken.

Oft wird es zweckmäßig sein, *erst zu kolposkopieren* und anschließend abzustreichen, z. B. bei zu Blutung neigenden Erosionen oder Erosionsheilungsprozessen. Hierbei würde die nach dem Abstrich auftretende Blutung die nachfolgende Kolposkopie stören oder unmöglich machen.

Die bimanuelle Untersuchung aber sollte in jedem Fall erst nach der Abstrichentnahme erfolgen, da das ursprüngliche Zellmilieu durch den untersuchenden Finger gestört wird und Blutungen auftreten können. **Blutreiche Abstriche aber sind ebenso wie luftgetrocknete so gut wie wertlos.**

Scheidenspülungen und Medikamenteinlagen sind in den vorhergehenden 24 Stunden zu vermeiden. Nach vorheriger Antibiotikumeinlage gewinnt das Zellbild an Klarheit, da hierdurch bakterielle Vorgänge, die zur Auflösung der Zellsubstanz beitragen, ausgeschaltet werden (S. 70).

B. Entnahmen bei intaktem Hymen oder enger Vagina

Gelingt es nicht, kleinste (Kinder-) Spekula ohne Verletzung und Schmerz einzuführen, so bleiben als Möglichkeiten:

a) Abstrich mittels *Platinöse* oder Watteträger, soweit sie in die Vagina hineinreichen

b) *Absaugen* von Zellmaterial mittels Polyäthylenröhrchens oder Pipette (S. 20).

In derartigen Fällen muß auf die direkte Entnahme von der Portiooberfläche, aus dem Zervikalkanal und aus dem Cavum uteri verzichtet werden.

Bei *dringender Indikation* kann der Hymenalsaum mit *Hyaluronidase* aufgelockert werden. 20 Einheiten Kinetin werden in die Basis des Hymens injiziert. 20 Minuten später kann er verstrichen werden, so daß er Spekula ohne Verletzung passieren läßt.

C. Vorgehen bei Blutungen

Zur Hormondiagnose wird bei Blutungen am besten von der vorderen Scheidenwand abgestrichen, da dort am wenigsten Blutbestandteile beigemengt sind. Zur *Krebsdiagnose* muß das Blut erst ausgetupft werden. Falls ein Ulkus oder ein Krater sichtbar werden, wird von diesen abgestrichen. Ist der Abstrich dennoch so blutreich, daß voraussichtlich keine Beurteilung möglich sein wird, werden **3 % Eisessig zum Alkohol-Äther-Fixierungsgemisch** hinzugegeben. Die roten Blutkörperchen werden dadurch hämolysiert, färben sich nur schwach gelblich oder gar nicht mehr an, während die Krebszellen keine Veränderung erleiden. Ist die Quelle der Blutung in der Uterushöhle zu vermuten, so ist ein Intrauterinausstrich zu empfehlen *(Abb. 12, 13, 14, 15)*.

D. Gewinnung von Zellmaterial aus der Uterushöhle*

Zur Erkennung eines Korpuskarzinoms sind Abstriche aus dem Scheidengewölbe und von der Portiooberfläche ungeeignet (70 % Fehlerquote, da die Zellen auf dem langen Weg vom Kavum zur Scheide degenerieren) **und aus dem Zervikalkanal unzuverlässig** (50 % Fehlerquote) (Abb. 12). Abstriche von direkt aus dem Cavum uteri gewonnenem Material haben schon eher klinischen Wert (Fehlerquote 20 bis 30 %, da Zylinderepithelkrebse zytologisch schwieriger zu erkennen sind als Plattenepithelkarzinome, S. 122).

* Symposium on Techniques for Endometrial Cytological Examinations-Acta Cytol. **2**, 566 (1958).

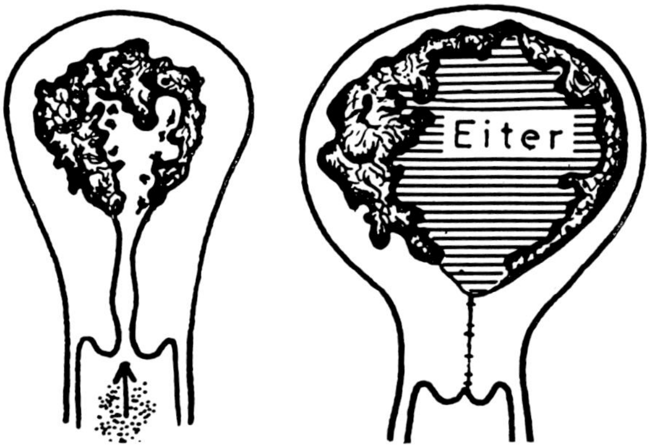

Abb. 12. Vaginal- und Endozervikalabstrich können beim Korpuskarzinom **fälschlich negativ** sein, wenn entweder nur degenerierte Zellen bis zur Zervix gelangen oder der Zervikalkanal verschlossen ist. (Abb. aus W. Pschyrembel: Praktische Gynäkologie, Walter de Gruyter & Co, IV. Aufl., Berlin 1968)

Soll bei Verdacht auf ein Karzinom höherer Genitalabschnitte (Corpus uteri, Tube, Ovar) Zellmaterial aus der Uterushöhle gewonnen werden, so wird es **nach Feststellung von Größe und Lage des Uterus** durch bimanuelle Untersuchung mittels **Aspiration** entnommen, wenn keine Gegenindikationen bestehen:

Kontraindikationen gegen Intrauterinaspiration:

1. Bestehende oder vermutete Schwangerschaft
2. Eitrige Endozervizitis (wegen Gefahr der aszendierenden Endometritis und Adnexitis)

Indikationen für Intrauterinaspiration:

1. Azyklische Blutungen
2. Blutungen im Senium

   wenn

   a) Kontraindikationen eine Kürettage verbieten
   b) die Kürettage von der Patientin verweigert wird
   c) das mit der Kürette gewonnene Material nicht für eine histologische Untersuchung ausreicht.

Immer ist zu bedenken, daß die *histologische Untersuchung des Endometriums zuverlässiger* als das Zellaspirat ist und die Endometriumzytologie aus verschiedenen Gründen nicht die Treffsicherheit der Zervix- und Vaginalzytologie erreichen kann (S. 122).

Wird zur Aspiration ein Polyäthylenröhrchen genommen, so besteht auch für den weniger Geübten keine Perforationsgefahr, während **Aspiration mit einer Metallkanüle dem gynäkologisch geübten Arzt vorbehalten** sein muß.

Aspiration mittels Kunststoffröhrchens:

Die Portio vaginalis wird mit Spekula eingestellt. Diese werden von einer Hilfsperson gehalten. Der Arzt desinfiziert die Portiooberfläche und mittels Watteträgers den Zervikalkanal und führt dann mit einer sterilen Pinzette ein steriles *Polyäthylenröhrchen* in das Kavum unter sanftem Druck ein. Dieses gelingt selbst bei engem Zervikalkanal gewöhnlich mühelos. Bei liegendem Röhrchen wird an das freie Ende ein Spritzenkörper (10 oder 20 ml) aufgesetzt. Jetzt wird kräftig aspiriert *(Abb. 13)*. Im Lumen des durchsichtigen Kunststoffröhrchens erkennt man, wenn Material angesaugt wird.

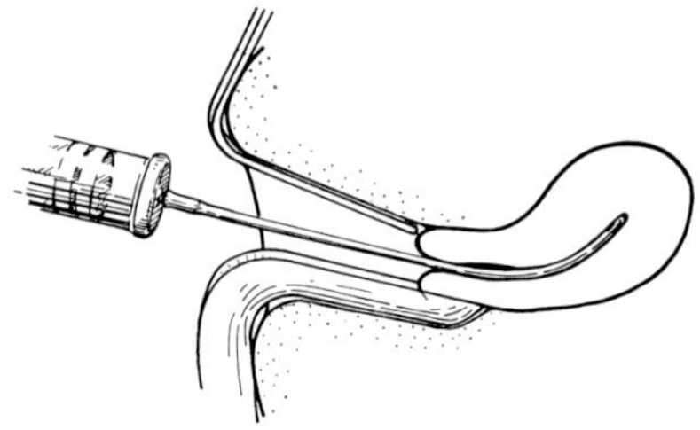

Abb. 13. Intrauterinaspiration mittels Kunststoffröhrchens

Läßt sich kein Material aspirieren, so wird das **Kavum ausgewaschen***. 2 ml sterile physiologische Kochsalzlösung werden durch das Röhrchen in das Kavum injiziert und anschließend wieder angesaugt. Dieses Aspirat wird sofort mit der gleichen Menge 95 %igen Alkohols in einem Zentrifugenglas zusammengegeben und bei 1500 Umdrehungen in der Minute 5–10 Minuten lang zentrifugiert. Das Sediment wird auf einen Objektträger mittels Platinöse übertragen, gleichmäßig ausgestrichen und nach PAPANICOLAOU gefärbt.

Wird bei der Aspiration genügend Zellmaterial gewonnen, so wird es am besten **in 3 Portionen** auf einen Objektträger ausgespritzt *(Abb. 14)*, da nur die mittlere Portion mit größerer Wahrscheinlichkeit reines Material aus der Korpushöhle enthält. Die erste ausgespritzte Portion kann beim Herausnehmen, die letzte beim Einführen des Röhrchens mit Zervixschleim vermengt worden sein. Bei reichlichem Material sind 3 oder mehr Objektträger erforderlich.

Aspiration mittels Kanüle:

Sterile Instrumente und Handschuhe wie für jeden intrauterinen Eingriff sind erforderlich. Durch bimanuelle Untersuchung werden Größe und Lage des Uterus festgestellt. Der Arzt setzt die Kanüle auf einen 10- oder 20-ml-Spritzenkörper auf.

Die Kanüle muß vorn geknöpft und leicht biegbar sein, damit sie der Flexion des Uterus angepaßt werden kann *(Abb. 15)*.

Portiooberfläche und Zervikalkanal werden desinfiziert.

---

* Als neues Verfahren ist die **Intrauterine Jet WASH Technik** in Erprobung (GRAVLEE, L. C., Obstet. Gynec. **34**, 168–172 (1969).

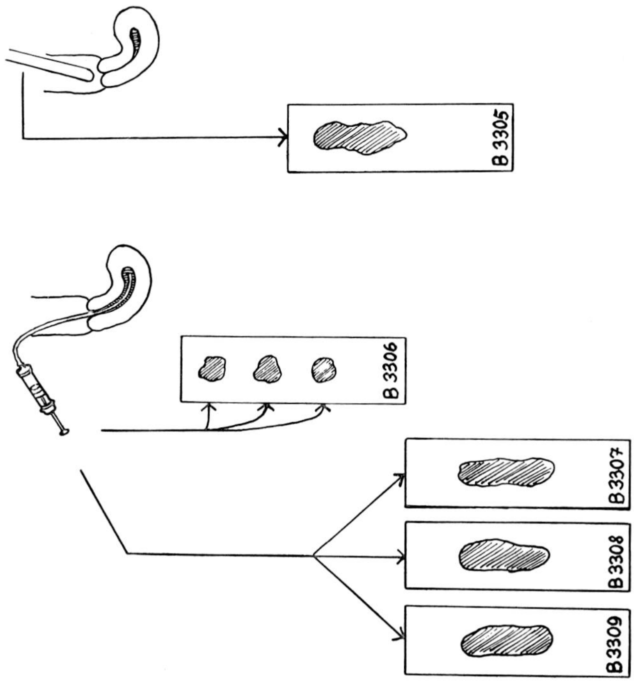

Abb. 14. Der Abstrich von der seitlichen Scheidenwand zur Hormondiagnostik wird auf einen Objektträger gebracht. Das bei der Intrauterinaspiration gewonnene Material wird auf 3 Objektträger oder in Portionen auf einen Objektträger verteilt

Mit der rechten Hand wird die auf dem Spritzenkörper angebrachte Kanüle vorsichtig durch den Zervikalkanal in das Cavum uteri eingeführt, bis ein leichter Widerstand erkennen läßt, daß die geknöpfte Spitze den Fundus uteri erreicht hat.

|| Vorsicht! Bei unsachgemäßem Vorgehen Perforationsgefahr!

Jetzt wird die Kanüle um etwa 1 cm zurückgezogen. Die linke Hand des Arztes ergreift den Spritzenkörper, die rechte aspiriert durch kräftigen Zug am Stempel der Spritze.

Bei reichlichem Material kann bereits etwas Flüssigkeit im Spritzenkörper erscheinen.

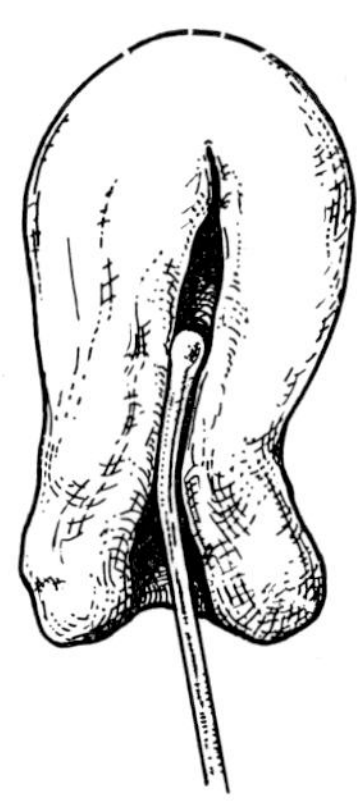

Abb. 15. Intrauterinaspiration mittels gebogener, geknöpfter Kanüle

Auch wenn nichts erscheint, soll die Entnahme fortgesetzt werden. Dazu wird die Spritze vorübergehend von der Kanüle abgenommen, damit der Stempel wieder vorgeschoben werden kann, und dann wieder aufgesetzt. Danach wird die Kanüle einen weiteren cm zurückgezogen, und es wird erneut aspiriert. Ein drittes Mal wird aspiriert, wenn nach erneutem Zurückziehen der Kanüle zu erwarten ist, daß sie immer noch im Cavum uteri liegt. Dann wird die Spitze mit der aufgesetzten Kanüle zurückgezogen, wobei es geschehen kann, daß noch vorhandener Unterdruck ungewollte Aspiration aus der Zervixhöhle bewirkt. Das Zellmaterial aus Spritze und Kanüle wird daher wie nach Anwendung eines Polyäthylenröhrchens in 3 Portionen ausgespritzt. Dazu muß der Spritzenkörper noch einmal abgenommen werden, wenn das Material nur in der Kanüle war, damit der Spritzenstempel zurückgezogen werden und kräftig ausgespritzt werden kann.

Auch hier kann das oben beschriebene Anreicherungsverfahren mittels *Uteruswaschung* angewendet werden.

Zur Vermeidung der Mitaspiration von Zervixmaterial sind eine Reihe von Spezialvorrichtungen konstruiert worden (Ayre[1], Nieburgs[2], Boschann[3], Bickenbach und Soost[4], Gravlee et al.[5]).

E. Punktion von Adnextumoren

Zunächst wird untersucht, ob im Ausstrich aus Fornix, Ekto- und Endozervix atypische Zellelemente nachweisbar sind. In seltenen Fällen sind Tuben- und Ovarialkarzinome bereits aus dem Vaginalausstrich diagnostiziert worden (Besserer[6], Clauss[7]).

In der Klinik kann eine **direkte Punktion** des Tumors vorgenommen werden *(Abb. 16)*, wenn er mit dem Scheidengewölbe verbacken ist.

> Vorsicht: Gefahr der *Tumoraussaat* in den freien Peritonealraum, wenn der Tumor nicht verbacken ist!
> Gefahr der *Metastasierung* im Stichkanal bei jeder Punktion!

Die Punktion erfolgt in Narkose (z. B. intravenöser Kurznarkose) und wird unter sterilen Kautelen in Operationsbereitschaft vorgenommen. Die Vagina wird mit Desinfektionslösung ausgetupft. Die hintere Muttermundslippe wird mit einer oder zwei Kugelzangen gefaßt und hochgehoben. Dadurch wird das hintere Scheidengewölbe angespannt. Unter Sicht des Auges oder unter Schutz des in die Scheide eingeführten Fingers wird eine dicke Kanüle (1 mm Durchmesser) in der Mittellinie durch das Scheidengewölbe in den Tumor einge-

---

[1] Ayre, J. E.: Obstetr. Gynec. **5**, 137 (1955.)

[2] Nieburgs, H. E.: Cytologic Technics, Grune & Stratton, p. 105, New York 1956.

[3] Boschann, H. W.: Arch. Gynäk. **189**, 366 (1957); Acta cytologica **II/3**, 572 (1958).

[4] Bickenbach, W. u. H.-J. Soost: Acta cytologica **II/3**, 575 (1958).

[5] Dowling, E. A., Gravlee, L. C., and K. E. Hutchins: Acta cytologica **13**, 496 (1969).

[6] Besserer, G.: Geburtsh. u. Frauenhk. **11**, 804 (1951).

[7] Clauss, J.: Zbl. Gynäk. **74**, 1672 (1952).

stochen. Eine Hilfsperson kann den Tumor dabei von den Bauchdecken her entgegendrängen. Jetzt wird aspiriert und ausgestrichen. Wird reichlich Flüssigkeit gewonnen, so wird sie zentrifugiert und nach später beschriebenen Regeln (S. 17) verarbeitet und auf Tumorzellen untersucht.

F. Gewinnung eines Zellabstrichs aus Peritonealflüssigkeit

Peritonealflüssigkeit kann durch Douglaspunktion, Punktion von den Bauchdecken her oder während einer Laparotomie gewonnen werden.

Zur **Douglaspunktion** wird in Narkose zuerst die Portio mit sterilen Spekula eingestellt. Mit ein oder zwei Kugelzangen wird die hintere Muttermundslippe gefaßt und nach vorn gezogen. Dadurch spannt sich das hintere Scheidengewölbe an *(Abb. 16)*. Nach Desinfektion wird mit einer Kanüle in

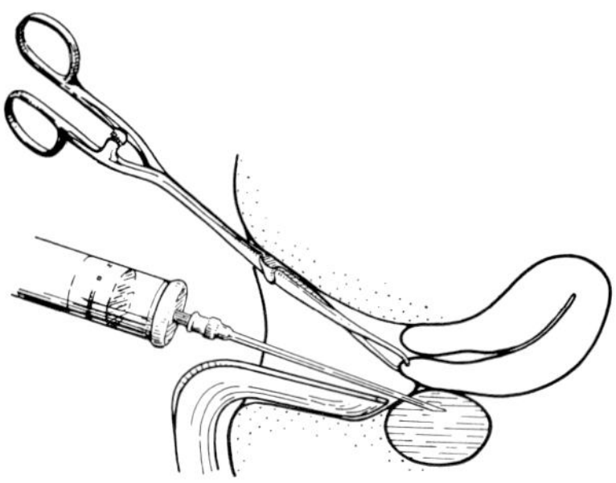

Abb. 16. Punktion eines im DOUGLASschen Raum gelegenen Tumors

Richtung der Beckenführungslinie in der Mitte des Scheidengewölbes punktiert. Die herausquellende Flüssigkeit wird mit einer Spritze aspiriert.

Zur **Punktion von den Bauchdecken** aus ist örtliche Betäubung ausreichend. Nach Jodierung der Bauchdecken wird der MONROEsche Punkt aufgesucht. Er liegt auf der Verbindungslinie zwischen Nabel und Spina ilica ventralis im 3. äußeren Viertel. An dieser Stelle ist eine Verletzung der Arteria epigastrica caudalis, die am äußeren Rektusrand verläuft, weniger zu befürchten. Nach Setzen einer Hautquaddel mit wenigen ml 2 %iger Novocainlösung wird mit der Kanüle die Bauchdecke durchstoßen, bis Flüssigkeit aus der Kanüle fließt. Soll gleichzeitig Aszitesflüssigkeit in größerer Menge abgelassen werden, so empfiehlt sich Gebrauch eines Troikarts und vorherige Durchtrennung der Oberhaut mittels Skalpells.

Verarbeitung der Flüssigkeit:

Die frisch gewonnene Flüssigkeit wird sofort 5–10 Minuten lang bei 1500 Umdrehungen in der Minute zentrifugiert. Bei höherer Umdrehungszahl besteht die Gefahr der Zellzertrümmerung.

Falls zu viel Flüssigkeit vorhanden ist, wird abgehebert und nur der untere Teil mit den abgesetzten Zellen zentrifugiert.

Ist sofortiges Zentrifugieren nicht möglich, so müssen in mindestens gleicher Menge 50 %iger Alkohol oder 10 %ige wäßrige Formalinlösung hinzugegeben werden.

95 %iger Alkohol bewirkt eine Koagulation der serösen Flüssigkeit, höherprozentiges Formalin eine Zell- und Kernschrumpfung.

In **blutreichen Exsudaten** werden die Erythrozyten durch Zugabe von 10 % Eisessig zur Fixierungsflüssigkeit oder 5 % Eisessig zur gesamten Flüssigkeitsmenge oder Fixierung des beschichteten Objektträgers wie sonst beim blutigen Abstrich vor dem Zentrifugieren hämolysiert (F. D. McCandless, W. W. Falvon[1]).

Visköse Exsudate werden mit 0,5 bis 1 ml Hyaluronidaselösung zu 9 ml Flüssigkeit versetzt und 10 Minuten zentrifugiert (F. Heckner u. E. Göltner[2]).

Zusammenfassung (Abb. 17,122)

Gewinnung des Zellmaterials:

a) für die Diagnose der Vaginalflora:
(z. B. Trichomonas vaginalis)
Abstrich aus dem Scheidengewölbe (Abb. 6)

b) für die zytohormonale Diagnostik:
Abstrich von der seitlichen, bei Blutungen von der vorderen Scheidenwand *(Abb. 5, 14)*

c) zur **Diagnose des Kollumkarzinoms:**
Abstrich von der Portiooberfläche und aus dem Zervikalkanal (auf *einen* Objektträger bringen) *(Abb. 7, 8, 9)*

c) zur **Diagnose des Korpuskarzinoms:**
Aspiration mit Polyäthylenröhrchen oder biegbarer geknöpfter Kanüle aus dem Cavum uteri *(Abb. 13, 14, 15)*
(Kürettage bevorzugen! Kontraindikationen beachten!)

e) zur **Diagnose des Tubenkarzinoms:**
bei Versagen der Zervix- und Aspirationsausstriche aus der Uterushöhle direkte Punktion des Adnextumors vom hinteren Scheidengewölbe aus (Gefahr der Aussaat und Implantation im Punktionskanal!) *(Abb. 16)*

f) zur **Diagnose des Ovarialkarzinoms:**
wie bei d)
Bei Aszites Punktionsflüssigkeit zentrifugieren. Ausgestrichenes und fixiertes Zentrifugat einsenden

1 McCandless, F. D. u. W. W. Falvon: Ann. Int. Med. **29**, 1157 (1948.)
2 Heckner, F. u. E. Göltner: Dtsch. med. Wschr. **79**, 1693 (1954).

Entnahmeort der Sekretprobe	Entnahmeinstrument	Verwendbarkeit für „Hormondiagnostik“	Verwendbarkeit für „Krebsdiagnostik“ bei Adeno-Krebs des Corpus uteri	Verwendbarkeit für „Krebsdiagnostik“ beim Portio-Krebs
Seitliche Vaginalwand 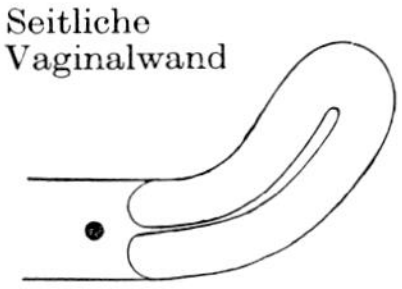	Spatel	sehr gut, da fast frei von unwesentlichen Beimengungen	unbrauchbar	schlecht – gut je nach Lokalisation des Tumors
Fornix vaginae 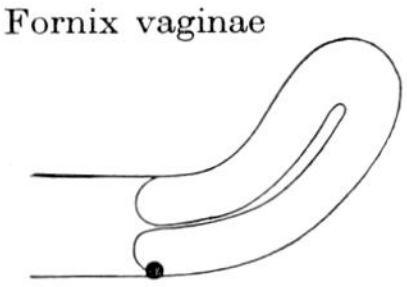	Spatel (auch Pipette, aber umständlich)	gut Schon etwas mit Endozervikalepithel und Schleim vermischt	schlecht	gut – sehr gut je nach Lokalisation des Tumors
Portio vaginalis uteri 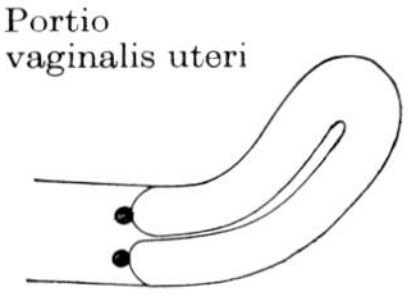	Spatel	schlecht, da oft Regenerationsepithel der Portio, Endozervikalzellen und Schleim vermehrt vorhanden	schlecht	sehr gut
Zervikalkanal 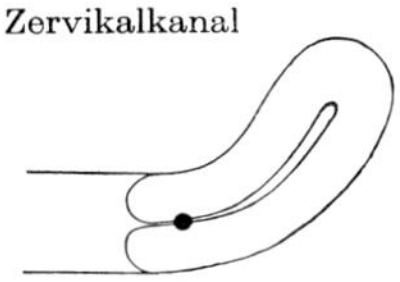	Platinöse (Pipette oder Watteträger weniger gut und unpraktisch)	unbrauchbar	gut	gut – sehr gut je nach Lokalisation des Tumors
Cavum uteri 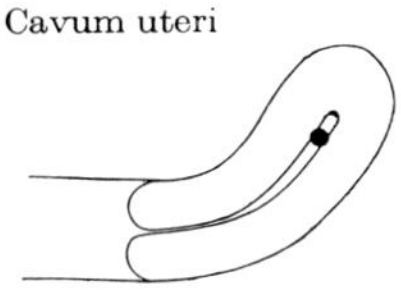	gebogene, geknöpfte Kanüle an Glasspritze	unbrauchbar	sehr gut	unbrauchbar

Abb. 17. Übersicht über Vor- und Nachteile der Entnahmearten zur Diagnostik der Hormonlage, des Portio- und des Korpuskarzinoms (G. L. Wied[1])

[1] Wied, G. L.: Röntgen-Laborat.praxis, Stuttgart **VI**, 209 (1953).

Nach dem Zentrifugieren wird das Sediment mittels Watteträgers auf mehrere gesäuberte Objektträger gleichmäßig verteilt. War vor dem Zentrifugieren nicht fixiert worden, so wird der Objektträger jetzt sofort in 95 % Alkohol-Äther-Gemisch getaucht, bei blutigem Exsudat in die Eisessigküvette (vgl. S. 27).

Nach der Fixierung wird die etwas modifizierte Färbung nach PAPANICOLAOU (S. 36) angewendet.

Ergänzend kann die **Zellblocktechnik** angewendet werden.

Das Sediment wird in Formalinlösung fixiert und zum Paraffiinschnitt verarbeitet. Gegen Schrumpfung und Verlust der Kernstruktur kann Fixierung in einer Lösung von 13 g Pikrinsäure in 1000 ml 70 %igen Alkohols für mindestens 4 Stunden angewendet werden.

Aus Kernanomalien können Tumorexsudate bei Krebsen von Kolon, Magen, Mamma und Ovar erkannt, jedoch meist nicht voneinander differenziert werden (Tafel XII, Bild 24).

G. Andere Entnahmemethoden

wie z. B.

1. Entnahme mit der Pipette[1] *(Abb. 18)*
2. Entnahme mit dem Holzspatel nach AYRE[2] *(Abb. 19, 20)*
3. Entnahme mittels Vaginaltampons[3]
4. Vaginalspülflüssigkeit[4]
5. Schwammbiopsie[5]
6. Zytotopographie[6]

haben meist nur historischen Wert oder besitzen wie die Selbstentnahme[7] eine hohe Fehlerquote.

Hinzuweisen ist jedoch auf den *direkten Abstrich vom Handschuhfinger,* der dann noch ein einigermaßen brauchbares Ergebnis bringt, wenn z. B. die Untersuchung im Krankenbett ohne Möglichkeit einer Spiegeleinstellung der Portio erfolgen muß. Der Arzt sollte daher für den Hausbesuch oder den Konsiliarbesuch auf nichtgynäkologischen Krankenhausstationen außer den Spekula folgende Utensilien mitführen: Einmalhandschuhe, numerierte Objektträger, Fixierungsspray und Formulare für die zur Abstrichuntersuchung notwendigen Angaben.

---

[1] PAPANICOLAOU, G. N.: Amer. J. clin. Path. **19**, 301 (1949).
[2] AYRE, J. E.: Amer. J. Obstet. Gynec. **58**, 1205 (1949).
[3] BRUNSCHWIG, A.: Cancer **7**, 1182 (1954). NIEBURGS, H. E.: Obstet. Gynec. **7**, 10 (1956).
[4] LANGREDER, W.: Geburtsh. u. Frauenheilk. **18**, 517 (1958).
[5] GLADSTONE, S. A.: Amer. J. Med. **5**, 849 (1948).
[6] ROSZKOWSKI, I. et al.: Acta cytol. (Philad.): **11**, 28 (1967).
[7] JAEGER, J.: Medizinische (Stuttgart): 479 (1957).

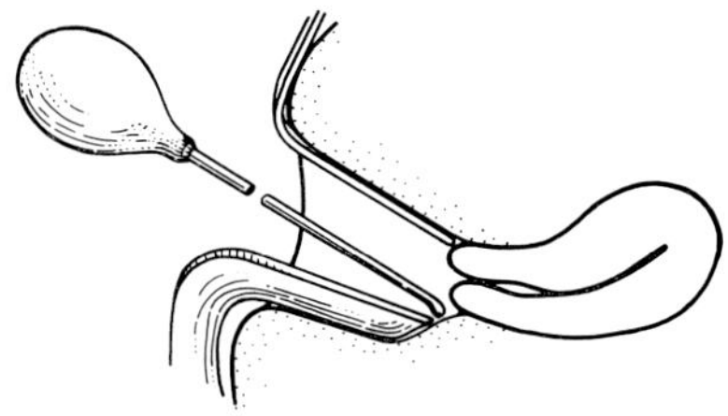

Abb. 18. Gewinnung von Zellmaterial aus dem hinteren Scheidengewölbe mittels Pipette

ZINSER (1951) wies auf die Verwendbarkeit des Sekrets hin, das sich nach Einführen eines trockenen Scheidenspekulums auf dem hinteren Blatt sammelt.

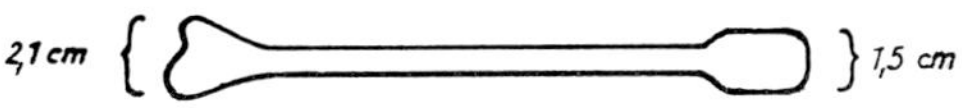

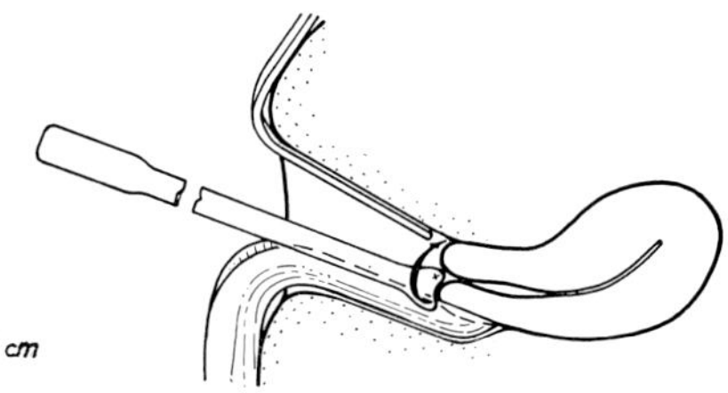

Abb. 19. Holzspatel nach AYRE

Abb. 20. Anwendung des Holzspatels nach AYRE zur Gewinnung von Zellmaterial von der Portiooberfläche. (Der Pfeil gibt die Drehrichtung, das kleine Kreuz den Drehpunkt an)

Abstrichentnahme durch Hilfspersonen ohne sachgemäße Einstellung der Portio ist wegen ihrer Versagerquote nicht zu empfehlen.

H. Materialgewinnung aus Urinsediment, Aszites, Pleuraexsudat, Brustdrüsensekret, Zysteninhalt und Nasen-Rachen-Sekret

1. Gewinnung eines Urinsedimentausstrichs

Um Verunreinigungen durch Vaginalbeimengungen zu vermeiden, wird **Katheterurin,** bei Verdacht auf eine Nieren- oder Uretererkrankung mit dem Ureterkatheter gewonnener Urin verwendet. Die Mindestmenge sind 50 ml. Am besten geeignet ist frisch entleerter Urin nach dem Trinken von Tee, da die aus den Harnwegen abgeschilferten Zellen im Urin rasch ihre Struktur verlieren. Der Urin wird 15 Minuten lang bei 2000 Umdrehungen/min **zentrifu-**

giert. Sind mehr als 100 ml Flüssigkeit vorhanden, so wird dann die erste überstehende Flüssigkeit abgegossen und frischer Urin in die Zentrifugengläschen zum Sediment hinzugegeben, so daß schließlich das ganze Sediment in den beiden Zentrifugenröhrchen vorliegt. Das Sediment enthält unter normalen Umständen kein Protein, das die Zellen während der Färbung zum Haften am Objektträger bringt. Daher kann man zum Sediment 2 bis 3 Tropfen *Eieralbumin* geben und mit dem Sediment mittels einer Drahtschlinge oder eines Glasstabes vermischen. Auch die vorgesehenen Objektträger werden mit Eieralbumin überzogen, damit die Haftung verbessert wird. Das Sediment wird mit einem Watteträger, der die überschüssige Flüssigkeit aufsaugt, oder einer Pipette auf den Objektträger gebracht, ausgestrichen und fixiert, nachdem es etwas am Rande angetrocknet ist.

Außerdem wird besonders vorsichtig beim Spülen während des Färbevorgangs vorgegangen. Besser als mit fließendem Wasser wird mit Ammoniumhydroxydlösung gebläut.

Kann der Urin nicht sofort verarbeitet werden, so wird die Fixierung sofort nach der Entnahme vorgenommen: entweder wird die gleiche Menge 95 %iger Alkohol hinzugegeben, oder zu 90 ml Urin werden 10 ml Formalin zugesetzt, damit die Zellen möglichst erhalten bleiben. Als Färbungsmodifikation für das Urin- und das Magensaftsediment empfiehlt Papanicolaou folgende Abweichungen von seiner Standardfärbung Nr. 267:

1. wie Standardverfahren Nr. 267
2. 2 Minuten Färbung in Harris-Hämatoxylin
3. Spülung in destilliertem Wasser, dann 50 %oger Alkohol
4. 1 Minute einstellen in eine 1,5 %ige Lösung von Ammoniumhydroxyd in 70 %igem Alkohol
5. zweimal in 70 %igem Alkohol spülen
6. hochbringen in 80 und 95 %igen Alkohol
7. bis 10. wie im Standardverfahren Nr. 267

In dieser Modifikation wird das Bläuen in fließendem Wasser vermieden und statt dessen (Schritt 4) Ammoniumhydroxyd verwendet.

2. Gewinnung eines Ausstrichs aus seröser Flüssigkeit

(Aszites [Tafel XII, Bild 24], Pleuraexsudat)

Kann das Ausstrichmaterial nicht innerhalb von 4 Stunden verarbeitet werden, dann soll sofort fixiert werden. Die Flüssigkeit wird für diesen Zweck mit mindestens der gleichen Menge 50 %igen Alkohols versetzt (Papanicolaou).

95 %iger Alkohol ist weniger geeignet, da er eine stärkere Proteinkoagulation hervorruft.

Formalin besitzt vor Alkohol den Vorteil, ein an Zellen reicheres Sediment zu liefern, das zudem noch gut fixiert ist. Als Nachteil aber sind Zell- und Kernschrumpfung in Kauf zu nehmen. Daher empfiehlt es sich, eine Hälfte der Flüssigkeit mit 50 %igem Alkohol und die andere Hälfte mit 10 %iger wäßriger Formalinlösung zu versehen.

Die Verarbeitung frischen Materials ist wesentlich. Bei der Aufbewahrung im Kühlschrank gehen viele Zellen verloren. Wird vor der Fixierung zentrifugiert, so wird das Sediment reichlicher. Wird erst Alkohol zugegeben und dann fixiert, so ist das Fixierungsergebnis besser.

Die Flüssigkeit (100 ml) wird 5–10 Minuten lang bei 1500 Umdrehungen in der Minute zentrifugiert. Das Sediment wird mit einem Watteträger auf einem Objektträger verteilt. Eieralbumin ist hierfür nicht erforderlich.

3. Gewinnung eines Zellabstrichs aus der Brustdrüse

Über Indikationen, Fixierung, Färbung und Beurteilung wird auf den Seiten 125 bis 128 berichtet.

Materialentnahme

a) **bei Ulzeration oder offener Wunde**
Nach Entfernung von Krusten oder Nekrosen Abstrich mit Watteträger oder Holzspatel, die vorher in physiologische Kochsalzlösung getaucht worden waren

b) **bei sezernierender oder blutender Mamma**
1. manuell
Die Sekretabnahme wird in *Abbildung 21* dargestellt.

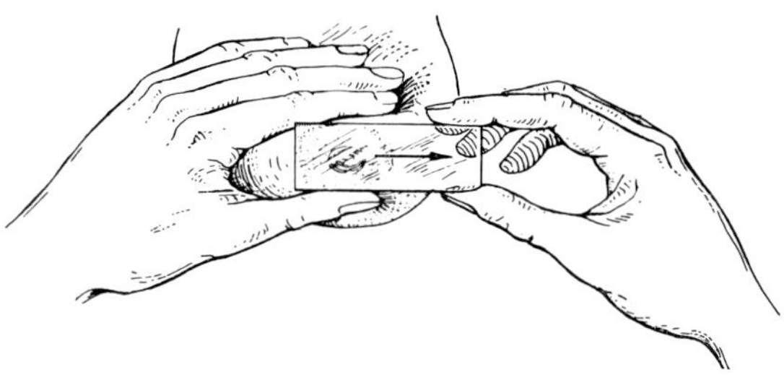

Abb. 21. Gewinnung von Zellmaterial aus der Brustdrüse

Nach vorsichtigem Ausstreichen des Drüsenkörpers in Richtung des Gangsystems *Auspressen der Brustwarze* zwischen Daumen und Zeigefinger.

Manchmal erscheint ein Sekrettropfen beim Druck auf eine bestimmte Stelle, so daß dann eine grobe *Lokalisationsmöglichkeit* besteht.

Kann der sezernierende Gang ausfindig gemacht werden, so ist ein *gezielter Abstrich* möglich und ein Hinweis für den günstigsten Ort einer evtl. erforderlichen Biopsie gegeben.

2. instrumentell
Manchmal gelingt es, Flüssigkeit aus dem Gangsystem mit einer *Milchpumpe,* einem selbstgefertigten *Absauggerät* (z. B. abgeschliffenen Portioadapter, der an eine Saugpumpe angeschlossen wird (Meyer), oder nach Eingehen in den Milchgang analog der Galaktoduktographie mittels *Kanü*le (Scholz) zu aspirieren.

Das Sekret wird direkt auf den entfetteten Objektträger dünn und gleichmäßig ausgestrichen. Gelegentlich enthält der erste Tropfen kein Zellmaterial oder nur Detritus.

c) **bei Zysten oder Gewebeanteilen (Punktion)**
Nach Desinfektion der Haut wird mittels 5- oder 10-ml-Spritze mit ausreichend langer und dicker steriler Kanüle eingestochen und aspiriert. Der betreffende Gewebeanteil wird zwischen Daumen und Zeigefinger fixiert. Bei **Zysten** wird über der Stelle der deutlichsten Fluktuation punktiert. Lokalanaesthesie ist selbst bei tieferem Sitz der Zyste oder des Knotens im Drüsenkörper nicht erforderlich.

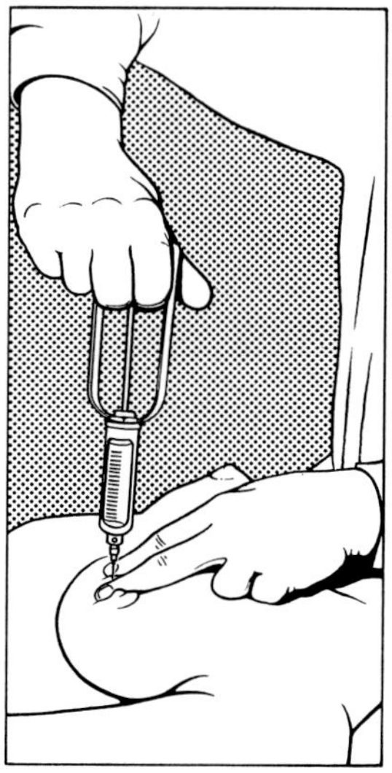

Franzén* u. a. haben eine *LÜER-LOCK-Spritze* mit Spezialhandgriff und einer etwa 3 cm langen dünnen Nadel entwickelt, so daß die eine Hand zur Fixierung des punktierten Bezirks frei bleibt, während die andere Hand selbständig ohne Hilfe punktieren und aspirieren kann (Abb. 22).

Abb. 22. Aspirationsbiopsie aus einem Mammatumor (nach Zajicek et al. [1967])

Einzelne Tropfen werden sofort ausgestrichen und fixiert. Steht reichlich *Punktatflüssigkeit* zur Verfügung, so wird sie in einem Spitzglas bei 1500 Umdrehungen pro Minute etwa 3 Minuten lang zentrifugiert. Die überstehende Flüssigkeit wird abgegossen, der Bodensatz mittels Watteträger auf einen Objektträger ausgestrichen.

4. Zysteninhalt und Nasen-Rachen-Sekret

werden sofort mit mindestens gleichem Volumen 95 %igen Alkohols gemischt, umgehend zum Laboratorium gesandt und dort sofort zentrifugiert und weiter-

* Franzen, S., a. Zajizek, J.: Acta radiol. (Stockh.) 7, 241 (1968) mit umfassendem Literaturverzeichnis und Farbabbildungen.

verarbeitet. Hierauf ist besonders bei Magenflüssigkeit zu achten, da sonst infolge der Selbstverdauung kein Zellmaterial erhalten bleibt. Falls eine Verzögerung unvermeidlich ist, sind Zugabe von größeren Mengen Fixierungsflüssigkeit und Aufbewahrung im Kühlschrank zu empfehlen.

III. FIXIERUNG

Die Fixierung soll die Zellen in möglichst lebensähnlicher Form erhalten. Sie muß für die PAPANICOLAOU-Färbung **sofort** nach der Entnahme des Zellmaterials und **noch vor dem Beginn der Lufttrocknung** erfolgen *(Abb. 11)*.

Die ersten Veränderungen nach Lufttrocknung zeigen sich am *Zytoplasma* der Plattenepithelien. Die normale Blaufärbung (Zyanophilie) geht in eine mehr oder minder starke Rötlichfärbung (Pseudoeosinophilie) über, so daß hormonale Zustandsbilder fehlbeurteilt werden können. Dieser Vorgang wird von LICHTWITZ u. a. auf die Einwirkung des Luftsauerstoffs zurückgeführt. Er ist *reversibel* und kann durch Spülungen mit reduzierenden Lösungen mehr oder weniger behoben werden:

z. B. Formaldehyd enthaltende RUGEsche Lösung (BERNARD u. a.),
Salzsäure (LANVIN u. a.),
Essigsäure (LEMIONI, VEZIRIS).

Weitere Veränderungen der Grob- und Feinstruktur ergeben sich durch Lufttrocknung an *Zytoplasma und Kern*. Sie werden durch Dehydrierung und Veränderung der chemischen Zusammensetzung der flüssigen Bestandteile erklärt und sind weitgehend *irreversibel*.

Verbleiben unfixierte Ausstriche längere Zeit in feuchter Luft, so erfolgt außerdem eine degenerative Autolyse von Zytoplasma und Zellkern.

Während Lufttrocknung in der Hämatologie für Blutausstriche als ausreichende Fixierung gilt, läßt sie den zytologischen Ausstrich sowohl für die hormonale als auch für die Krebsdiagnostik unbrauchbar werden.

> Lufttrocknung verursacht Fehlanfärbung des Zytoplasmas sowie Schwellung, Formveränderung und Strukturverlust der Kerne. Sie muß unter allen Umständen vermieden werden.

Andererseits darf ein luftgetrockneter Ausstrich mit Kernanomalien nicht unter Berufung auf diese Veränderungen als unverdächtig erklärt werden. Wiederholung des Ausstrichs und sachgemäße, d. h. sofortige Fixierung müssen beim Einsender bewirkt werden. Der Geübte wird auch aus einem luftgetrockneten Ausstrich eine bösartige Veränderung diagnostizieren können. Dennoch empfiehlt es sich auch in einem derartigen Falle, dem Einsender zur Vermeidung falsch positiver Diagnosen* mitzuteilen:

„Diagnose nicht möglich, da Ausstrich luftgetrocknet. Ausstrich bitte wiederholen und *sofort* nach der Entnahme fixieren."

---

* **„Falsch positive Diagnose":**
Ein unverdächtiger Ausstrich wird fälschlicherweise für positiv erklärt. Mögliche Folge: Unnötige klinische Maßnahmen, Beunruhigung der Patientin.
„Falsch negative Diagnose":
Ein verdächtiger oder positiver Abstrich wird fälschlicherweise für negativ erklärt. Mögliche Folge: Übersehen einer bösartigen Veränderung.

Die Fixierung erfolgt durch sofortiges Eintauchen des Objektträgers in die Fixierungslösung *(Abb. 11)* oder durch gleichmäßiges Besprühen mit einem Fixierungsspray.

Für die Fixierungslösung ist eine Küvette aus Glas zu empfehlen, in der 10 Objektträger aufrecht nebeneinander stehen können. Vorstehende Glasrippen verhindern, daß die Objektträger sich berühren und miteinander verkleben können. Gegen die Verdunstung der Fixierungsflüssigkeit und gegen Verstaubung schützt ein engsitzender Metalldeckel. Er ist einem Glasdeckel vorzuziehen, da er bruchsicher ist. Die Flüssigkeit soll immer so weit eingefüllt werden, daß der ganze Objektträger bedeckt ist. Vor der Wiederverwendung soll die Fixierungsflüssigkeit filtriert werden, da sie nach Gebrauch abgelöste Abstrichpartikel enthalten kann (S. 43).

Die Fixierungsküvette muß **in Griffweite aufgedeckt** bereitstehen, bevor der Abstrich entnommen wird. Es ist ein häufiger Fehler, daß erst nach Anfertigung des Ausstrichs nach der Fixierungsflüssigkeit gesucht wird. Lufttrocknung wird hierbei unvermeidlich.

Fixiert wird bei Zimmertemperatur. Zytochemische Spezialmethoden erfordern oft spezielle Fixierungsmethoden (s. d.).

Als **Fixierungsflüssigkeiten** haben sich bewährt:

1. **Alkohol-Äther**
   Absoluter Alkohol und Äther pro narcosi werden 1 : 1 gemischt. Die Ergebnisse sind sehr gut. Der Anteil flüchtigen Äthers verdampft jedoch sehr leicht, selbst wenn die Küvette durch einen Deckel geschützt wird. Ferner ist das Gemisch leicht brennbar (Explosionsgefahr bei offener Flamme und gleichzeitigem Filtrieren, R. Graham).
2. **95 %iger Alkohol**
   ohne Ätherbeimengung ist im Gebrauch teurer, dafür aber nicht explosibel und gibt gleich gute Ergebnisse wie das Alkohol-Äther-Gemisch (R. Graham und eigene Erfahrungen).
3. **Alkohol-Glyzerin**
   4 Teile 95 %igen Alkohols werden mit 1 Teil offizinellen Glyzerins (etwa 85 %ig) gemischt (H. u. M. Hinglais[1]). Diese Lösung ist für die Praxis zu empfehlen, da die Nachteile des Äthers (Explosibilität, leichte Verdunstung) vermieden werden. Die Resultate sind nach unseren Erfahrungen gut.
4. **Alkohol-Äther-Essigsäure**
   Bei stark blutreichen Abstrichen können die Erythrozyten durch Hinzufügen von gleichen Teilen 3 %iger Essigsäure zum Alkohol-Äther-Gemisch (Nr. 1) hämolysiert werden, ohne daß die Anfärbbarkeit der Epithelzellen und -kerne wesentlich beeinträchtigt wird (M. Olsen u. G. A. Bourgeois[2]). Uns hat sich dabei eine Fixierungsdauer von 60 Minuten bewährt. Zu beachten ist, daß der Äther-Alkohol-Anteil leichter verdampft, so daß die Essigsäurekonzentration steigen kann.
5. **Methyl- oder Isopropylalkohol,**
   chemisch rein, können als Behelf verwendet werden.

Der Alkohol kann mit Benzin vergällt sein. **Zu warnen ist jedoch vor der Verwendung wasserhaltiger niederprozentiger Alkohole:**

---

1 Hinglais, H. u. M.: C. r. Soc. Biol. **148,** 1747 (1954).
1 Olsen, M. u. G. A. Bourgeois: Laborat. Clin. Med. **3615,** 760 (1950).

Wenn alle Präparate eines Einsenders Pseudoeosinophilie und verwaschene Kernstruktur zeigen, liegen einer oder beide der folgenden Fehler vor:

1. Lufttrocknung
   (zu viel Zeitverlust zwischen Entnahme und Eintauchen in die Fixierungsflüssigkeit)
2. Verwendung ungeeigneten Alkohols
   (niederprozentiger, nicht absoluter Alkohol oder ungeeigneter Vergällungszusatz)

Bei der Fixierung wird durch absoluten Alkohol den hydrophilen Eiweißkolloiden Wasser entzogen (Eiweißfällung). Zugleich werden Lipoide gelöst. Mit diesen Vorgängen ist eine Schrumpfung des Zytoplasmas verbunden, während die Darstellung der Kernstruktur nicht beeinträchtigt wird.

Die **Dauer der Fixierung** soll *mindestens 10 Minuten* betragen. In eiligen Fällen genügen 1 bis 2 Minuten, sofern später vor Färbungsbeginn ausreichend nachfixiert wird. Längere Fixierung ist eher vorteilhaft. Selbst 1 bis 2 Wochen dauerndes Verbleiben in der Fixierungsflüssigkeit erlaubt noch brauchbare Färbungsergebnisse.

Fixierungssprays enthalten ein wasserlösliches Gemisch aus Isopropylalkohol und Polyäthylenglykol. Derartig fixierte Präparate können unter Fortfall der absteigenden Alkoholreihe direkt in wäßriger Hämatoxylinlösung gefärbt werden.

Erst nach der Fixierung darf das Präparat an der Luft trocknen. Es ist jetzt **versandfähig.**

IV. VERSAND

Der Versand der vorfixierten Ausstriche erfolgt in Behältern aus Kunststoff *(Abb. 23)*, Pappe *(Abb. 24)* oder Holz *(Abb. 25)*, die ein Zerbrechen der Objektträger verhindern.

Zerbrochene Objektträger werden an den Rändern mit einem durchsichtigen Klebestreifen auf einen neuen Objektträger geklebt und so fixiert und gefärbt. Schließlich werden beide Objektträger mit Kanadabalsam verbunden und gegebenenfalls eingedeckt, damit ein fester Halt entsteht. Die Scherben können auch in einem Mullbeutel fixiert und gefärbt und dann, wie ein Mosaik zusammengesetzt, mit Eukitt oder Kanadabalsam auf einen Objektträger geklebt und mit einem Deckgläschen eingedeckt werden.

Abb. 25. Holzkästchen zum bruchsicheren Versand von 2 Objektträgern

Länge: 88 mm, Breite: 33 mm, Höhe: 18 mm

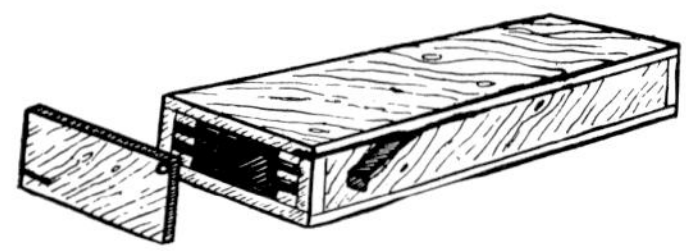

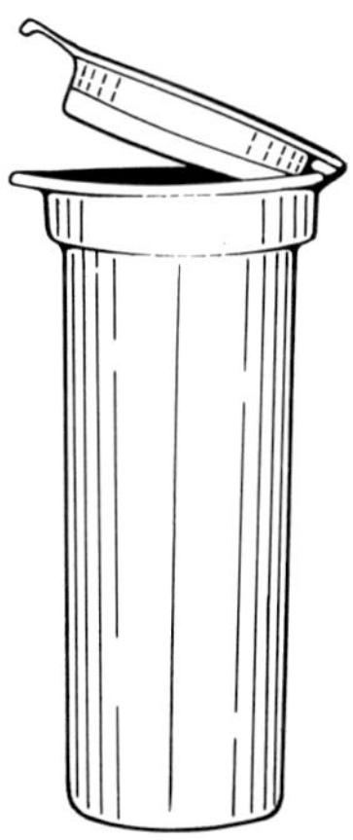

Abb. 23. Gefäß für 2 Objektträger aus Polyäthylen mit anhängendem Deckel Größe: 30 × 85 mm

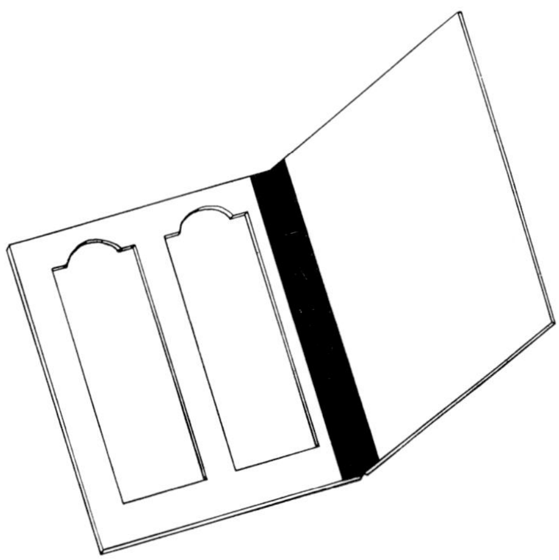

Abb. 24. Pappkästchen zum bruchsicheren 2 Objektträgern

Beim Versenden der Holzkästchen empfiehlt sich Umwicklung mit Zellstoff, da sonst die scharfen Holzkanten den Briefumschlag aufreißen und das Kästchen verloren gehen kann. Bei der Überbringung durch Boten können beliebig viele Objektträger nebeneinandergestellt und zusammen verpackt werden, so daß sie sich gegenseitig gegen Bruch schienen.

Die Objektträger können trocken verschickt werden, sofern sie unmittelbar nach der Entnahme noch feucht fixiert worden waren.

Die besten Färbungsergebnisse werden mit Ausstrichen erzielt, die feucht fixiert und gefärbt werden, ohne jemals getrocknet zu sein. Anfangs wurden daher die Objektträger in Behältern mit Fixierungsflüssigkeit verschickt. Abgesehen von der Bruch- und Feuergefahr ist das Verfahren für Masseneinsendungen unwirtschaftlich und umständlich. Als Zwischenlösung haben Ayre und Dakin[1] folgende Methode beschrieben: Nach Fixierung in Alkohol-Äther wird der noch feuchte Objektträger mit 2 bis 3 Tropfen Glyzerin bedeckt. Ein zweiter sauberer Objektträger wird zum Schutz auf den Abstrich gelegt, und beide werden mit einem Gummiband befestigt, in Wachspapier gewickelt und zum Versand verpackt. Im Laboratorium werden beide solange in Alkohol-Äther gestellt, bis der bedeckende Objektträger sich löst. Dann werden beide Objektträger getrennt und beide gefärbt, da ein Teil des Abstrichs am bedeckenden Glase haften kann. Dieses Verfahren erfordert also doppelten Verbrauch an Objektträgern, Farbstoffen und Zeit und verdoppelt das Gewicht des Versandgutes.

Für die routinemäßige Krebs- und Hormondiagnostik genügt die Versendung der nach sofortiger Fixierung getrockneten Abstriche. Sie ist einfach, zeitsparend, wirtschaftlich und erlaubt die Herstellung ausgezeichnet gefärbter Präparate.

Das **Einsendeformular** *(Abb. 127, 128)* muß beigefügt werden. Es wird im Kapitel X eingehend besprochen. Hier soll nur erwähnt werden, welche Angaben unbedingt erforderlich sind:

Name, Vorname, Alter, Datum der letzten Regel oder der Menopause, bisherige Radium- oder Röntgentherapie, Hormonbehandlung, Abstrichnummer unter Angabe der Herkunft (Fornix vaginae, Portio, Zervikalkanal, Intrauterinaspiration), vorherige Kontrollnummer (falls Wiederholung), klinische Diagnose mit Befundskizze der Portio, Fragestellung (Krebsvorsorgeuntersuchung, Differentialdiagnose, Hormondiagnose), Stempel und Unterschrift des Einsenders.

Je sorgfältiger das Formular ausgefüllt wird, um so eingehender kann die Fragestellung des Einsenders beantwortet werden.

Werden Abstriche durch Boten überbracht, so kann auch jedes Formular einzeln so gefaltet und mit den Rändern ineinandergesteckt werden, daß es den zugehörigen Objektträger aufnimmt. Mit einer Büroklammer zusammengeheftet, kann die Einheit Objektträger–Formular gut transportiert werden. Für das Laboratorium ist dieses Verfahren besonders zeitsparend, da stets verglichen werden muß, ob die Einsendenummer richtig auf Objektträger und Formular eingetragen ist.

---

[1] Ayre, J. E. u. E. Dakin: Canad. Med. Ass. J. **54**, 489 (1946).

V. EINRICHTUNG DES ZYTOLOGISCHEN LABORATORIUMS

Für das zytologische Laboratorium sind helle Räume mit Licht-, Wasser und Gasanschluß erforderlich. Wegen der entstehenden Xylol- und Ätherdämpfe müssen die Räume gut lüftbar sein und sollen einen Abzug enthalten. Größe und technische Ausrüstung richten sich nach der geplanten Kapazität. Folgende Mindestforderungen müssen erfüllt sein:

I. Eingangsplatz
II. Färbeplatz
III. Diagnoseplatz
IV. Schreibplatz
V. Aufbewahrungsschrank

I. **Der Eingangplatz**

dient zur Entgegennahme der eingehenden Abstriche. *Regale* mit verschiedenen Fächern sind auch außerhalb der Arbeitszeit des Laboratoriums für Boten zugänglich. Am Eingangsplatz selbst wird verglichen, ob die Nummern der Präparate mit denen auf den Einsendeformularen übereinstimmen. Fehlende Nummern werden mit Diamantschreiber nachgetragen. Dann werden alle Objektträger grundsätzlich mindestens 15 Minuten nachfixiert, um beim Fixieren erfolgte Fehler weitgehend auszugleichen. Die Einsenderformulare werden gesammelt.

II. **Der Färbeplatz**

soll in der Nähe von fließendem Wasser und gut von Tageslicht erhellt sein. Arbeitsbereit stehen folgende Einrichtungen:

1. Färbeküvetten in zwei Reihen (am besten unter einem Abzug).
   Die Größe der Küvetten richtet sich nach der Zahl der zu färbenden Objektträger. Für Spezialfärbungen werden z. B. Küvetten für 2 Objektträger verwendet, während für die Routinefärbung Küvetten für Färberahmen mit 10 und mehr Objektträgern zu empfehlen sind. Nieburgs verwendet Küvetten mit 500 Präparaten. Die Küvetten werden mit roher Salzsäure gereinigt, gründlich gewässert und mit destilliertem Wasser nachgespült.
2. Färberahmen
   erlauben die gleichzeitige Färbung einer größeren Anzahl von Präparaten *(Abb. 26 a, b)*. Noch mehr als beim Einzelpräparat ist es bei ihrem Gebrauch wichtig, die einzelnen Lösungen erst abtropfen zu lassen, damit die folgenden Spül- oder Färbungsflüssigkeiten nicht stärker verunreinigt werden.
3. Filtrierpapier zum Abtropfenlassen.
4. Kurzzeitmesser,
   so daß die Färbezeiten genau eingehalten werden können.
5. Mikroskop zur Kontrolle der Färbungsqualität.

6. Kühlschrank
   zur kalten und vor Licht geschützten Aufbewahrung der Farbstoffe. Im Gefrierfach können für histochemische Spezialfärbungen eiskalte Fixierungslösungen aufbewahrt werden.
7. Behälter mit Aqua destillata.
8. Brutschrank
   zum Trocknen der eingedeckten Präparate.
9. Zentrifuge
   zur Verarbeitung von Körperflüssigkeiten und Punktaten.

Große Laboratorien verwenden **Färbeautomaten.**

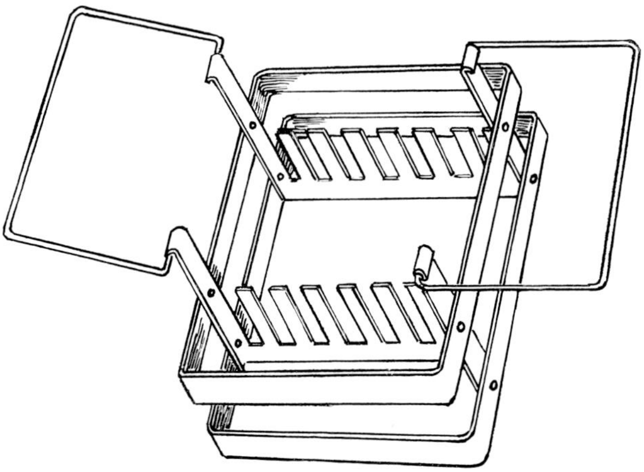

Abb. 26 a. Färberahmen aus Metall zur gleichzeitigen Färbung von mehreren Objektträgern

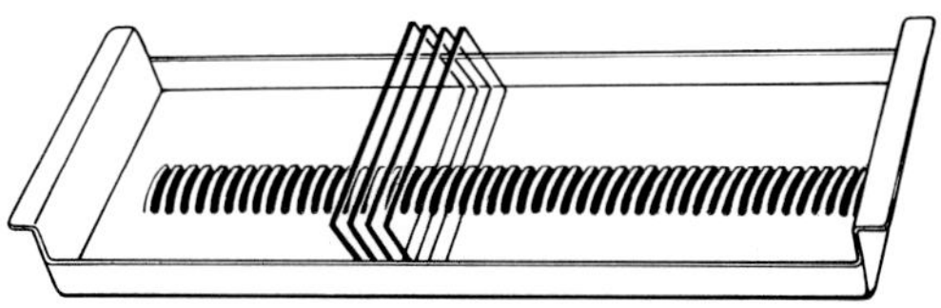

Abb. 26 b. Schale für 60 Objektträger

III. Der Diagnoseplatz

Hier befinden sich auf einem passend hohen Tisch binokulare Mikroskope mit elektrischer Beleuchtung Phasenkontrasteinrichtung und den Objektiven 2,5 × (Lupenvergrößerung), 10 × (schwache Vergrößerung zur Übersicht), 40 × (starke Vergrößerung zur Erkennung von Zell- und Kerneinzelheiten) und 100 × (Ölimmersion) bei Okular 8 × (gegebenenfalls auch 12 ×). Am wichtigsten sind die Objektive 10 × und 40 ×.

Das **Mikroskop** sollte ein erprobtes Markenfabrikat sein. Es wird zweckmäßigerweise mit folgenden *Zusatzgeräten* ausgestattet:

a) Binokularer Tubus
Er erleichtert das stundenlange Durchmustern der Präparate und zögert die Ermüdung hinaus.

b) Eingebaute Beleuchtung
Sie ersetzt das wechselnd helle und oft unbeständige Tageslicht und gibt stets gleichmäßige Helligkeit.

c) Kreuztisch
Ein Kreuztisch ist für zytodiagnostische Arbeit unerläßlich. Durch Notieren der betreffenden Zahlen des Koordinatensystems ist es möglich, unter hunderttausenden von Zellen z. B. eine Zelle mit einer besonderen Anomalie noch nach langer Zeit wiederzufinden. Besonders für die Mikrophotographie ist ein Kreuztisch unentbehrlich.

d) Phasenkontrasteinrichtung
Sie ermöglicht Schnelldiagnostik ohne vorherige Fixierung und Färbung und kann bei gefärbten Präparaten in der Beurteilung hormonaler Zustandsbilder zur Feststellung des Karyopyknoseindex herangezogen werden, da pyknotische Kerne rot aufleuchten *(Tafel I, Bild 2)*.

e) Zeigerokular
Im Okular befindet sich ein verstellbarer Zeiger, mit dem Einzelheiten im Ausstrich für einen zweiten Untersucher genau eingestellt werden können.

f) Doppelokular und/oder Projektionsaufsatz
Zwei bzw. mehrere Untersucher können gleichzeitig das mikroskopische Präparat betrachten. Diese Einrichtungen sind besonders für Ausbildungszwecke geeignet.

g) Okularmikrometer
zur annähernden Messung von Zell- und Kerndurchmessern (S. 153).

h) Zeichenapparat
zur maßstabgerechten Zeichnung von Zellbildern. Das betreffende Bild wird mit dem Mikroskop auf dem Objektträger eingestellt. Durch das Zeichengerät wird ein irreales Bild auf den Zeichenbogen projiziert, das somit nachgezeichnet werden kann.

i) Heizbarer Objekttisch
für Untersuchungen an lebenden Zellen.

In Griffweite stehen Immersionsöl mit Glasstab, Xylol für die Entfernung des Öls mit Zellstoff zum Abtropfen und ein sauberes, nicht faserndes Leinentuch zum Trocknen der Präparate, schwarze Tusche zum Markieren auffälliger Stellen im Präparat, Schreibutensilien wie Diamantschreiber, Tuschefeder und Fettstifte verschiedener Farben. Griffbereit, evtl. in einer Schublade, liegen das Phasenkontrasthilfsmikroskop, zusammen mit Grün- und Mattglasfiltern, sowie Leder- oder Leinenläppchen zum Reinigen der Optiken, falls sie mit Öl in Berührung gekommen sind. Reichlicher Platz für den Behälter mit den zu diagnostizierenden Objektträgern und zum Niederschreiben der Befunde muß vorhanden sein.

Der Tisch muß so hoch sein, daß ohne Ermüdung in das Binokular des Mikroskops geschaut werden kann. Ein bequemer drehbarer Laborsessel mit Rückenlehne trägt dazu bei, unnötige Ermüdung infolge unzweckmäßiger Haltung zu vermeiden.

IV. **Der Schreibplatz**

muß Platz zum Ordnen der Präparate bieten. Objektträger und zugehörige Begleitformulare müssen ausgebreitet werden können. Die Befunde werden vom Begleitformular, in das sie noch auf dem Diagnoseplatz eingetragen worden sind, in das *Kontrollbuch* übertragen. Die laufende Kontrollbuchnummer wird mit Schreibdiamant auf den Objektträger aufgetragen *(Abb. 7)* und auf das Begleitformular geschrieben *(Abb. 127)*. Der Einsender muß bei künftigen Einsendungen diese Nummer wieder angeben, so daß neue und alte Präparate und Befunde verglichen werden können. Durch Telephon werden dringende Befunde dem Einsender sofort mitgeteilt.

V. **Der Aufbewahrungsschrank**

Normale Ausstriche werden uneingedeckt in einen Aufbewahrungsschrank eingeordnet, der möglichst mehrere tausend Objektträger einzeln griffbereit und bruchsicher fassen soll. Die älteren Präparate werden in weiteren Aufbewahrungsschränken abgelegt. An ihre Stelle tritt die jeweils neueste Serie, so daß immer die letzten 10- bis 20 000 Objektträger zum Vergleich bereitstehen, ohne daß erst Zeitverlust durch ihre Beschaffung eintritt. Je schwieriger die Vergleichspräparate erreichbar sind, um so öfter wird auf die Einsichtnahme verzichtet. Der Aufbewahrungsschrank soll daher möglichst in Griffweite der Diagnostikplätze stehen. Das Gleiche gilt für die älteren Tagebücher.

Für Lehrzwecke geeignete besonders typische Präparate werden in einem besonderen Schrank aufbewahrt. Sie werden zusammen mit dem zugehörigen histologischen Schnitt in einer Karteikarte aufbewahrt, auf der Namen, klinische Daten und Diagnose eingetragen sind **(Lehrkartei).** Ebenso wird mit allen positiven Abstrichen verfahren.

Außer diesen mindestens erforderlichen Einrichtungen sind für ein leistungsfähiges Laboratorium *zu empfehlen:*

1. *Literaturkartei und Spezialbibliothek* für Zytologie, Histologie, Zyto- und Histochemie, gynäkologische Endokrinologie
2. Einrichtung für *Mikrophotographie*, möglichst mit eigenem Photolaboratorium
3. *Lochkartensystem* o. ä. (gegebenenfalls Computer) zur Dokumentation und statistischen Auswertung der Befunde
4. *Projektionsmikroskop* für Lehr- und Vortragszwecke
5. *Photokopiergerät*
6. *Zählapparate* zur Feststellung des prozentualen Anteils bestimmter Merkmale im Ausstrich
7. Gerät zur *Planimetrie* für wissenschaftliche Zwecke
8. *Autotechnikon:* automatisch, also auch nachts arbeitendes Fixier- und Färbegerät
9. *Adressiermaschine:* bei großem, konstantem Einsenderkreis.

Automatische Vormusterungsmikroskope sind noch im Entwicklungsstadium. Erste Erfahrungen mit *Computerprogrammen zur Differentialdiagnose* liegen vor*.

* G. L. Wied, G. F. Bahr, P. H. Bartels et al.: Acta cytol. (Baltimore) **12,** 180, 205, 357, 371 (1968), **13,** 210, 221, 352, 567, 611.

Das Taxonomic Intra-Cellular Analytic System (= *TICAS*) verwendet ein Scanning-Mikroskop, das an einen kleinen Labor-Computer angeschlossen ist. Das Ziel ist die Erarbeitung einer objektiven Zellidentifizierung. Das Computerprogramm erlaubt Datenakquisition, Datenreduktion und Datenanalyse. Durch Entwicklung eines Selbstlernprogramms soll eine *standardisierte Zytopathologie* erarbeitet werden.

VI. FÄRBUNG

A. Allgemeines

Der eingesandte Objektträger und sein Begleitformular werden verglichen. Ist der Objektträger nicht gekennzeichnet, so wird er mit einem Diamantschreiber nachnumeriert. Die Begleitformulare werden gesammelt, die Objektträger 10 Minuten in 95 %oigem Alkohol und Äther āā nachfixiert und dann gefärbt.

Gleichmäßige und gute Färbung ist neben Materialentnahme vom richtigen Ort und sofortiger Fixierung ohne Lufttrocknung eine unerläßliche Voraussetzung für die Zytodiagnostik.

Ein schlecht gefärbter Ausstrich begünstigt falsche Beurteilung. Überfärbte normale Kerne können Vermehrung des Chromatingehalts vortäuschen und damit zur Fehldiagnose „Karzinom" Anlaß geben. Zu schwach gefärbte Kerne können bezüglich ihrer Struktur kaum beurteilt werden.

Die Kernstruktur ist aber das wichtigste Unterscheidungsmerkmal zwischen normalen und Tumorzellen!

Die Färbung der Zellausstriche sollte daher am besten immer von den gleichen, als zuverlässig bewährten Personen vorgenommen werden.

B. Färbung nach PAPANICOLAOU

Eine zur Zytodiagnostik brauchbare Färbemethode muß folgende Anforderungen erfüllen:

1. **Die Kernstruktur muß in ihren Einzelheiten gut dargestellt sein.**
   Kernfarbstoffanhäufungen (Chromozentren) müssen von den Kernkörperchen (Nukleolen) unterschieden werden können.
2. **Das Zytoplasma muß transparent gefärbt sein**
   und darf selbst bei Übereinanderlagerung mehrerer Zellen nicht darunterliegende Kerne in ihrer Erkennbarkeit beeinträchtigen. In dieser Hinsicht sind alkoholische Farblösungen wäßrigen überlegen.
3. **Zellen verschiedener Reifegrade sollen sich unterschiedlich anfärben.**
   Hierdurch wird die Hormondiagnostik erleichtert. Z. B. überwiegen in der ersten Hälfte des menstruellen Zyklus Zellen mit eosinophilem, in der zweiten Hälfte mit zyanophilem Zytoplasma.

Alle drei Anforderungen werden von der PAPANICOLAOU-Färbung[1] erfüllt.

---

[1] PAPANICOLAOU, G. N.: Science **95**, 432 (1942).

Sie beruht auf einer *Kernfärbung* mit HARRIS-Hämatoxylin und anschließendem Gebrauch alkoholischer *Zytoplasmafarben* (Orange G und einem Gemisch aus Lichtgrün, Bismarckbraun und Eosin). Die Methode ist sowohl zur Hormon- wie zur Krebsdiagnostik geeignet und wird aus diesem Grund von den meisten Laboratorien bevorzugt.

Die von PAPANICOLAOU angegebene Färbevorschrift Nr. 268 lautet:

1. Nach der Fixierung werden die Objektträger, ohne daß sie trocknen dürfen, direkt vom Alkohol-Äther in 80 %igen Alkohol gebracht und über 70 %igen Alkohol in destilliertes Wasser überführt.
2. In HARRIS-Hämatoxylin wird ungefähr 6 Minuten gefärbt.
3. Spülen in destilliertem Wasser. Jedes Spülen sollte sehr vorsichtig vorgenommen werden, um zu verhindern, daß Zellen von den Objektträgern abgewaschen werden.
4. Etwa 6mal in 0,25 %ige wäßrige Lösung von Salzsäure tauchen.
5. Für 6 Minuten in fließendes Leitungswasser bringen.
6. In destilliertem Wasser spülen und durch 50 %igen, 70 %igen, 80 %igen und 95 %igen Alkohol bringen.
7. 1½ Minuten in OG 6 färben.
8. In 95 %igem Alkohol spülen, 2 Wechsel.
9. 1½ Minuten in EA 36 oder EA 50 färben.
10. In 95 %igem Alkohol spülen, 3 Wechsel. Entwässern und klären durch absoluten Alkohol, dann eine Mischung aus absolutem Alkohol und Xylol zu gleichen Teilen und schließlich Xylol. Eindecken mit neutralem Mittel.

In unserem Laboratorium hat sich die folgende zeitsparende **Modifikation** *(Abb. 27)* bewährt (Unterschied: In Punkt 4 Bläuung in Ammoniak-Alkohol-Lösung anstelle von Salzsäure und daher Wegfall von Punkt 5 mit sechsminütigem Spülen in Leitungswasser):

1. Absteigende Alkoholreihe

Die Objektträger werden aus der Fixierungsflüssigkeit herausgenommen, auf eine Färbebank gestellt und nacheinander in

80 %igen
70 %igen
und 50 %igen Alkohol getaucht

und mehrmals geschwenkt. Sie können auch mehrere Minuten in jeder der einzelnen Alkoholküvetten bleiben. Die Objektträger sollen jeweils gut (auf Zellstoff) *abtropfen,* bevor sie in die nächste Küvette kommen, damit die Alkohole ihre Konzentration möglichst behalten.

Äthylalkohol führt gewöhnlich zu besseren Färbungsergebnissen als *Isopropylalkohol,* bei dessen Verwendung Grünstich beobachtet werden kann.

2. Kernfärbung mit HARRIS-Hämatoxylin (etwa 5 Minuten)

Die Zeit richtet sich nach dem verwendeten Farbstoff, der bei den verschiedenen Herstellerfirmen unterschiedlich ausfällt. Sie variiert zwischen 2 und 6 Minuten und wird durch Probefärbungen ermittelt.

Überfärbungen müssen vermieden werden, da sie *Hyperchromasie,* eine wichtige Eigenschaft maligner Zellen, vortäuschen.

Wenn die Kernfärbung an Intensität nachläßt, wird das Hämatoxylin erneuert (bei 40 bis 60 Objektträgern täglich z. B. alle 5 bis 6 Tage, während

EA 50 etwa alle 8 bis 10 Tage gewechselt werden muß und OG 6 noch etwas länger verwendet werden kann). Alle Farbstofflösungen müssen *täglich filtriert* werden, da sich sonst Niederschläge auf dem Präparat bilden können. Besonders bei Hämatoxylin finden sich oft auf der Oberfläche eine glänzende Oxydationsschicht (die mit Filtrierpapier abgehoben werden kann) und ein dicker Bodensatz. Lösungen, die nicht täglich gebraucht werden, kommen in Flaschen mit der Aufschrift „Gebraucht“ und werden jeweils erst zum Gebrauch in die Küvette filtriert.

3. **Der Objektträger wird vorsichtig unter fließendem Wasser abgespült,** bis das überschüssige Hämatoxylin und damit die blauviolette Gesamtfärbung verschwinden. Fließendes Wasser ist der Spülung in einer Küvette vorzuziehen, da der Inhalt eines Gefäßes sofort blau wird. Abwaschen des Zellmaterials durch unvorsichtiges Spülen muß vermieden werden. Längeres Wässern schädigt die Kernfärbung nicht.

4. **Bläuung in Ammoniak-Alkohol-Lösung** (etwa 2 Minuten)
   Die Lösung muß je nach Durchgang täglich bis 2–3mal wöchentlich erneuert werden:

Ammon. caust. 25 %ig	30,0
Alkohol 70 %ig	ad 1000,0

   Der Alkohol kann benzinvergällt sein.
   Bei Eintauchen des Objektträgers erfolgt sofort Umschlag der Farbe des Abstrichs von blauviolett zu blau. Dabei wird der überschüssige Farbstoff vom Zytoplasma abgegeben, während die Kerne ihre starke Färbung behalten.

5. **Aufsteigende Alkoholreihe** (zur Entwässerung)
   Mehrmals Schwenken in
   70 %igem,
   80 %igem
   und 95 %igem Alkohol.
   Vor dem Einbringen in die höherprozentige Lösung sollen die Objektträger zweckmäßigerweise auf Zellstoff *abtropfen,* damit die Konzentrationen erhalten bleiben.

6. **Erste Zytoplasmafärbung mit OG 6** (2 Minuten, genau einhalten!)
   Orange G ist ein leicht saurer Zytoplasmafarbstoff. Das Präparat wird dadurch orangefarben.

7. **In 95 %igem Alkohol bei zweimaligem Wechsel spülen,**
   bis keine Farbwolken mehr vom Objektträger abgehen. Der Alkohol wird dadurch allmählich orangefarben und muß wie die Ammoniak-Alkohol-Lösung (Nr. 4) und der Alkohol bei Nr. 9 je nach Durchgang täglich bis 2–3mal wöchentlich erneuert werden.

8. **Zweite Zytoplasmafärbung mit EA 50** (2 Minuten, genau einhalten!)
   EA 50 ist ein Gemisch aus Lichtgrün, Bismarckbraun und Eosin in 95 %igem Alkohol. Es verleiht dem Zytoplasma bestimmter Reifegrade eine bläuliche Färbung: **„zyanophile Zellen“.**

   Die frühere Bezeichnung „basophile“ und „azidophile“ Zellen ist sachlich nicht haltbar, da *beide Färbungsqualitäten durch saure Farbstoffe*

1. Absteigende Alkoholreihe
2. **Kernfärbung** mit HARRIS-Hämatoxylin (etwa 5 Minuten)
3. Spülung unter fließendem Wasser
4. Bläuung in Ammoniak-Alkohol-Lösung (etwa 2 Minuten)
5. Aufsteigende Alkoholreihe
6. **Erste Zytoplasmafärbung** mit OG 6 (2 Minuten)
7. Spülen mit 95 %igem Alkohol (zweimaliger Wechsel)
8. **Zweite Zytoplasmafärbung** mit EA 50 (2 Minuten)
9. Spülen mit 95 %igem Alkohol (zweimaliger Wechsel)
10. Entwässern und Klären (abs. Alkohol 1 Minute, abs. Alkohol + Xylol āā 1 Min., Xylol, kurz eintauchen)

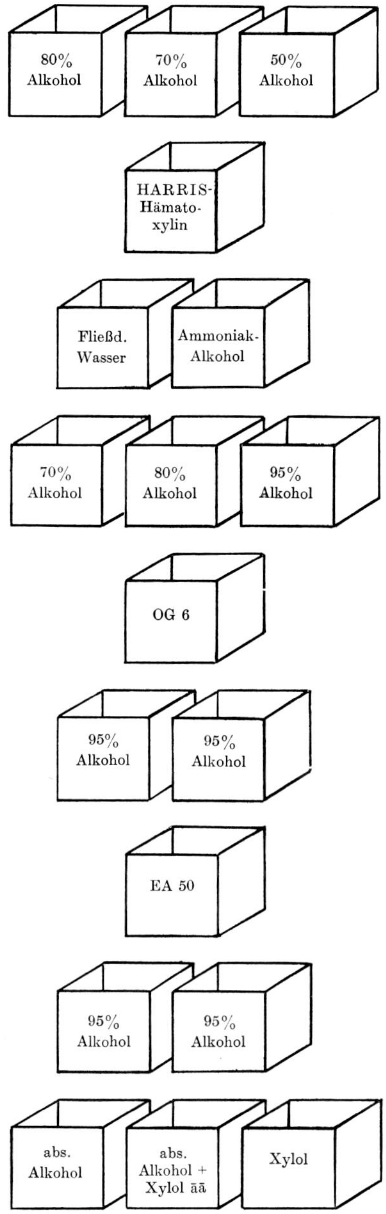

Abb. 27. Die Färbung nach PAPANICOLAOU in der bei uns angewandten Modifikation

(Lichtgrün und Eosin) bewirkt werden und im zytochemischen Sinne keine echte Basophilie vorliegt. **Alle Farbstoffe, die während der PAPANICOLAOU-Färbung angewendet werden, sind nach ihrem p_H-Wert sauer** (HARRIS-Hämatoxylin p_H 2,75, EA-50 p_H 5,80, Orange G p_H 5,75). Entsprechend den Ergebnissen der Meinungsumfrage des Terminologie-Ausschusses der Internationalen Akademie für Gynäkologische Zytologie, die in den Acta cytologica II/1 (1958) veröffentlicht sind, wird daher in diesem Buch die neue, international gebilligte Nomenklatur verwendet:

„Eosinophil“ färben sich das Zytoplasma von Zellen bestimmter höherer Reifegrade an (früher: „azidophile Zellen“), ferner die Nukleolen in den Zellkernen.

„Orangeophil“ färbt sich das Zytoplasma bei Verhornungsvorgängen (z. B. bei Leukoplakie, Prolaps), wobei es besondere Neigung zu OG 6 zeigt.

EA 31, EA 36, EA 50 und EA 65 unterscheiden sich in ihrem Gehalt an Lichtgrün (0,25 bis 1,5 %) und im Mischungsverhältnis zwischen Lichtgrün, Bismarckbraun und Eosin. Dabei sollen EA 31 die Zyanophilie deutlicher hervortreten lassen, EA 36 und das identische, aber mehr verdünnte EA 50 stärkere Kontraste zwischen Zyanophilie und Eosinophilie bringen. EA 65 enthält 0,25 % Lichtgrün statt 0,5 %. *Jedoch ähneln sich die Färbeergebnisse weitgehend.*

9. **In 95 %igem Alkohol bei zweimaligem Wechsel spülen,**
   bis keine Farbwolken mehr vom Präparat abgehen. Der Alkohol wird dabei allmählich grün-gelblich-bräunlich.
10. **Entwässern und Klären**
   durch Spülen in
   absolutem Alkohol (etwa 1 Minute, solange Farbwolken abgehen)
   absolutem Alkohol + Xylol zu gleichen Teilen
   (solange Farbwolken abgehen)
   und Xylol (mindestens 2 Minuten).

   Xylol trübt sich leicht durch Wasserzutritt und andere Verunreinigungen und muß dann sofort erneuert werden. Trübes Xylol ist unbrauchbar.
   Schlecht entwässerte Präparate zeigen als Artefakt *Kernüberfärbungen,* die als Hyperchromasie fehlgedeutet werden können.

   Das Präparat ist jetzt wasserfrei und jahrelang haltbar.

In Laboratorien mit großem Durchgang werden *nur die verdächtigen und positiven Abstriche eingedeckt.* Zur Vormusterung gelangen die uneingedeckten Abstriche. Durch einen *Tropfen Öl* werden sie gut transparent und können einwandfrei auch ohne Eindeckung beurteilt werden.

Soll **in Kanadabalsam eingedeckt** werden, wird wie folgt vorgegangen:

1. Der Objektträger wird aus dem Xylol herausgenommen und schräg an die Küvette gestellt.
2. Zwischen Zeige- und Mittelfinger der linken Hand hält man waagerecht ein Deckgläschen* und tupft darauf mit der rechten Hand mittels eines Glas-

---

* Zu empfehlen sind Deckgläschen der Größe 24 × 50 mm. Sie erlauben, alle 3 Entnahmen (Scheidenwand oder -gewölbe, Portiooberfläche und Zervikalkanal) gemeinsam einzudecken, wobei die Beschriftung frei bleibt. Deckgläschen sollen nicht dicker als 0,2 mm sein.

stabes je nach der Größe des Deckgläschens 1 bis 3 Tropfen Kanadabalsam, Eukitt oder sonstige Eindeckmittel.

Ist der Kanadabalsam zu zäh, wärmt man ihn im Brutschrank an oder verdünnt ihn mit Xylol, Benzol oder Terpentinöl. Der Balsam muß zur Schonung der Färbung neutral sein. Bei saurer Reaktion kann zur Neutralisierung etwas Natrium- oder Kaliumkarbonat zugegeben werden.

Der Kanadabalsam soll immer auftropfen, damit keine Zellen auf andere Objektträger verschleppt werden können.

3. Jetzt nimmt man den noch vom Xylol nassen Objektträger in die rechte Hand zwischen Daumen und Zeigefinger *(Abb. 28)* und läßt das Deck-

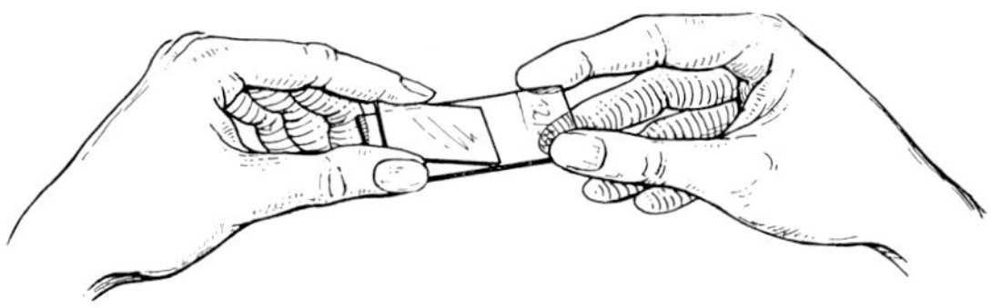

Abb. 28. Das Eindecken des gefärbten Abstrichs

gläschen im leichten Winkel auf die Schichtseite aufgleiten, so daß sich der Kanadabalsam gleichmäßig verteilen kann, ohne daß Luftblasen eingeschlossen werden. Etwa auftretende Blasen werden durch vorsichtiges Nachdrücken mit dem Finger oder einer Präpariernadel beseitigt.

Das Präparat kann von oben auf das Deckgläschen oder das Deckgläschen auf das Präparat gebracht werden.

Da Kanadabalsam etwa die gleiche Lichtbrechung wie Glas besitzt, muß vermieden werden, daß das Deckgläschen mit dem Balsam über der Diamantbeschriftung zu liegen kommt und die Schrift dadurch unleserlich wird.

Das Präparat kommt jetzt zum **Trocknen** bis zum nächsten Tag in den Brutschrank (etwa 60 °C für 18 bis 20 Stunden, mindestens 3 bis 4 Stunden). Der überschüssige Balsam wird am nächsten Tag, wenn sich das Deckgläschen nicht mehr verschiebt, nach Eintauchen des Präparats in Xylol mit einem Leineläppchen oder einem xylolgetränkten Pinsel entfernt.

Ungetrocknete Präparate sind nicht brauchbar, da sie schlecht gereinigt werden können und wegen Verrutschens des Deckgläschens eine genaue Markierung auffälliger Zellgruppen mittels Tusche (S. 50) nicht möglich ist.

Eine **Schnelltrocknung** kann auf einer Porzellanpfanne über einer elektrischen Kochplatte bei mittlerer Hitze vorgenommen werden. Dabei wird vorsichtig auf das Deckglas gedrückt, damit der überschüssige Balsam herausquillt. Sobald im Balsam Blasen erscheinen, werden die Objektträger aus der Wärme entfernt. Durch erneuten Druck werden alle Luftblasen entfernt. Nach Abkühlung bleibt das Deckglas, selbst in Xylol, unbeweglich. Die Färbungsqualität leidet bei diesem Verfahren nicht (R. GRAHAM u. a.).

Eindecksprays vereinfachen das Eindeckverfahren. Die Gebrauchsanweisung ist auf den Sprühdosen angegeben.

1. Ergebnis der Färbung nach PAPANICOLAOU

Zellkerne: schwarzbraun, graublau bis violett *(Tafel I bis XII)*
Kernkörperchen: leuchtend rot *(Tafel IX, Bild 18)*
Zytoplasma: eosinophile (früher: „azidophile") Zellen: rosa bis hellrot, orange bis gelblich *(Tafel I, Bild 1)*
zyanophile (früher: „basophile") Zellen: hellblau bis grünlich *(Tafel II, Bild 3)*
Erythrozyten: leuchtend rot *(Tafel III, Bild 6; Tafel VII, Bild 14)*
Leukozyten: blaßrot bis blaßblau mit dunkelblauen Kernen *(Tafel VIII, Bild 16)*
Schleim: blaßblaue bis rötliche Schlieren *(Tafel VI, Bild 12)*
Bakterien: grauer homogener Rasen *(Tafel IV, Bild 8)* oder graublaue Kokken und Stäbchen (DÖDERLEIN-Bazillen) *(Tafel IV, Bild 7)*
Trichomonaden: unansehnliche, unscharf begrenzte, graue bis rötliche ovale, leicht spindelförmige Gebilde *(Tafel IV, Bild 8)*

2. Schlechte Färbungsergebnisse

können folgende Ursachen haben:
1. Lufttrocknung vor der Fixierung (S. 26)
2. Ungeeignete Fixierungsflüssigkeit (S. 27)
3. Unsaubere, nicht entfettete Objektträger (S. 4)
4. Verunreinigte und falsch konzentrierte Spülalkohole (S. 37 bis 40)
5. Überalterte Farbstoffe (S. 37, 38)
6. Unzureichende Spülung
7. Trocknung während des Färbevorgangs
8. Zu kurze oder zu lange Färbezeiten (S. 37 ff.)
9. Ungenügende Entwässerung (S. 40)

3. Rehydrierung getrockneter Ausstriche

NIEBURGS[1] gibt ein Verfahren an, um bei sonst infolge Lufttrocknung vor der Fixierung unbrauchbar gewordenen Ausstrichen leidliche Färberesultate zu erhalten. Es beruht darauf, daß die *Oberflächenspannung* des Wassers durch besondere Substanzen *herabgesetzt* werden kann, so daß es leichter durch die Zellmembran wieder eindringen kann.

Herstellung der Rehydrierungsflüssigkeit:
1. 0,5 ml Polyoxyäthylen-Sorbitan-Monoaleat (erhältlich als Tween 80 oder Span) werden in 1000 ml erhitztem Aqua destillata gelöst.
2. Eine Mischung von 70 %igem Alkohol und Äther āā wird hergestellt.
3. Zu dieser Äther-Alkohol-Mischung werden 25 % der abgekühlten Polyoxyäthylen-Sorbitan-Monoaleat-Lösung in Aqua dest. hinzugegeben.

---

[1] NIEBURGS, H. E.: Cytologic Technics, Grune & Stratton, New York, London 1956

Methodik der Rehydrierung:

1. Vor der Färbung kommen die Abstriche 1 Minute lang in die Rehydrierungsflüssigkeit.
2. Vorsichtiges Spülen in einer 95 %-Alkohol-Äther-āā-Lösung.
3. 10 Minuten lang in 95 %-Alkohol-Äther-āā-Lösung einstellen.
4. Übliche Färbung wie bei rechtzeitig fixierten Ausstrichen.

Die **Färbezeiten** müssen etwas **reduziert** werden, da kleine Mengen der Rehydrierungsflüssigkeit mitgehen. NIEBURGS empfiehlt daher:

Hämatoxylin	$1^1/_2$ Minuten	($^3/_4$ Minute)
OG 6	1 Minute	($^3/_4$ Minute)
EA 36	1 Minute	($^3/_4$ Minute)

Getrocknete Vaginal- und Endozervikalausstriche sollen 5 Minuten in Rehydrierungsflüssigkeit eingestellt werden. Für sie gelten die nicht eingeklammerten Färbezeiten. Nichtfixierte andere Sekrete, Exsudate und Flüssigkeiten sollen 1 bis 5 Minuten in der Rehydrierungsflüssigkeit bleiben und kürzer gefärbt werden (eingeklammerte Zahlen).

Auch mit diesem Verfahren gelingt es nicht, die Brillanz des Zellbildes zu erreichen, wie sie mit *sofortiger Naßfixierung* erzielt wird.

4. Zellablösung und -verschleppung

Während des Färbungsvorgangs können sich *in sehr seltenen Fällen* Zellen einzeln oder im Verband vom Objektträger lösen und auf einen anderen Objektträger gelangen. Hieran ist besonders zu denken, wenn **innerhalb eines sonst völlig normalen Abstrichs abweichende Zellen** auftreten, die auf Grund ihrer Anfärbung, der mikroskopischen Ebene und ihrer Umgebung offenbar nicht zum ursprünglich entnommenen Abstrich gehören können. Weitere Kontrollabstriche dienen zur Klärung dieses seltenen Vorkommnisses.

Zur Vermeidung von Zellablösung und -verschleppung schlägt PAPANICOLAOU vor:

1. Jede Bewegung der Objektträger inner- oder außerhalb der Lösungen sollte langsam und vorsichtig erfolgen.
2. Alle benutzten Lösungen sollten häufig erneuert und die Behälter gründlich gesäubert werden.
3. Aufeinanderhäufen der Objektträger in den Färbegefäßen sollte vermieden werden.
4. Farblösungen sollten vor dem Wiedergebrauch gefiltert werden.
5. Färbungsgefäße, die auf Grund ihrer Größe und Tiefe freien Platz zwischen den Objektträgern erlauben, sind zu empfehlen.
6. Da sich häufiger von Exsudaten Zellmaterial ablöst, ist anzuraten, Exsudatausstriche in besonderen Gefäßen zu färben und die Lösungen häufiger zu erneuern.

Für den Einsender ist es wichtig, daß er die von ihm benutzte Fixierungsflüssigkeit *häufig filtriert,* zumindest dann, wenn darin kleine weißliche Partikel flottierend erkennbar werden.

C. Färbung nach SHORR[1]

Sie ist eine **Schnellfärbung,** die *schon nach 5 Minuten die Beurteilung hormonaler Zustandsbilder* erlaubt, wegen der mangelhaften Kerndarstellung aber **für die Krebsdiagnostik nicht geeignet** ist.

Technik:

1. Zytoplasmafärbung in Shorr-Lösung S III (1 bis 2 Minuten) (Herstellung s. S. 49)
2. Spülen in 70 %igem Alkohol (10 × eintauchen)
3. Spülen in 95 %igem Alkohol (10 × eintauchen)
4. Spülen in absolutem Alkohol (10 × eintauchen)
5. Spülen in Xylol (1/2 Minute)
6. Einbetten in Caedax, Eukitt oder Kanadabalsam

Ergebnis:

Kerne: rot

Zytoplasma: Oberflächenzellen leuchtend rot bis orange, alle anderen Zellen grünblau bis lila (jüngere Zellen tiefgrün, ältere blaßgrün)

Pundel und Dietsch[2] wenden *vor* der eigentlichen Shorr-Färbung eine Kernfärbung mit Harris-Hämatoxylin an und erzielen auf diese Weise Ausstriche, die *neben der hormonalen auch für die Krebsdiagnostik geeignet* sind:

1. 70 %iger Alkohol	(10 × eintauchen)
2. Aqua destillata	(10 × eintauchen)
3. Harris-Hämatoxylin	(1 bis 2 Minuten)
4. Leitungswasser	(vorsichtig spülen)
5. Lithiumkarbonatlösung (gesättigte Lösung, zur Hälfte mit Aqua dest. verdünnt)	(1/2 Minute)
6. Aqua destillata	(10 × eintauchen)
7. 70 %iger Alkohol	(10 × eintauchen)
8. 96 %iger Alkohol	(10 × eintauchen)
9. Shorr-Lösung S III	(4 bis 6 Minuten)
10. 96 %iger Alkohol	(10 × eintauchen)
11. Absoluter Alkohol	(10 × eintauchen)
12. Absoluter Alkohol	(10 × eintauchen, getrennte Küvette!)
13. Xylol	(1/2 Minute)
14. Einbetten in Caedax, Eukitt oder Kanadabalsam	

Ergebnis:

Kerne: pyknotische: tief violettrot
nicht pyknotische: blauviolett

Zytoplasma: Oberflächenzellen orangerot, alle anderen Zellen grün

Für die Krebsfährtensuche ist nach Pundel und anderen Autoren die Papanicolaou-Methode dennoch besser geeignet, da maligne Zellen deutlicher unter den übrigen Zellelementen auffallen.

---

[1] Shorr, E.: Science **91,** 321, 579 (1940).

[2] Pundel, J. P. u. H. Dietsch: Münch. med. Wschr. **18,** 941 (1952).

D. Technik für die chromosomale Geschlechtsdiagnose

1. Fixierung

Der Objektträger wird *sofort* in folgende Lösung getaucht:

Formalin (Analyse-Reagenz 37 %) .	20 Teile
95 %iger Alkohol	30 Teile
Eisessig	10 Teile
Aqua dest.	30 Teile

(Es handelt sich um eine modifizierte DAVIDSONsche Lösung. Die 10 Teile Glyzerin der Originallösung sind weggelassen.)

Obwohl die Objektträger nach 1/2 Stunde in DAVIDSONscher Lösung gut fixiert sind und dann gefärbt werden können, können sie 24–48 Stunden vor der Färbung in der Fixierungsflüssigkeit verbleiben. Diese Zeit hat sich für Routineverfahren bewährt. Die Objektträger werden schnell in destilliertem Wasser gespült und in folgender Weise gefärbt:

2. Färbung

a) nach ESKELUND

1. Färben (10 Minuten) in mindestens 2 Wochen alter Lösung von

Karbolfuchsin	75 ml
Eisessig	10 ml
Formaldehyd 40 %ig	10 ml

2. Differenzieren in absol. Alkohol (evtl. unter dem Mikroskop kontrollieren)
3. Aufhellen in Xylol (10 Minuten)
4. Einbetten in Caedax oder Eukitt

Zur Betrachtung wird ein *Grünfilter* empfohlen.
oder

b) modifizierte *Feulgen*-Reaktion

1. *Spülen* in kalter n HCl für 1 Minute
2. *Hydrolyse* in n HCl bei 50 °C für 20 Minuten
3. *Spülen* in kalter n HCl für 1 Minute
4. *Färben* in fuchsinschwefliger Säure (auf Zimmertemperatur erwärmt) für 15 Minuten
5. *Abtropfen* lassen und schnell in das erste von 3 geschlossenen Färbegefäßen mit der sauren Bleichlösung bringen. Den Objektträger in jedem 2 Minuten belassen.
6. *Spülen* in Leitungswasser 3 Minuten, dann in destilliertem Wasser 3 Minuten.
7. *Gegenfärben* in verdünnter wäßriger Lichtgrünlösung durch fünfmaliges schnelles Eintauchen der Objektträger in die Lösung
8. *Klären* in abgestuften Alkoholen und Xylol (2 × wechseln) und eindecken.

---

[1] ESKELUND, V.: Acta endocrinol. (Kbh.) **23**, 246 (1956).

3. Herstellung der benötigten Lösungen

1. *n HCl* — HCl, spez. Gew. 1.19 83,5 ml; Aqua dest. . . . . 916,5 ml

2. *Fuchsinschweflige Säure*

   0,5 g basisches Fuchsin durch Übergießen mit 100 ml kochendem Aqua dest. auflösen.

   Gründlich schütteln. Auf 50 °C abkühlen und filtrieren.

   100 ml n HCl und 1 g Kaliummetabisulfit ($K_2S_2O_5$) zum Filtrat hinzugeben. Schütteln, in einer chemisch sauberen Flasche dicht verschließen und 24 Stunden im Dunkeln aufbewahren.

   0,5 g neutrale aktive Tierkohle hinzugeben. 3 Minuten lang gut schütteln und durch grobes Filtrierpapier filtern. Das klare Filtrat wird im Kühlschrank aufbewahrt.

3. *Saure Bleichlösung*

Aqua dest.	200 ml
10 %ige wäßrige Kaliummetabisulfitlösung	10 ml
n HCl	10 ml

4. *Lichtgrün*

0,05 %ige wäßrige Lichtgrünlösung . . .	5 Teile
80 %iger Alkohol	95 Teile

Bei zarter Färbung des Zytoplasmas erscheinen die BARR-Körperchen (ebenso wie die übrige Kernchromatinsubstanz) leuchtend rot.

Bei Anwendung der PAPANICOLAOU-Färbung erscheinen sie dunkel (vgl. Bild 3, Tafel II). Beide Methoden erlauben somit die chromosomale Geschlechtsdiagnose aus dem Mundschleimhaut- und dem Vaginalausstrich. Die FEULGEN-Färbung mit Lichtgrün ist zu empfehlen, wenn *nur* die Geschlechtsdiagnose vorgenommen werden soll und andere Fragestellungen aus dem Abstrich nicht beantwortet zu werden brauchen.

(Für die Überlassung der Originalvorschrift danke ich Herrn Dr. Sheldon SEGAL, Rockefeller Institute, New York 21, York Avenue and 66th Street.)

E. Andere Färbungen

Die in der Hämatologie üblichen Färbungen versagen gewöhnlich für die gynäkologische Zytodiagnostik. Sie sind zwar für ein konstantes p_H-Milieu, wie es im Blut herrscht, brauchbar, nicht aber für das wechselnde p_H-Milieu des gynäkologischen Ausstrichs (PUNDEL). Außerdem eignen sich diese Verfahren nicht zur Hormondiagnostik. Sie geben nicht genügend Transparenz. Die Epithelzellen heben sich wegen zu starker Anfärbung des Schleims und der Leukozyten nicht ausreichend hervor.

1. **Färbung nach GIEMSA** (A. BABES[1])
2. **Färbung nach MAY-GRÜNWALD-GIEMSA mit Phosphatpuffer nach SÖRENSEN** (H. CRAMER u. D. STAMM[2])

---

[1] BABES, A.: Presse méd., Paris **36**, 451 (1928).

[2] CRAMER, H. u. D. STAMM: Geburtsh. u. Frauenhk. **10**, 676 (1950).

1. 2 Minuten May-Grünwald-Lösung, die mit gleichen Teilen Phosphatpuffer ($p_H = 6{,}1$) nach Sörensen angesetzt ist und auf die Objektträger, die in einer Glasschale liegen, gegossen wird
2. Abgießen und Spülen mit Pufferlösung
3. 15 Minuten Färbung mit 4 ml Giemsalösung ad 100,0 Pufferlösung
4. Spülen mit Pufferlösung und Lufttrocknung
5. Xylol
6. Eindecken mit Caedax

(Der Phosphatpuffer hält das p_H-Milieu konstant. Er wird aus 15 ml $^1/_3$ M Lösung Na_2HPO_4 + 85 ml $^1/_3$ M Lösung KH_2PO_4 hergestellt.)

3. **Färbung nach MAY-GRÜNWALD-GIEMSA für Exsudatausstriche**
(I. Zadek u. H. Karp[1]); (D. Merenyi[2])
4. **Färbung nach PAPPENHEIM-GIEMSA** (H. H. Retsch[3])
5. **Färbung mit 1 % Safranin und May-Grünwald-Lösung**
(C. Reis[4])
6. **Hämatoxylin-Eosin-Methylenblau-Färbung**
(E. G. Murray u. K. Herrnberger[5])
7. **Färbung mit 1 % Trypanblau**
(A. G. Fernandez u. S. F. Teare[6])
Für die Darstellung der Malignomzellkerne sind geeignet
8. **Nativfärbung mit Methylenblau** in physiologischer Kochsalzlösung 1 : 1
(W. Stemmer[7])
9. **Färbung mit Methylenblau nach Chromsäurebeizung** (K. H. Zinser, 1951)
Nach Alkoholfixierung
1. Färbung in Grüblers polychromem Methylenblau (5 Minuten)
2. Abspülen
3. Beizen in 2 %iger Chromsäure (2 bis 5 Minuten, evtl. länger)
4. 5 %ige Gerbsäure (kurzes Abspülen und Differenzieren)
5. Aqua destillata (Spülen)
6. Alkohol
7. Xylol
8. Kanadabalsam

Infolge Hämolyse werden Erythrozyten nur schwach gelblich gefärbt, so daß die anderen Bestandteile des Ausstrichs besser hervortreten. Wegen deutlicher Kerndarstellung kann das Verfahren auch zur Krebsdiagnostik benutzt werden. Sein Vorzug ist Schnelligkeit (K. H. Zinser, 1951).

10. **Färbung mit Hämatoxylin-Eosin**
(L. B. Woolner u. McDonald[8]; L. S. Dudgeon u. C. H. Wrigley[9,10])

---

[1] Zadek, I. u. H. Karp: Dtsch. med. Wschr. **58**, 1043 (1932).
[2] Merenyi, D.: Dtsch. med. Wschr. **74**, 45 (1949).
[3] Retsch, H. H.: Zschr. Geburtsh., Stuttgart **136**, 241 (1952).
[4] Reis, C.: Dtsch. med. Wschr. **75**, 218 (1950.)
[5] Murray, E. G. u. K. Herrnberger: Arch. Gynäk. **166**, 216 (1938); **167**, 167 (1938).
[6] Fernandez, A. G. u. S. F. Teare: Bol. Soc. chilena obstetr. ginec. **13**, 196 (1948).
[7] Stemmer, W.: Ars. Med. (Basel) **43**, 318 (1953).
[8] Woolner, L. B. u. McDonald: Amer. J. Clin. Path. **19**, 765 (1949).
[9] Dudgeon, L. S. u. C. H. Wrigley: J. Laryng. Otol., London **50**, 752 (1935).
[10] Dudgeon, L. S. u. C. H. Wrigley: St. Thom. Hosp. Rep. London, **1**, 51 (1946).

Keines der Verfahren erreicht für die Zwecke der gynäkologischen Zytodiagnostik die Originalmethode nach PAPANICOLAOU.

F. Herstellung der Farblösungen

Die fertigen Farblösungen werden am besten in Originalflaschen durch den Handel bezogen, z. B.

„Papanicolaous Lösung 1
Harris' Hämatoxylinlösung für die zytologische Krebs- und Cyclusdiagnostik"
500 ml, Art. 9253, E. Merck, Darmstadt

„Papanicolaous Lösung 2
Orange G-Lösung (OG 6)
für die zytologische Krebs- und Cyclusdiagnostik"
500 ml, Art. 6887, E. Merck, Darmstadt

„Papanicolaous Lösung 3 b
Polychromlösung EA 50
für die zytologische Krebs- und Cyclusdiagnostik"
500 ml, Art. 9272, E. Merck, Darmstadt

Sind die benötigten Lösungen nicht im Handel erhältlich, können sie nach folgenden Rezepten hergestellt werden:

1. Hämatoxylin HARRIS

Hämatoxylin	1,0 g	Aqua dest.	ad 200,0 ml
Alkohol, 95 %ig	10,0 ml	Gelbes Quecksilberoxyd	0,5 g
Aluminium-Ammoniumsulfat	20,0 g	Eisessig	8,0 ml

Das Hämatoxylin wird im Alkohol, das Aluminium-Ammoniumsulfat in Wasser unter Erhitzung aufgelöst. Beide Lösungen werden gemischt und so schnell wie möglich zum Kochen gebracht. Dann wird das Quecksilberoxyd hinzugegeben. Die Lösung wird dadurch tiefblau. Sobald der Farbumschlag erfolgt, wird das Gefäß mit der Lösung von der Flamme genommen und sofort in kaltem Wasser abgekühlt. Die abgekühlte Lösung ist gebrauchsfertig.

(PAPANICOLAOU empfiehlt, den Eisessig wegzulassen, da die Kerne besser differenziert würden.)

Zur Aufbewahrung wird die Lösung in eine dunkle Flasche filtriert. Zum Gebrauch wird sie mit dem gleichen Volumen Aqua dest. verdünnt. Um gleichmäßige Färbungsergebnisse zu erzielen, wird öfter etwas frische unverdünnte Stammlösung zu der im Gebrauch befindlichen Verdünnung hinzugegeben.

2. Orange G 6

Orange G (0,5 %ige Lösung in 95 %igem Alkohol) . . . . 100,0 ml
Phosphorwolframsäure . . . . 0,015 g

3. Polychromfarbgemisch EA 36

Lichtgrün S. F., gelblich (0,1 %ige Lösung in 95 %igem Alkohol) . . . 145,0 ml
Bismarckbraun (0,5 %ige Lösung in 95 %igem Alkohol) . . . . . . 10,0 ml
Eosin, gelblich, wasser- und alkohollöslich
(0,5 %ige Lösung in 95 %igem Alkohol) . . . . 45,0 ml

Phosphorwolframsäure	0,2 g
Lithiumkarbonat (gesättigte wäßrige Lösung)	1 Tropfen

Die Farben sind besser in Alkohol als in Wasser löslich. Man löst sie daher nicht direkt in Alkohol auf, sondern bereitet als Stammlösung gesättigte wäßrige Lösungen und gibt sie dem Alkohol zu.

4. SHORR-Lösung S III

Alkohol, 50 %ig	100,0 ml
Biebricher Scharlach, wasserlöslich	0,5 g
Orange G	0,25 g
Fast Green FCF	0,075 g
Phosphorwolframsäure	0,5 g
Phosphormolybdänsäure	0,5 g
Eisessig	1,0 ml

VII. METHODIK DER DURCHMUSTERUNG

Die gefärbten Objektträger kommen *uneingedeckt* mit ihren Begleitformularen zum Diagnostikplatz. Sie werden durch Ärzte oder medizinisch-technische Assistentinnen mit langjähriger Erfahrung vorgemustert. Die uneingedeckten Ausstriche können dadurch gut mikroskopiert werden, daß sie mit einem Tropfen *Immersionsöl* bedeckt die Färbung gut erkennen lassen. Ohne Immersionsöl ist ein uneingedeckter Ausstrich nicht zu beurteilen. Zuerst wird das Präparat mit der 10*er-Vergrößerung* sorgfältig durchgemustert. Der Anfänger begeht meist den Fehler, sogleich die starke Vergrößerung anzuwenden und sich daraufhin in meist belanglosen Einzelheiten zu verlieren, ohne den Zusammenhang zu erkennen.

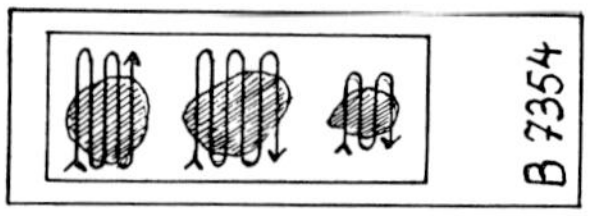

Abb. 29. Methodik der Durchmusterung des Präparates

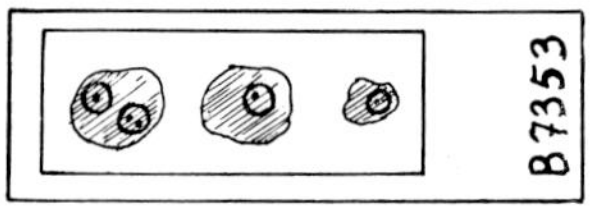

Abb. 30. Die Kennzeichnung der für die Diagnose wichtigsten Zellgruppen durch Tuschekreise und -punkte

Zytodiagnostik heißt nicht, eine Diagnose aus einer einzelnen Zelle stellen zu wollen, sondern aus dem Gesamtbild aller Zellen Rückschlüsse auf die Struktur des Epithels zu ziehen, von dem diese Zellen abgeschilfert worden sind.

Es empfiehlt sich, im Präparat immer den gleichen Weg einzuhalten, damit keine Stelle übersehen wird *(Abb. 29)*. Hierfür ist ein *Kreuztisch* nicht zu entbehren. Trifft der Untersucher auf Zellen, die ihm bei schwacher Vergrößerung vom Normalen abzuweichen scheinen, so nimmt er die 40*er-Optik*. Sie erlaubt die Aussage, ob es sich um Plattenepithelien, Drüsenzellen, Bindegewebsbestandteile, Blutelemente oder um Parasiten wie z. B. Trichomonaden handelt, sofern guterhaltene Zellen vorliegen, und ermöglicht die Unterscheidung: Normal oder atypisch. Für Zweifelsfälle wird die *Ölimmersion* herangezogen, die besonders für die Beurteilung der Kernstruktur geeignet ist. Nach Ölgebrauch wird der Objektträger kurz in Xylol getaucht, das greifnah in einer Küvette bereitsteht, auf Fließpapier abgetropft und mit einem sauberen Leinenläppchen getrocknet. Sind atypische Zellen gefunden worden, so wird nach weiteren derartigen Zellgruppen und anderen Abweichungen von der Norm gesucht. Der *normale Abstrich* aber wird uneingedeckt nach Katalogisierung (S. 139) in den Präparatschrank gebracht, wo er viele Jahre haltbar bleibt und *als Dokument aufbewahrt* wird.

Alle von der Norm abweichenden Abstriche (etwa 5 bis 20 % der Einsendungen) **werden dem verantwortlichen Arzt vorgelegt.** Zuvor werden sie *eingedeckt* (S. 40), wodurch die Transparenz und Brillanz des Zellbildes erhöht wird. Danach werden die Zellgruppen, die bei der Vormusterung aufgefallen sind, durch einen *Tuschekreis und Tuschepunkte* gekennzeichnet *(Abb. 30).*

Der Tuschekreis markiert das ganze auffällige Gebiet. Er wird mit spitzer Feder *bei Aufsicht* um den Lichtkegel gezogen, der sich mit dem 10er-Objektiv dann abzeichnet, wenn der verdächtige Bezirk in die Mitte des Gesichtsfeldes gerückt worden ist. Bei *Okularsicht* werden durch einen Tuschepunkt besonders charakteristische Einzelzellen oder Zellgruppen innerhalb des Kreises gekennzeichnet. Die verdächtige Stelle soll stets unterhalb des Punktes liegen. Besonders auffällige Stellen werden entweder mit einem schwarzen Viereck oder einem roten Ring markiert. Für Ringe und Punkte muß Tusche genommen werden, da Fettstift sich in Alkohol und Xylol löst und mit dem Finger verwischt werden kann. Wenn die Tusche auf dem Deckgläschen nicht haftet, wird das Glas mit Äther abgerieben.

Schon vorhandene Präparate des gleichen Falles werden herausgesucht und in einer Präparatmappe bereitgelegt, damit sie zu Vergleichszwecken zur Verfügung stehen können.

Nach diesen Vorbereitungen wird das atypische Präparat dem verantwortlichen Arzt vorgelegt.

Die hormonale Auswertung von Ausstrichen nimmt ein mit den Grundlagen der gynäkologischen Endokrinologie vertrauter zytologisch ausgebildeter Arzt vor.

Die **Tagesleistung** einer geschulten medizinisch-technischen Assistentin besteht in Färbung, Durchmusterung und Katalogisierung von maximal 20 bis 30 Objektträgern mit je 3 Entnahmearten (Scheidengewölbe, Portiooberfläche und Endozervix). Diese Arbeiten werden oft aufgeteilt. Da aber die *Aufmerksamkeit nach zwei- bis dreistündigem Mikroskopieren nachläßt* und bei Ermüdung Fehlbeurteilungen unvermeidlich werden, halten wir es für eine gute Abwechslung, wenn nicht nur mikroskopiert oder nur gefärbt oder nur geschrieben wird, sondern wenn alle Arbeitsgänge im Laufe des Tages von der gleichen Assistentin vorgenommen werden. In *sehr großen Laboratorien* werden andere Regelungen erforderlich sein, u. a. auch **Durchlauf von positiven Abstrichen zur Kontrolle ohne Wissen der zu überprüfenden Person** oder **stichprobenartige Überprüfung** bereits vorgemusterter Abstriche durch erfahrenere Untersucher.

Die Zuverlässigkeit eines zytologischen Laboratoriums hängt nicht zuletzt von der Gewissenhaftigkeit und der Erfahrung der mit der Vormusterung beauftragten Personen ab. Falsch negative Präparate, bei denen trotz Vorliegens einer bösartigen Geschwulst die Diagnose „unverdächtig" gestellt wird, können verhängnisvolle Folgen für das Schicksal der betroffenen Patientin haben.

Versuche, *wenigstens die Vormusterung* über selbsttätig registrierende Apparate laufen zu lassen **(automatisches Vor-Screening)** sind im Gange (z. B. mittels Durchfluß-Zytophotometrie).

VIII. DIAGNOSTIK

A. Die normalen Bestandteile

Im **normalen** Ausstrich finden sich in wechselnder Menge normale

1. Epithelzellen
2. Nichtepitheliale Bestandteile:
   a) Blutbestandteile
   b) Schleimsubstanzen
   c) Bindegewebsbestandteile
   d) Sonstige gelegentliche Bestandteile

Im **verdächtigen** Ausstrich treten außerdem Zellen mit Abweichungen von der normalen Kernstruktur auf, die im **positiven** Ausstrich ein derartiges Ausmaß angenommen haben, daß hieraus auf die Herkunft von einer bösartigen Veränderung geschlossen werden muß.

Voraussetzung für die Diagnostik bösartiger Veränderungen ist daher die Kenntnis der Bestandteile des normalen Ausstrichs.

1. Epithelzellen

Epithelzellen sind die für die Zytodiagnostik wichtigsten Bestandteile des Ausstrichs. Die Malignitätsdiagnose erfolgt ausschließlich nach der Beurteilung von Kern und Zytoplasma der Epithelzellen*.

Zur zytohormonalen Diagnose werden auch andere Bestandteile mit herangezogen: Unter steigendem Östrogeneinfluß nimmt z. B. die Zahl der Leukozyten und Bakterien im Vaginalabstrich ab.

2 Arten Epithelien kommen in den gynäkologischen Abstrichen vor:

a) Plattenepithelien
b) Zylinderepithelien

Sie können stammen:

1. von den Labien und aus dem Vestibulum: *Plattenepithelien*
2. von den Vaginalwänden: *Plattenepithelien,*
   die je nach der hormonal bedingten Aufbauhöhe des Epithels aus der Parabasal-, Intermediär- oder Oberflächenzellschicht stammen
3. von der Portiooberfläche: *Plattenepithelien,*
   bei Ektropium zusätzlich: Zylinderepithelien („Endozervixzellen")

---

* Ausnahme: Die Diagnose eines Sarkoms erfolgt nach der Beurteilung der Kernstruktur von *Stroma*zellen.

4. aus dem Zervixkanal: *Zylinderepithelien* („Endozervixzellen), evtl. auch junge Plattenepithelien („Metaplasiezellen")
5. aus der Gebärmutterhöhle: *Zylinderepithelien und Stromazellen* („Endometriumzellen")
6. sehr selten: aus der Tube: *Zylinderepithelien*

a) Plattenepithelien

Je nach der Aufbauhöhe des Epithels finden sich *(Abb. 31)*

a) Zellen der tiefen Schicht: Basal- und Parabasalzellen
b) Zellen der mittleren Schicht: Intermediärzellen
c) Zellen der Oberflächenschicht: Oberflächenzellen.

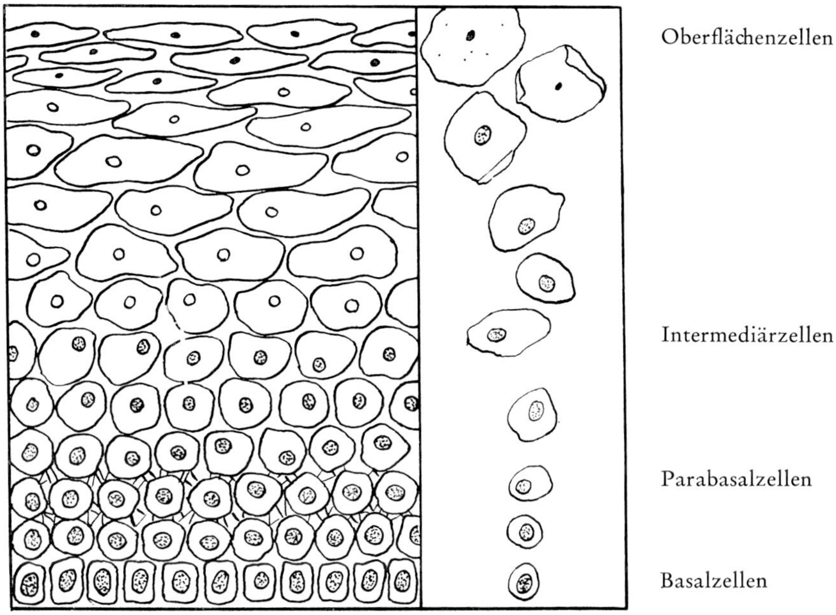

Abb. 31. Aufbau des normalen Vaginalepithels mit den dazugehörigen abgeschilferten Zellen (Schema)

α) **Basal- und Parabasalzellen**
haben einen Saum *zyanophilen* Zytoplasmas, der etwa 1- bis 3mal so breit wie der Durchmesser des *transparenten, bläschenförmigen* Kerns ist *(Abb. 32, Tafel II, Bild 4).*

Basalzellen stammen aus der untersten Zellage des Vaginalepithels (Stratum germinativum). Da sie fest auf der Basalmembran haften, werden sie unter physiologischen Umständen nicht abgeschilfert und erscheinen im Ausstrich nur, wenn bei der Zellentnahme *gekratzt* worden ist, wenn durch *Verletzungen* die Basalschicht freiliegt, bei Plattenepithelmetaplasie oder wenn eine *echte Erosion* von einer Lage junger Plattenepithelien wieder überhäutet wird.

Parabasalzellen sind dagegen unter bestimmten Zellbildern häufiger im Abstrich zu finden. Ihr Kern weist gegenüber dem der Basalzellen keinen auffälligen Unterschied auf, ihr Zytoplasma aber ist vielgestaltiger, größer und etwas schwächer blau (zyanophil) angefärbt. Das Kern-Zytoplasma-Verhältnis variiert zwischen 1 : 3 und 1 : 6.

Das Zytoplasma

der Basal- und Parabasalzellen ist deutlich begrenzt. Je mehr es an Menge zunimmt, desto heller fällt seine zyanophile Anfärbung aus. Bei Degeneration finden sich Vakuolen und zuweilen ein Farbumschlag zu rot, wie er sonst erst bei Oberflächenzellen gesehen wird (**Pseudo-Eosinophilie,** *Tafel II, Bild 4*).

Infolge **degenerativer Autolyse** kann sich das Zytoplasma auflösen, so daß schließlich nur die freien Kerne übrigbleiben *(Abb. 33).* Wenn sie zusammenbacken, kann ein synzytiumähnliches Bild entstehen: **Atrophische Zellkohäsion.** Vor der Fehldiagnose eines Tumors schützt die Beachtung der *Uniformität* des ganzen Bildes und besonders der („gutartigen") Kernstruktur.

Perinukleäre Vakuolen finden sich bei Infektionen (Kokken, Trichomonaden) und nach Radium- oder Röntgenbestrahlung.

Abweichende Zytoplasmaformen finden sich bei Plattenepithelmetaplasie und dann, wenn bei *Erosionsheilung* junges Plattenepithel in einer oder zunächst nur wenigen Schichten vorwächst. Charakteristisch sind

1. *perlschnurartig* angeordnete Parabasalzellen,
   die zuweilen zusammenhängen *(Abb. 34).*
2. *Spinnenzellen,*
   an denen noch manchmal die Wurzelfüßchen erkannt werden können *(Abb. 35).*
3. *Pseudospindelzellen,*
   die sich von den spindelförmigen Zellen höherdifferenzierter Plattenepithelkarzinome durch ihre gleichmäßige („gutartige") Kernstruktur unterscheiden *(Abb. 35).*

Zum Unterschied von bösartigen Veränderungen ist das ganze Zellbild gleichmäßig, und die Kerne zeigen weitgehende Übereinstimmung an Größe, Form und feingranuliertem Chromatin.

Der Kern

der Basal- und Parabasalzellen ist rund oder oval. Er ist deutlich gegen das Zytoplasma durch eine gleichmäßig gerundete *Kernmembran* abgegrenzt, während der Kern von Tumorzellen häufig eine entrundete, gezähnte oder „narbige" Membran zeigt *(Abb. 36).* Das *Chromatin* ist gleichmäßig granuliert. Bei Entzündung kann es leicht vermehrt und mit z. T. gröberen Klümpchen auftreten („aktiver Kern", R. Graham). Nahe der Kernmembran kann das *Geschlechtschromatin* (Barr-Körperchen)[1] als kleines, dichtes Klümpchen erkannt werden *(Abb. 37 und Bild 3, Tafel II).* Die *Kernkörperchen* (Nukleolen) färben sich eosinophil und können daher von den zyanophil (durch Hämatoxylin) dunkel gefärbten Chromatinklümpchen einschließlich des Geschlechtschromatins unterschieden werden. Die Kerne sind gleichmäßig groß. Ihr *Durchmesser*

[1] Barr, M. L.: The Sex Chromosomes of Man. American Journal of Obstetrics and Gynecology **93,** 608–616 (1965).

beträgt 9 bis 11 μ. Durch Lufttrocknung kommt es zur Kernschwellung, durch Degeneration zur Kernschrumpfung, zur Kernverklumpung **(Pyknose)** oder zum Kernzerfall **(Karyorrhexis)*** *(Abb. 38)*.

Vorkommen der Parabasalzellen

Reiner Parabasalzellenausstrich:

physiologisch:
a) *Säugling* ab 10. bis 17. Lebenstag
b) *Kindesalter* bis zum Beginn der Pubertät
c) *Post-Partum-Periode* (nach Ausschwemmung der Plazentarhormone, jedoch noch vor Wiedereinsetzen der Östrogenbildung durch die Ovarien)
d) *Menopause*

pathologisch: *primäre Amenorrhoe* (besonders bei Gonadendysgenesie (TURNER-Syndrom)
sekundäre Amenorrhoe (wenn Östrogen- und Androgenbildung völlig ausfallen)

Beimengungen von Parabasalzellen
zu Zellen mittlerer und Oberflächenschichten:

physiologisch:
a) *Übergang der Neugeborenen- zur Säuglingszeit* (nach Ausschwemmung der Plazentarhormone aus dem kindlichen Organismus)
b) *Beginn der Pubertät* (Ausschüttung von Östrogenen und Androgenen aus Ovar und Nebennierenrinde)
c) *Postmenstruum* (bei noch niedriger Östrogenproduktion des nächsten heranreifenden Follikels)
d) *Post-Partum-Periode* (während Ausschwemmung der Plazentarhormone bei noch ruhendem Ovar und später bei Wiedereinsetzen der Östrogenbildung des Ovars)
e) *Menopause* (bei nachlassender Östrogen- und Androgenbildung)

pathologisch: Plattenepithelmetaplasie, *Portioerosion* und *Kolpitis* (nach entzündlicher Abstoßung der mittleren und oberen Zellagen und bei Wiedereinsetzen der Epithelialisierung)

experimentell: bei Einwirkung niedrig dosierter Östrogene, Androgene und Gestagene auf atrophisches Vaginalepithel

Zusammenfassung

Definition: Parabasalzellen sind kleine runde oder ovale Zellen mit fein granuliertem, etwa 9 bis 11 μ breitem, rundem bis ovalem Kern, deren Zytoplasma etwa 1 bis 2mal so breit wie der

* Anm.: **Pyknose** = Schrumpfung des Kerns zu einer strukturlosen, verdichteten Chromatinmasse. Sie kann physiologisch sein (in der Oberflächenzelle) oder durch pathologische Einflüsse hervorgerufen sein (Atrophie, Entzündung). Voraussetzung für die Diagnose eines pyknotischen Kerns: 1. Kerndurchmesser unter 6 μ, 2. hellrotes Aufleuchten bei Betrachtung mit Phasenkontrast (S. 151 und Bild 2, Tafel I).

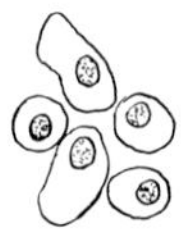

Abb. 32. Parabasalzellen

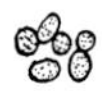

Abb. 33. Degenerative Autolyse

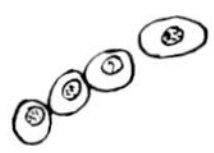

Abb. 34. Perlschnurartig angeordnete Parabasalzellen bei Erosionsheilung oder Plattenepithelmetaplasie

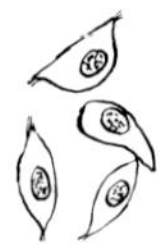

Abb. 35. Spinnenzelle mit Wurzelfüßchen und Pseudo-Spindelzellen bei Erosionsheilung

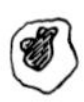

Abb. 36. Tumorzelle

Abb. 37. Parabasalzelle: Kern mit Geschlechtschromatin (BARR-Körperchen)

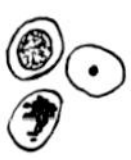

Abb. 38. Degeneration: Kernschwellung, Kernschrumpfung, Kernzerfall

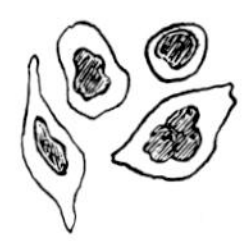

Abb. 39. Tumorzellen

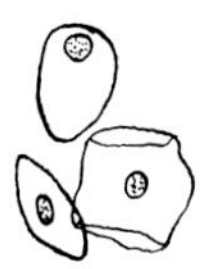

Abb. 40. Intermediärzellen

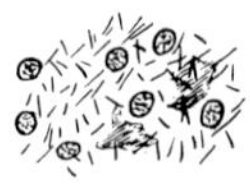

Abb. 41. Bakterielle Zytolyse (durch DÖDERLEIN-Stäbchen)

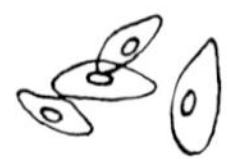

Abb. 42. Navikularzellen

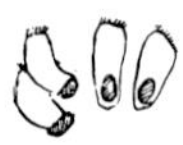

Abb. 43. Endozervixzellen: Zilienbesatz

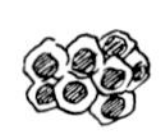

Abb. 44. Endozervixzellen: Honigwabenmuster

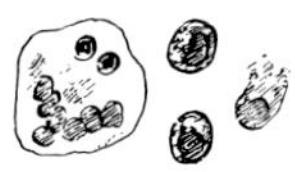

Abb. 45. Histiozyten: kleine Formen und mehrkernige Riesenzelle mit Phagozytose

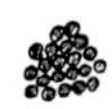

Abb. 46. Endometriumzellen (zum Größenvergleich)

Abb. 47. Leukozyten: Degenerationsformen

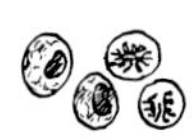

Abb. 48. Histiozyten, z. T. mit Mitose

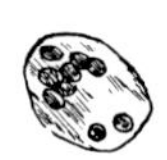

Abb. 49. Mehrkernige histiozytäre Riesenzelle mit Phagozytose

Kerndurchmesser ist (bis 25 μ) und sich normalerweise zyanophil färbt.

Differentialdiagnose:

Tumorzellen: zeigen *Kern- und Zytoplasmapolymorphie.* Sie lassen die Gleichmäßigkeit eines Parabasalzellenausstrichs vermissen *(Abb. 39; Tafel VII, Bild 14, Tafel VIII, Bild 15, 16, Tafel IX, Bild 17).* Tumorzellen bleiben auch nach Östrogengabe unverändert, sind also *„hormontaub“ (Abb. 134),* während Parabasalzellen danach verschwinden und durch Intermediär- und Oberflächenzellen ersetzt werden.

Histiozyten: zeigen ein *schaumiges Zytoplasma* mit undeutlicher, „zerfließender“ Begrenzung und besitzen zuweilen *nierenförmige Kerne (Tafel III, Bild 6).* Histiozyten verschwinden nach entzündungswidriger Behandlung, Basal- und Parabasalzellen nach Östrogengabe. Tumorzellen bleiben nach beiden Proben unverändert.

Lymphozyten: sind bedeutend *kleiner*

Drüsenzellen: haben einen exzentrisch gelegenen, oft ungleichmäßig granulierten Kern und gewöhnlich *unscharfe Zellgrenzen.*

Diagnostische Bedeutung:

Parabasalzellen zeigen an

a) entweder Epithelregeneration bzw. Plattenepithelmetaplasie *(Tafel VI, Bild 11)*
b) oder Entzündung (nach Abstoßung der mittleren und oberen Zellagen)
c) oder Östrogenmangel (so daß das Epithel nicht mehr ausreichend zum Dickenwachstum stimuliert wird) *(Tafel II, Bild 4)*

β) **Intermediärzellen** *(Tafel II, Bild 3, Abb. 40)*

zeigen weitgehend die *gleichen Kerneigenschaften* (Form, Größe, Chromatinstruktur) wie die Parabasalzellen. Der *Unterschied* beruht:

1. in der *Vergrößerung* des Zelleibs (über 25 μ), der polyedrisch wird, so daß das Kern-Zytoplasma-Verhältnis weniger als 1 : 6 ist
2. in der *Differenzierung* des Zytoplasmas
   Diese ist zu erkennen:
   a) an der *helleren Blauanfärbung* des Zytoplasmas (Zyanophilie) mit gelegentlicher Eosinophilie
   b) am positiven Ausfall der *Glykogenreaktionen* (Best-Carmin, Perjodsäure-Schiff-Reaktion: rote Granula oder homogene Rotfärbung)
   c) an der Fähigkeit, von Döderlein-Bazillen derart aufgelöst (= zytolysiert) zu werden, daß häufig nur noch die freien, unverändert aussehenden Kerne zurückbleiben *(Abb. 41 und Tafel IV, Bild 7).* Im Gegensatz zur *degenerativen Autolyse der Parabasalzellen* wird diese **bakterielle Zytolyse** nicht durch Östrogengabe, sondern durch Antibiotikumeinlage innerhalb eines Tages aufgehoben.

In die Gruppe der Intermediärzellen werden also die Zellen eingereiht, die auf Grund ihrer Zytoplasmaeigenschaften *nicht mehr* zur Gruppe der Parabasalzellen und wegen ihres noch nicht pyknotischen Kerns *noch nicht* zur Gruppe der Oberflächenzellen gehören.

Besondere Formen finden sich in der Schwangerschaft: **Navikularzellen** („Schiffchenzellen") zeigen einen oft eher stiftförmigen als runden oder ovalen meist exzentrisch liegenden Kern und eine längliche, „kahnförmige" Form des peripher besonders dichten Zytoplasmas *(Abb. 42)*. Sie sind reich an Glykogen und werden oft von DÖDERLEIN-Bazillen zytolysiert. Ähnliche Zellen, nur ohne Zytolyse, finden sich beim neugeborenen Mädchen.

Vorkommen der Intermediärzellen

Reiner Intermediärzellenausstrich (evtl. mit Zytolyse):

physiologisch:	a) *Schwangerschaft* (häufig mit Zytolyse)
	b) *Neugeborenes* (ohne Zytolyse)
	c) *Menopause:* „adrenogene Proliferation" mit oder ohne Zytolyse
pathologisch:	a) *sekundäre* (seltener primäre) *Amenorrhoe*
	b) *Kastrationsfolge* (dabei seltener Atrophie)
experimentell:	nach Androgen- oder Gestagenzufuhr bei zuvor atrophischem Vaginalepithel

Beimengung von Intermediärzellen zu Parabasal- und Oberflächenzellen:

physiologisch:	a) *Präpubertät*
	b) *Postmenstruum*
	c) *Follikelphase* des Zyklus (zunehmend von Oberflächenzellen ersetzt)
	d) *Lutealphase* des Zyklus
	e) *Post-Partum-Periode*
	f) *Menopause*
pathologisch:	*Östrogenmangel*
experimentell:	an- und abklingende *Östrogenwirkung*

Zusammenfassung

Definition	Intermediärzellen sind polyedrische Zellen von über 25 μ Durchmesser mit glykogenhaltigem, zyanophil gefärbtem Zytoplasma, das leicht von DÖDERLEIN-Bazillen zytolysiert wird, und *bläschenförmigem, noch nicht pyknotischem Kern* mit gleichmäßig verteiltem, fein granuliertem Chromatin.

Differentialdiagnose:

Parabasalzellen:	schmalerer Saum noch nicht glykogenhaltigen Zytoplasmas, Durchmesser unter 25 μ, keine bakterielle Zytolyse durch DÖDERLEIN-Bazillen, sondern degenerative Autolyse.
Oberflächenzellen:	*pyknotische Kerne* (unter 6 μ), eosinophiles Zytoplasma.

Ausschlaggebend für die Unterscheidung von der Intermediärzelle ist jedoch nur die *Kernpyknose,* nicht der Farbumschlag des Zytoplasmas.

Diagnostische Bedeutung:

Intermediärzellen zeigen an

a) entweder ausschließliche Einwirkung von Androgenen oder Gestagenen
b) oder gleichzeitige Einwirkung von Östrogenen mit Androgenen oder Gestagenen.
(c) schwache Östrogenwirkung)

γ) **Oberflächenzellen** *Tafel I, Bild 1)*
sind große Zellen mit polyedrischem, scharfrandigem Zytoplasma, das zartblau (zyanophil) gefärbt ist und bei den reiferen Formen einen Farbumschlag zu rötlich (eosinophil) zeigt. Bei pathologischen Verhornungsprozessen kann diese rötliche Farbe einen Orangeton annehmen (orangeophile Zellen, oft mit Kernverlust: *kernlose Schollen*). Zum Unterschied von Intermediärzellen besitzen Oberflächenzellen einen **pyknotischen Kern,** d. h. einen verdichteten, geschrumpften Kern von unter 6 μ Durchmesser, der bei Phasenkontrastbetrachtung hellrot aufleuchtet. Unter Östrogeneinfluß können dunkle Plasmagranula in Vielzahl auftreten *(Tafel I, Bild 1, 2).*

Vorkommen der Oberflächenzellen

Reiner Oberflächenzellausstrich:

physiologisch:	späte (präovulatorische) Follikelphase
pathologisch:	östrogenbildender Tumor bei Kindern und Greisinnen
experimentell:	nach Zufuhr hoher Östrogendosen bei Vaginalepithel beliebiger Proliferationshöhe

Beimengung von Oberflächenzellen:

physiologisch:	a) beginnende Ovarialfunktion
	b) Zyklusphasen (S. 78)
	c) Nachlassende Ovarialfunktion
pathologisch:	a) unterschwelliger Zyklus
	b) hormonal gestörte Schwangerschaft (S. 86)
	c) leichte Ovarialinsuffizienz (mit schwacher Östrogenbildung)
experimentell:	bei an- und abklingender Östrogenwirkung

Zusammenfassung

Definition:	Oberflächenzellen sind große, polyedrische, scharf begrenzte Zellen mit zyanophilem, meist aber eosinophilem Zytoplasma und **pyknotischem Kern.**

Differentialdiagnose:

Intermediärzellen:	haben einen **vesikulären** oder erst präpyknotischen Kern über 6 μ Durchmesser. Intermediärzellen können von DÖDERLEIN-Bazillen zytolysiert werden, Oberflächenzellen sind gegen bakterielle Zytolyse refraktär.

Diagnostische Bedeutung:

Oberflächenzellen sprechen dafür, daß das Vaginalepithel unter dem Einfluß östrogenen Hormons steht. Der Karyopyknoseindex (S. 75) ist ein feiner Indikator für das Vorkommen von Östrogenen im weiblichen Organismus. **Kernlose Schollen** mit orangeophilem Zytoplasma sprechen für pathologische Verhornungsvorgänge (Leukoplakie oder echte Verhornung bei Uterusprolaps).

b) Drüsenepithelien

sind seltene Bestandteile des Zellausstrichs. Es finden sich:

α) Endozervixzellen

β) Endometriumzellen

Ihre Erkennung ist oft schwierig, da das Zytoplasma von Drüsenzellen besonders zu Degeneration neigt und die übrigbleibenden freien Kerne schwer zu identifizieren sind. Da sie wie die Kerne aller sekretorisch tätigen Organe besonders chromatinreich („aktiv") sind, können sie in unklaren Fällen mit Tumorzellen verwechselt werden.

> Es empfiehlt sich daher stets, nach *Verbänden* entsprechender Zellen im gleichen Ausstrich zu suchen, da die Identifizierung der Einzeldrüsenzelle zuweilen unmöglich, im Verband liegender Drüsenzellen aber oft leicht ist. *Aus einer Einzelzelle sollte keine Diagnose gestellt werden!*

α) **Endozervixzellen** *(Abb. 43, 44, 96, Tafel III, Bild 5)*

kommen einzeln oder im Verband im Ausstrich vor und sind meist eineinhalb bis zweimal größer als eine Endometriumzelle. Die Einzelzelle ist dann leicht zu identifizieren, wenn ihr *Zytoplasma* gut erhalten ist. Der Zelleib hat eine längliche, oft spindelige Form und ist nicht so scharf begrenzt wie bei der Plattenepithelzelle. Bei guterhaltenen Zellen kann ein *Ziliensaum (Abb. 43)* erkennbar sein, zuweilen auch unterhalb der Zelloberfläche eine Reihe kleiner schwarzer Knötchen, an denen die Zilien ansetzen (Bewegungszentren). Das Zytoplasma ist fein granuliert, kann einzelne Vakuolen enthalten oder diffus vakuolisiert sein. Es kann alle Stadien degenerativen Zerfalls zeigen, bis schließlich nur noch der Kern übrigbleibt. Wird ein guterhaltener Zellverband von der Basis oder der Oberfläche her gesehen, so erkennt man ein *Honigwabenmuster (Abb. 44, 96),* wobei die einzelnen Waben von den Zelleibern gebildet werden und in der Mitte je einen Kern enthalten. In von der Seite gesehenen Zellen ist oft der Zelleib durch den Kern aufgetrieben (zentral oder vorwiegend exzentrisch). Von der Basis gesehen erscheint die Endozervixzelle polygonal. Der *Kern* ist rund oder oval, etwa um die Hälfte größer als ein Endometriumzellkern, und gleichmäßig von einer feinen, deutlichen Kernmembran begrenzt. Er enthält gewöhnlich zwei oder drei Chromozentren und gelegentlich einen kleinen Nukleolus. Während der Ovulationszeit kann aus einem Kernpol Kernmaterial austreten. Zwei-, selten mehrkernige Zellen kommen vor. Zwischen den einzelnen Kernen finden sich Größenunterschiede, während die Form weitgehend einheitlich ist. Oft sind die Kerne übereinandergelagert, was bei Epithelzellen seltener vorkommt. Das Zytoplasma kann amphophil oder eosinophil sein. (Es färbt sich nicht mit der Best-Carmin-, aber mit der Perjodsäure-SCHIFF-Reaktion, selbst nach Diastasevorbehandlung, rot an. Es enthält also kein Glykogen, sondern Mukopolysaccharide.)

Vorkommen der Endozervixzellen

physiologisch: in Endozervixausstrichen, vereinzelt in Ektozervix- und Fornix-vaginae-Ausstrichen

pathologisch: bei Ektropium der Zervixschleimhaut (Ektopie, Pseudoerosion) und Erosionsheilung (oft zusammen mit jungen Plattenepithelien, S. 53).

Zusammenfassung

Definition: Zellen mit meist exzentrisch gelegenem rundem bis ovalem Kern, der oft erhebliche Größenunterschiede aufweist und infolge Zytoplasmadegeneration oft frei im Ausstrich vorkommt. Das Chromatin ist meist im Vergleich zum Plattenepithelkern vermehrt und ungleichmäßiger granuliert („aktiver Kern"). Das Zytoplasma hat zylindrische oder spindelige Form und bietet bei Ansicht von der Ober- und Unterfläche das Bild eines Honigwabenmusters.

Differentialdiagnose:

Plattenepithelien: unterscheiden sich durch ihre charakteristische Zellform. Das Zytoplasma ist im allgemeinen gut erhalten (Ausnahme: degenerative Autolyse bei Atrophie und bakterielle Zytolyse bei mittelhohem Aufbau und DÖDERLEIN-Flora). Plattenepithelkerne variieren kaum an Größe. Sie liegen nebeneinander, Drüsenepithelkerne gern übereinander. Plattenepithelkerne haben ein gleichmäßigeres Chromatinmuster, während Drüsenepithelkerne oft gröbere Chromatinverklumpungen zeigen. Plattenepithelkerne liegen mit Ausnahme junger Intermediärzellen in der Zellmitte, Drüsenepithelkerne gern *exzentrisch.* Der Zelleib läßt die Herkunft vom Platten- oder Drüsenepithel gewöhnlich leicht erkennen.

Histiozyten: haben ein schaumiges, unscharf begrenztes Zytoplasma. Dieses ist breiter als das oft schmalsaumige der Endozervixzellen. Vielkernige Riesenhistiozyten zeigen keine Zellgrenzen innerhalb des Zelleibs *(Abb. 45),* während bei Endozervixzellgruppen die einzelnen Zellgrenzen, oft sogar als deutliches Honigwabenmuster zu erkennen sind.

Tumorzellen: Während die Kerne der Endozervixzellen nur Größenunterschiede bei gleichförmiger Kernform zeigen, variieren Tumorzellen an Größe *und* Form und zeigen an Stelle eines relativ gleichmäßig granulierten Chromatins unregelmäßige Kernfarbstoffverklumpung, Kernentrundung und monströse Formen.

Endometriumzellen: sind um 50 bis 100 % kleiner als Endozervixzellen und haben einen um rund 50 % kleineren Kern. Sie zeigen nur sehr selten Flimmerbesatz.

Diagnostische Bedeutung:

Endozervixzellen sind bei vereinzeltem Auftreten normale, wenn auch seltene Bestandteile des Ausstrichs. Bei vermehrtem Auftreten liegt oft ein Ektropium (Pseudoerosion, Erosionsheilung mit ektopischen Inseln) vor. Endozervixzellkerne werden von Anfängern gelegentlich mit Tumorzellkernen verwechselt.

Endozervikale Reservezellen werden gelegentlich im histologischen Schnitt als subzylindrische Zellage unterhalb der endozervikalen Zylinderzellen beobachtet. Ihnen sollen im Abstrich kleine ovale oder polygonale Zellen mit unscharfen Zellgrenzen, schmalem, zyanophilem, fein vakuolisiertem Zytoplasma und zentral gelegenen runden oder ovalen Kernen entsprechen. Die Kerne können auch nierenförmig mit Längsfurche oder Faltung sein. Das fein granulierte Chromatin enthält zahlreiche Chromozentren. Die endozervikalen Reservezellen kommen (bei Reservezell-Hyperplasie) meist in Gruppen vor. Bei einzelnem Auftreten ist ihre Unterscheidung von kleinen Histiozyten oder Endometrium-Stromazellen nicht verläßlich möglich.

β) **Endometriumzellen***

kommen einzeln oder im Verband in Vaginal- und Endozervikalausstrichen vor (besonders im Postmenstruum und während der Menstruation). Sie sind etwa so *klein wie Lymphozyten* und unterscheiden sich damit von Plattenepithel- und Endozervixzellen *(Abb. 46)*. Ihr Zytoplasma neigt zu *Degeneration*, so daß guterhaltene Zellen im Vaginalausstrich kaum vorkommen, eher jedoch im Endozervix- und besonders gut im Endometriumausstrich nach Aspiration aus der Uterushöhle zu finden sind. Das charakteristische Kennzeichen eines normalen Endometriumzellverbandes ist die *Uniformität* des Bildes. Die runden bis ovalen Kerne sind etwa so groß wie die der Intermediärzellen und zeigen nur geringe Variationen an Form und Größe. Ihr Chromatin ist fein und gleichmäßig granuliert, wobei Vorkommen einzelner Chromatinklümpchen normal ist. Die Kerne neigen im Gegensatz zu denen des Plattenepithels, aber ähnlich denen des Zylinderepithels der Zervix, zur Übereinanderlagerung. Endometriumzellen zeigen oft Vakuolisierung und Phagozytose (fließender Übergang von Stromazellen zu Histiozyten, PAPANICOLAOU).
Man unterscheidet:

A. Endometrium-*Epithelzellen*
   1. Sekretorische (zilienfreie) Zellen
   2. Flimmerepithelien
   3. die dazwischengeschalteten Zellen

* Symposium on Endometrial Cytology. Acta Cytol. **2**, 481 (1958).

B. Endometrium-*Stromazellen*

1. aus der Spongiosa:
   klein, rundlich, gelegentlich unregelmäßig begrenzt, unterschiedlich groß (besonders bei Phagozytose), mit zyanophilem, fein vakuolisiertem Zytoplasma
2. aus der Compacta:
   kleiner, weniger Zytoplasma, weniger auffällige Vakuolen als bei B 1

Dezidua-Zellen sind durch Progesteron veränderte Stromazellen. Sie sind größer als diese. Ihr Zytoplasma ist dicht, gelegentlich vakuolisiert. Der Kern liegt zentral und ist bläschenförmig.

Vorkommen der Endometriumzellen

physiologisch: im Menstruum und Postmenstruum

pathologisch: in der Menopause bei vermehrter Zellabschilferung aus dem Cavum uteri (besonders bei Endometriumpolypen, hormonbildenden Tumoren und Korpuskarzinom)

Zusammenfassung

Definition: Endometriumzellen sind sich an Form und Größe weitgehend ähnelnde kleine Zellen mit zylindrischem Leib, die bei Betrachtung von der Oberfläche oder von der Basis her ein Honigwabenmuster zeigen und deren gleichmäßige Kerne sich oft übereinandergelagert finden. Bei sonst weitgehender Ähnlichkeit sind Endometriumzellen kleiner als Endozervixzellen.

Differentialdiagnose:

Plattenepithelien: sind durch ihre charakteristische Zellform leicht zu unterscheiden. Ihre Kerne sind größer und enthalten relativ weniger Chromatin.

Endozervixzellen: sind größer und zeigen stärkere Größenunterschiede als die eher uniformen Endometriumzellen *(Tafel III, Bild 5)*

Tumorzellen: sind meist größer. Sie zeigen Kern- und Zytoplasmaanomalien und ungleichmäßige Chromatinstruktur bei Kernentrundung *(Tafel IX, Bild 18)*

Histiozyten: Übergänge sind möglich, zumal beide Zellarten phagozytieren können. Normalerweise haben Histiozyten ein schaumiges, fein vakuolisiertes Zytoplasma und sehr fein granuliertes Chromatin mit deutlichen eosinophilen Nukleolen. Ihr Kern ist oft nierenförmig *(Tafel III, Bild 6)*.

Diagnostische Bedeutung:

Vorkommen einzelner Gruppen ist während der Menstruation und im frühen Postmenstruum physiologisch. In der Menopause erweckt reichliches Vorkommen Verdacht auf einen Prozeß, der zur vermehrten Abschilferung von Endometriumzellen führt:

hormonale Stimulation (Hormonzufuhr oder hormonbildender Tumor) oder

Korpuspolyp oder

Korpuskarzinom (Abschilferung durch mechanischen Reiz oder Begleitendometritis).

2. Nichtepitheliale Bestandteile

a) Blutbestandteile

α) **Erythrozyten** *(Tafel III, Bild 6)*

stammen aus kleinen Verletzungen. Diese können beim Abstreichen besonders dann entstehen, wenn das Epithel nur niedrig aufgebaut, z. B. im Senium, oder entzündlich verändert ist. Größere Mengen finden sich während der Menstruation, im frühen Postmenstruum sowie bei blutenden Erosionen, Zervixpolypen und *vor allem bei bösartigen Veränderungen.* Ihr Auftreten ist daher ein **Warnzeichen:**

> Erythrozytenhaltige Ausstriche im Intermenstruum müssen besonders sorgfältig durchmustert werden!

Erlaubt die Dicke der Blutschicht keine Diagnose, so ist Wiederholung des Ausstrichs erforderlich, evtl. nach Hämolysierung der Erythrozyten durch Fixierung in 97 Teilen Alkohol-Äther mit 3 Teilen Eisessig für 1 Stunde. Die Darstellung der Kernstruktur und des Zytoplasmas leidet unter dieser Maßnahme nicht. Ein Ausstrich, der wegen seines Erythrozytengehalts keine Beurteilung erlaubt, darf auf keinen Fall als „unverdächtig" beurteilt werden. Vielmehr sollte dem Einsender sinngemäß mitgeteilt werden:

„Diagnose wegen Blutreichtums nicht möglich. Ausstrich bitte wiederholen!"

β) **Leukozyten**

kommen in wechselnder Menge in allen Ausstrichen vor. Sie sind entweder infolge Durchwanderung des Vaginal- oder Portioepithels auf die Oberfläche gelangt oder Bestandteile des mehr oder minder entzündlich bedingten Sekrets der Endozervixdrüsen.

Ihr Auftreten ist daher abhängig

1. von der hormonalen Lage
2. vom Bestehen entzündlicher Veränderungen

Je höher der Epithelaufbau erfolgt, desto weniger Leukozyten werden im Ausstrich gefunden.

Beim Neugeborenen, dessen Epithel unter dem Einfluß der Plazentarhormone mittelhoch aufgebaut ist, finden sich fast keine Leukozyten. Sie treten zum erstenmal nach 3 bis 4 Tagen auf, wenn gleichzeitig das Erscheinen von Epithelien tieferer Schichten erkennen läßt, daß die Plazentarhormone ausgeschieden und nicht mehr ersetzt werden. Leukozyten sind ein normaler Bestandteil des Abstrichs in der Kindheit und werden erst dann wieder seltener, wenn unter dem Einfluß der beginnenden Ovarialhormonproduktion das Epithel wieder höher aufgebaut wird. Im kleinen wiederholt sich dieser Vorgang während jedes Zyklus. Im Postmenstruum sind zahlreiche Leukozyten vorhanden, die mit fortschreitender Proliferationsphase immer seltener werden, bis sie im präovulatorischen Ausstrich ganz fehlen, sofern keine entzündlichen Veränderungen bestehen. In der zweiten Zyklushälfte nehmen sie wieder an Zahl zu. Ebenfalls finden sich Leukozyten im Postmenopauseausstrich. Bei starkem

Östrogenmangel erscheinen sie in spermienähnlicher, langgezogener Form, mit keulenförmig verdicktem Ende *(Abb. 47)* und erlauben somit einen zusätzlichen Schluß auf die Hormonlage, wie sie auch nach lokaler oder allgemeiner Follikelhormonzufuhr sofort wieder in frischer gerundeter, widerstandsfähiger Form auftreten.

Bei *Entzündung* der Vaginalwände (Kolpitis), der Portiooberfläche (Erosion), der Innenauskleidung des Zervikalkanals (Endozervizitis) und der Gebärmutterhöhle (Endometritis) können Leukozyten derartig zahlreich auftreten, daß die Diagnose der Hormonlage oder etwaiger Plattenepithelanomalien erschwert bzw. unmöglich gemacht wird. In derartigen Fällen ist die **Diagnose „Entzündung"** gerechtfertigt. Eine Malignitätsdiagnose aber kann oft erst nach lokaler Behandlung der Entzündung, z. B. Antibiotikumeinlage, gestellt werden, zumal auch die Plattenepithelien infolge der Entzündung Kern- und Zytoplasmaveränderungen aufweisen, die zu Fehldiagnosen führen können.

γ) **Lymphozyten**

finden sich in geringer Menge in jedem Ausstrich. Sie können leicht mit einzeln liegenden Endometriumzellen verwechselt werden.

δ) **Fibrin**

kommt in langen Streifen vor. Es färbt sich orangefarben, Schleim dagegen tiefblau.

ε) **Blutpigment**

ist in kleinen orangefarbenen Granula sichtbar. Zuweilen ist die Anordnung farnähnlich.

b) Schleimsubstanzen

Stärkere Schleimbeimengungen finden sich besonders bei vermehrter Produktion von Zervixschleim, also bei *Endozervizitis* und *Ektropium* der Zervixschleimhaut. Der Schleim färbt sich mit der PAPANICOLAOU-Färbung tief blau, mit der Perjodsäure-SCHIFF-Reaktion leuchtend rot.

c) Bindegewebsbestandteile

gelangen in den Ausstrich, wenn die Epitheldecke infolge Verletzung, Erosion oder Ulzeration defekt ist. Die vom Gewebedruck befreiten Bindegewebselemente können eine derart starke *Polymorphie* zeigen, daß sie bei der gleichzeitig bestehenden *Vermehrung und gröberen Granulierung des Chromatins* im Kern sehr leicht mit Tumorzellen verwechselt werden können. **Auf dieser Fehlermöglichkeit beruhen wohl die meisten positiven Fehldiagnosen des Karzinoms.** An Bindegewebsbestandteilen finden sich vor allem Fibrozyten und Histiozyten.

α) **Fibrozyten**

treten als *sehr schmale fadenförmige Zellen mit schmalem Kern* auf, die auch in Bündeln liegen können. Sie dürfen nicht mit den spindelförmigen Zellen höherdifferenzierter Plattenepithelkarzinome (vgl. *Tafel IX, Bild 17*) verwechselt werden. Zur Unterscheidung dient das Bild des Kerns, der beim Karzinom unregelmäßiger aufgebaut ist. Manchmal ist die Abgrenzung unmöglich, so daß die Diagnose aus dem Verhalten der übrigen Elemente im Abstrich erfolgen muß.

β) **Histiozyten**

treten in 2 Hauptformen auf:

1. *Kleine Histiozyten (Tafel III, Bild 6)*
   haben ein schwach zyanophil gefärbtes Zytoplasma, das infolge zahlreicher kleiner Vakuolen eine *schaumige* Struktur aufweist. Die Begrenzung der Zellen ist oft verschwommen. Die ganze Zelle ist rundlich bis oval. Der Kern liegt meist *exzentrisch* und enthält neben sehr gleichmäßig und fein granuliertem Chromatin ein oder mehrere rötlich gefärbte, gleichmäßige Nukleolen. Einzelne Kerne sind *nierenförmig* und erleichtern damit die Diagnose. Ebenso finden sich zuweilen *Mitosen,* die bei allen anderen Zellen einschließlich der Tumorzellen sehr selten zu sehen sind.

   In Zweifelsfällen spricht Mitose für die histiozytäre Herkunft einer sonst schwer identifizierbaren Zelle *(Abb. 48).*

Zusammenfassung

Definition: Kleine Histiozyten sind Zellen mit schwach zyanophilem, „schaumigem", unscharf begrenztem Zytoplasma und oft exzentrisch gelegenem, zuweilen nierenförmigem Kern mit fein granuliertem Zytoplasma und deutlichen Nukleolen.

Differentialdiagnose:

Plattenepithelien: Scharf begrenzt, Kerne nicht nierenförmig, sondern rund bis oval, Nukleolen wenig deutlich, Zytoplasma nicht schaumig.

Drüsenepithelien: Im Verband Honigwabenmuster, Kerne nicht nierenförmig.

Tumorzellen: Kerne zeigen Polymorphie (Anisokaryose) und vermehrtes, unregelmäßig verklumptes Chromatin. Die Kernmembran ist häufig entrundet.

Diagnostische Bedeutung: Unspezifisch.

2. *Mehrkernige histiozytäre Riesenzellen (Abb. 49)*
   kommen zuweilen einzeln oder zu mehreren in Abstrichen vor. Das Zytoplasma kann die Größe mehrerer Plattenepithel-Oberflächenzellen erreichen. Es ist schwachblau und enthält oft phagozytierte Bestandteile (Lymphozyten, Leukozyten, Zellkerntrümmer) sowie eine Anzahl „gutartiger" Kerne mit runder bis ovaler Gestalt, deutlichen Nukleolen und sehr fein verteiltem Chromatin.

Zusammenfassung

Definition: Riesenzelle mit einer Anzahl gleichförmiger „gutartiger" Kerne.

Differentialdiagnose:

LANGHANSsche Riesenzelle bei Tuberkulose:

Kerne regelmäßig peripher angeordnet, Chromatin weniger fein granuliert.

Vielkernige Trophoblastzelle nach Abort und bei Chorionepitheliom:

Kerne „aktiver", d. h. Chromatin vermehrt und unregelmäßiger angeordnet.
Riesenzelle bei Karzinom und Sarkom:

Kerne „aktiver" und polymorpher.

Diagnostische Bedeutung:

Mehrkernige histiozytäre Riesenzellen kommen besonders oft *nach Radium- oder Röntgenbestrahlung* vor. Sonst sprechen sie für *Fremdkörperabwehrreaktion,* z. B. Resorption von Katgutfäden nach Operation an der Vagina.

d) Sonstige Bestandteile

α) **DÖDERLEIN-Bazillen** *(Abb. 82, 84, 92—94, Tafel IV, Bild 7, Tafel V, Bild 9)*

sind *schwach zyanophil angefärbte Stäbchen.* Alle Übergangsstufen zwischen kurzen, geradezu kokkenähnlichen und langen, leptothrixähnlichen Wuchsformen können beobachtet werden. DÖDERLEIN-Bazillen bilden Milchsäure (Lactobacillus vaginalis), schaffen dadurch ein saures Milieu (p_H 4 bis 4,5) und schützen die Vagina vor der Infektion mit pathogenen Keimen, die oft ein alkalisches Milieu benötigen *(Abb. 50).* Sie können nur gedeihen, wenn glyko-

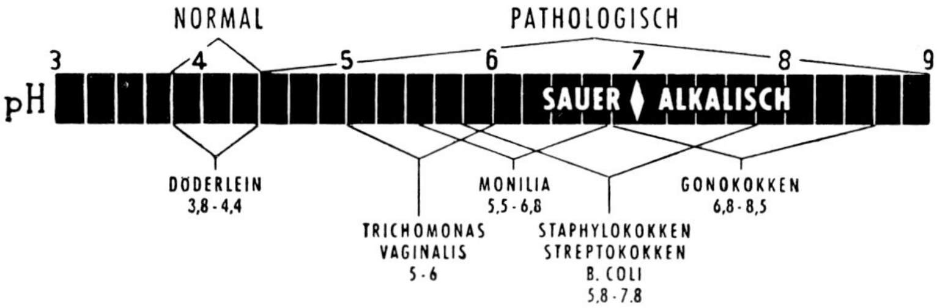

Abb. 50. p_H-Bereiche für die günstigen Wachstumsbedingungen einiger in der Scheide häufig vorkommender Mikroorganismen (entnommen aus dem Heft: „Die Verwendung von Dextrose in der Medizin", Deutsche Maizena-Werke GMBH, Hamburg 1957)

genhaltige Intermediärzellen vorhanden sind. Sie fehlen daher bei der Atrophie und werden auch bei der Proliferation zur Oberflächenzellschicht mit pyknotischen Kernen, z. B. in der späten Follikelphase, wieder seltener angetroffen, da deren Zytoplasma von ihnen nicht zytolysiert werden kann. Das Zytoplasma der Intermediärzellen wird von DÖDERLEIN-Bazillen aufgelöst, so daß alle Auflösungsstufen des Zytoplasmas bis zu freien, sonst aber unverändert aussehenden Zellkernen angetroffen werden (**„bakterielle Zytolyse"**, WIED u. CHRISTIANSEN[1], *Abb. 74, Tafel IV, Bild 7*). Diese Veränderungen hören nach Abtötung der DÖDERLEIN-Stäbchen durch lokale Antibiotikumeinlage auf, um später spontan wiederzubeginnen. DÖDERLEIN-Keime sind bei Oberflächen-

[1] WIED, G. L. u. W. CHRISTIANSEN: Zbl. Bakt. **160**, 413 (1953); Geburtsh. u. Frauenhk. **13**, 986 (1953); Ärztl. Wschr. **9**, 131 (1954).

karzinom selten und bei invasivem Karzinom kaum anzutreffen, da der hierbei einsetzende Gewebezerfall das saure Milieu der Vagina zum alkalischen verschiebt und damit die Lebensbedingungen der DÖDERLEIN-Stäbchen verschlechtert.

Vorkommen

physiologisch:	a) frühe bis mittlere (selten: späte) Follikelphase des Zyklus
	b) Lutealphase
	c) Schwangerschaft
	d) mittlerer Proliferationstyp *vor* der Menarche und *in* der Menopause
pathologisch:	sekundäre Amenorrhoe
experimentell:	Spontanansiedlung nach künstlicher Zufuhr von Androgenen oder Gestagenen, die eine mittelhohe Proliferation des zuvor atrophischen Vaginalepithels bewirken, ferner bei abklingender Östrogenwirkung.

Differentialdiagnose:

Kokken:	kleiner, kugelförmig, meist in dichtem Rasen (zur Unterscheidung ist zuweilen die Ölimmersion erforderlich)
Leptothrix vaginalis:	ebenfalls unverzweigt und gleichmäßig schlank, aber meist bedeutend länger, keine Zytolyse

Diagnostische Bedeutung

DÖDERLEIN-Stäbchen zeigen ein saures Vaginalmilieu und Proliferation des Epithels bis zur glykogenhaltigen Intermediärschicht an. Sie können einen *Östrogeneffekt verschleiern,* indem sie die heranwachsenden Zellen bereits im Intermediärzellstadium auflösen, ehe sie zu Oberflächenzellen mit pyknotischem Kern heranreifen können. (Bei der Testung von Östrogenen muß daher lokal ein Antibiotikum angewendet werden.)

β) **Trichomonas vaginalis** *(Tafel IV, Bild 8)*

kommen bei mittelhoch und hoch aufgebauten Epithel, aber kaum bei Atrophie vor. Sie sind Flagellaten, die als fakultativ pathogene Parasiten in der Vagina, in der Endozervix, im Cavum uteri, in der Tube, im Fruchtwasser, in der Harnblase und in den höheren Harnwegen gefunden werden *(Trichomoniasis uro-genitalis).* Sie sind als Partnerinfektion übertragbar. Z. Z. finden sie sich in 10–15 % der nach PAPANICOLAOU gefärbten Vaginalabstriche erwachsener Frauen unseres Materials und noch häufiger bei Anwendung von Kulturverfahren. Verdacht auf Trichomoniasis besteht dann, wenn im Vaginalsekret kleine Schaumbläschen sichtbar sind. Der Schaum wird auf die Tätigkeit des zugleich mit den Trichomonaden vorhandenen gasbildenden Micrococcus gazogenes alcalescens (SCHRÖDER, LÖSER) zurückgeführt.

Im **PAPANICOLAOU-Ausstrich** erscheinen Trichomonaden als bräunlichgraue, unscharf begrenzte, meist spindelig aussehende, wenig auffällige Gebilde von etwa 8–20 μ mit exzentrisch gelegenem, schwach gefärbtem Kern.

Sie können mit Schleimpartikeln, zerfallenen Histiozyten und Zelltrümmern verwechselt werden. Einzelheiten wie Geißeln, Zellgrenzen usw. sind gewöhnlich nicht erkennbar. Liegen Trichomonaden innerhalb eines Kokkenrasens, so zeigt der umgebende helle Hof ihre ursprüngliche Größe vor der Fixierung an. Die inmitten der Trichomonaden liegenden Plattenepithelien zeigen meist Auflösungserscheinungen des pseudoeosinophilen Zytoplasmas. Manchmal sind *Chromatinvermehrung der Kerne und perinukleäre Hofbildung* zu erkennen.

Rascher kann die Diagnose durch **Untersuchung des frischen Präparats** gestellt werden. Besonders geeignet ist die Untersuchung mit Phasenkontrast, sonst aber bei starker Abblendung. Hiermit können die Bewegungen und Einzelheiten der noch lebenden Trichomonaden gut erkannt werden. Vorher dürfen keine desinfizierenden Spülungen vorgenommen sein.

Technik: Mit der Platinöse wird etwas Vaginalsekret in physiologische Kochsalzlösung auf dem Objektträger übertragen. Nach Auflegen eines Deckglases wird sofort bei 60–240facher Vergrößerung untersucht.

Sollen Einzelheiten der Trichomonaden sichtbar gemacht werden, so kann man die **MAY-GRÜNWALD-GIEMSA-Färbung des unfixierten Abstrichs** anwenden:

1. Abstrich mit Platinöse oder Holzspatel (nicht mit Wattetupfer!)
2. Ausstrich auf Objektträger
3. Lufttrocknung (keine Fixierung!)
4. 15 bis 20 Tropfen MAY-GRÜNWALD-Lösung auftropfen und 2 Minuten einwirken lassen
5. Gleiche Tropfenzahl Aqua dest. oder besser alkalisches Wasser p_H 7,2 hinzufügen und wieder 2 Minuten wirken lassen
6. Diesen Farbstoff durch GIEMSA-Lösung ersetzen (2 Tropfen Giemsa auf je 1 ml Aqua dest.) und 3 Minuten einwirken lassen
7. Vorsichtig waschen und trocknen lassen
8. Aufhellen mit 1 kleinen Tropfen Zedernöl[1]

Die verdächtigen Stellen werden mit der schwachen Vergrößerung aufgesucht und dann mit der Ölimmersion genauer betrachtet. Die Trichomonaden erscheinen als birnenförmige, hinten zugespitzte, blaue Zellen mit feiner Membran und exzentrischem ovalem Kern im Vorderteil, ondulierender Membran, Achsenstab und unbeweglicher schwanzförmiger Appendix am hinteren Pol. Sie sind oft schwer zu erkennen, da Geißeln fehlen können und nur noch ihre Ansatzstelle, der Blepharoplast, hervortritt.

Noch mehr positive Resultate als die Färbung gibt die **Kultur** (z. B. mit CPLM-Nährböden nach JOHNSON oder HAMADA).

Diagnostische Bedeutung:

Trichomonaden können reversible Zellveränderungen hervorrufen: leichte Kernhyperchromasie, perinukleäre Vakuolen, Pseudoeosinophilie des Zytoplasmas und Verlust der Zellbegrenzung.

---

[1] SORELL, CL.: Presse méd., Paris **29**, 602 (1954).

γ) **Leptothrix vaginalis** *(Abb. 51)*

ist ein *langes, unverzweigtes, sehr dünnes Fadenbakterium,* das in oft großer Anzahl als Saprophyt in der Vagina vorkommen kann. Es färbt sich dunkelblau, ist oft gebogen und bildet dadurch Schlingen und scheinbare Verzweigungen. Beeinträchtigung des Zellbildes ist nicht bekannt.

Differentialdiagnose:

DÖDERLEIN-Bazillen: sind kürzer (selbst in ihren langen Wuchsformen).
Degenerierte Leukozyten und Spermien: haben ein keulenförmiges Ende, während Leptothrix gleichmäßig schlank ist.

δ) **Kokken** *(Tafel II, Bild 4, Tafel IV, Bild 8,* und *Tafel V, Bild 9)*

bilden einen homogenen grauen Rasen. Durch Schrumpfung während der Fixierung entstehen helle Höfe um die im Bakterienrasen liegenden Epithelien. Strepto-, Staphylo-, Diplo- und Monokokken können zuweilen unterschieden werden.

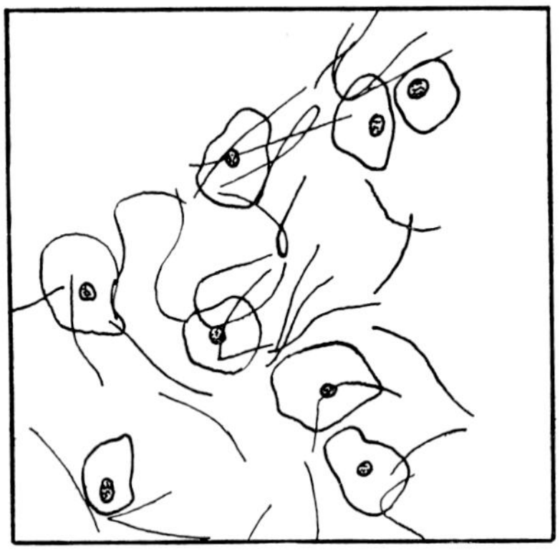

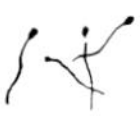

Abb. 52. Spermien

Abb. 51. Leptothrix vaginalis, Intermediärzellen

Kokken können das Zellbild beeinflussen und damit Fehldiagnosen verursachen. Sie bewirken Pseudoeosinophilie, Auflösung der Zellgrenzen und Kernpyknose selbst bei Zellen tiefer Schichten. Diese Veränderungen können durch Antibiotikumeinlage innerhalb von 24 Stunden beseitigt werden.

ε) **Spermien** *(Abb. 52)*

sind an ihrer charakteristischen Form leicht erkennbar. Sie besitzen einen pfeilförmigen Kopf und einen schlanken Ruderschwanz.

Differentialdiagnose:

Degenerierte Leukozyten bei Follikelhormonmangel: im ganzen plumper. Der Zytoplasmaschwanz ist nicht gegen einen Kopf abgesetzt *(Abb. 47).*

η) **Soorpilz (Candida albicans)** *(Tafel V, Bild 9)*

ist der Erreger einer Pilzkrankheit (Mykose) der Labien-, Vestibulum- und

Vaginalhaut, der oft neben DÖDERLEIN-Bazillen, seltener zusammen mit Kokken und Trichomonas vaginalis gefunden wird. Hauptsymptom ist juckender Fluor mit und ohne Bildung kleiner weißer Stippchen (Pilzrasen). Auslösende Faktoren sind vor allem Glykogenreichtum der Vaginalhaut während der Schwangerschaft sowie unter dem Einfluß oraler Kontrazeptiva und bei Diabetes mellitus, ferner die Ausschaltung der Bakterienflora durch Antibiotika.

Der **Nachweis** gelingt nicht immer:

a) Frischpräparat:

Abstrich mit einem Tropfen physiologischer Kochsalzlösung oder verdünnter Kalilauge, Betrachtung bei 320facher Vergrößerung, evtl. mit Phasenkontrast.

b) Fluoreszenzmikroskopie

mit Acridin-Orange (s. S. 156): ergibt leuchtend rote Fäden *(Tafel V, Bild 9)*

Morphologie:

Sproßzellen mit Hyphen (= Pilzfäden):

verzweigte, durch Abschnürung gegliederte, doppelt konturierte, unregelmäßig granulierte Fäden, die oft ein dichtes Geflecht bilden (DELNON)*

Beweisend ist nur der positive Befund. Bei negativem Nachweis spricht gleichzeitige DÖDERLEIN-Flora *für,* Kokken- und Trichomonasbefall *gegen* eine Candida-Mykose.

B. Zytohormonale Diagnostik

1. Wirkung zugeführter Hormone

a) Übersicht

Die Wirkung zugeführter Östrogene, Androgene, Gestagene und Gonadotropine soll durch das folgende Schema verdeutlicht werden:

* DELNON, I.: 2. Arbeitstagung für klinische Zytologie, 29. 3.–3. 4. 71, Wengen, Schweiz.

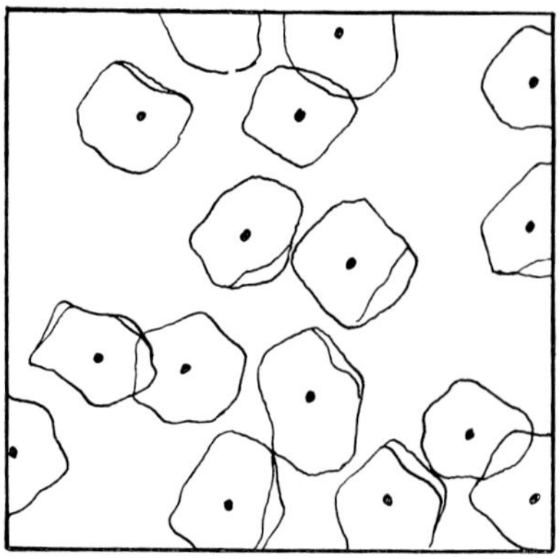

Abb. 53. Aufbau bis zur Oberflächenzellschicht

Östrogene bewirken Aufbau bis zur Oberflächenzellschicht

Östrogene ↑

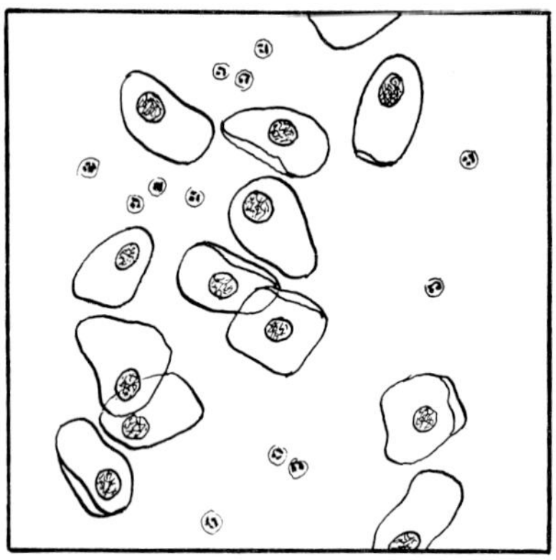

Abb. 54. Aufbau bis zur Intermediärzellschicht

Androgene und **Gestagene** bewirken Aufbau bis zur Intermediärzellschicht
Die gleiche Aufbauhöhe wird im Beginn und bei Nachlassen der Östrogenwirkung vorübergehend durchlaufen

Östrogene | ↑ **Androgene, Gestagene**

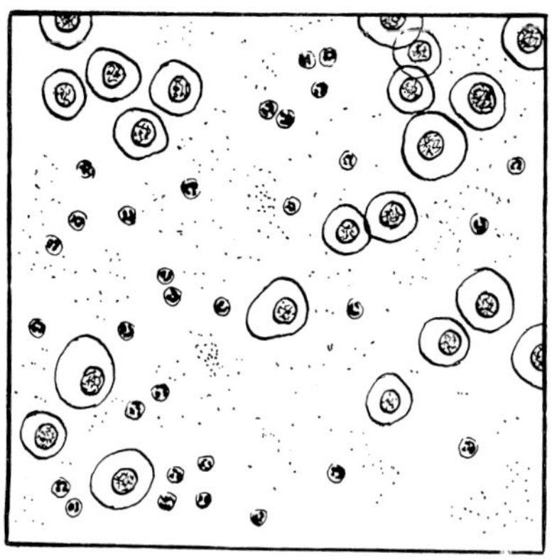

Abb. 55. Atrophie

Gonadotropine selbst bewirken keinen Aufbau, wenn ansprechbare Ovarien fehlen. Sonst wirken sie wie die von ihnen induzierten Hormone

Androgene und *Gestagene* bleiben daher wirkungslos, wenn sie bei zur Intermediärzellschicht proliferiertem Epithel angewendet werden. Zu ihrer Testung muß daher atrophisches Vaginalepithel vorhanden sein. Zur Testung von *Östrogenen* kann auch zur Intermediärzellschicht proliferiertes Epithel genommen werden. Zur Oberflächenzellschicht proliferiertes Epithel wird durch hohe Dosen von Androgenen oder Gestagenen in seiner Aufbauhöhe gemindert.

b) Voraussetzungen

Die zytohormonale Diagnostik erfordert Abstriche *vom oberen Drittel der seitlichen Vaginalwand.* Ungeeignet sind Abstriche von der Zervix und vom unteren Vaginaldrittel.

Zellbilder, die zugleich *alle 3 Zelltypen* (Oberflächen-, Intermediär- und Parabasalzellen) enthalten, sollten von der Auswertung ausgeschlossen werden, da sie auch durch Infektion, Metaplasie oder andere hormonunabhängige Einflüsse zustande kommen können.

Eine sinnvolle Auswertung ist nur dann möglich, wenn vom Einsender folgende Angaben über die Patientin mitgeteilt werden:

Alter: . . . Jahre

Bisherige Regelanamnese: . . .

Letzte Regel: Vor . . . Tagen

Menopause: Vor . . . Jahren

Bisherige Hormontherapie: . . .

Für viele Fragestellungen sind *Abstrichserien* erforderlich, z. B. zur Zyklusdiagnostik 2tägige Abstriche vom 8. bis 22. Tag.

c) Beurteilungsmöglichkeiten

α) Allgemeineindruck des Zellbildes

Der Allgemeineindruck des Ausstrichbildes ist für die *tägliche Praxis* das wichtigste Kriterium. Der Untersucher erkennt aus dem Vergleich des Ausgangsbildes mit dem Abstrich nach der Hormonzufuhr, ob das betreffende Hormon die Aufbauhöhe des Vaginalepithels beeinflußt. Für *wissenschaftliche Auswertungen* wird diese Methode modifiziert angewendet als **Gradeinteilung für die funktionelle Zytodiagnostik** (A. SCHMITT[1]). SCHMITT teilt alle vorkommenden Ausstrichbilder in 4 Grade ein *(Abb. 56):*

Diese Methode erlaubt, das Ergebnis zahlenmäßig zu erfassen und als Kurve darzustellen, die die Wirksamkeit des betreffenden Hormons erkennen läßt.

---

[1] SCHMITT, A.: Geburtsh. u. Frauenhk. **13**, 593 (1953).

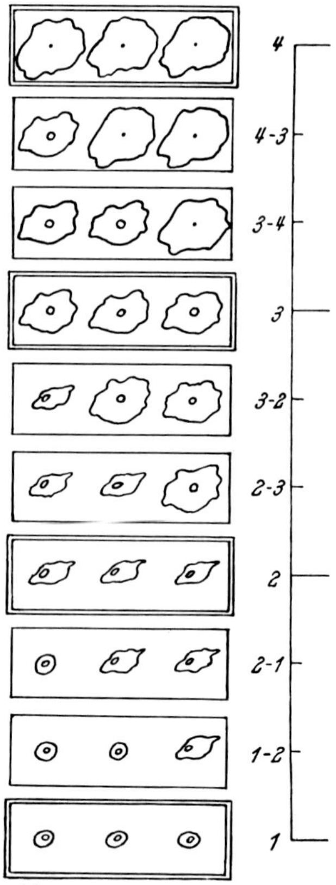

Abb. 56. Gradeinteilung für die funktionelle Zytodiagnostik (A. Schmitt[1])

Grad 1: nur Parabasalzellen

Grad 2: nur Intermediärzellen tieferer Schichten

Grad 3: nur Intermediärzellen höherer Schichten, nach der alten Nomenklatur: Oberflächenzellen mit bläschenförmigem Kern

Grad 4: nur Oberflächenzellen (nach der alten Nomenklatur: Oberflächenzellen mit pyknotischem Kern)

Da diese reinen Abstrichbilder nicht sehr häufig gesehen werden, können durch Zwischenstufen alle vorkommenden Ausstrichtypen beschrieben werden:

Grad 1 bis 2: überwiegend Parabasalzellen, einzelne (tiefe) Intermediärzellen

Grad 2 bis 1: überwiegend (tiefe) Intermediärzellen, einzelne Parabasalzellen

Grad 2 bis 3: überwiegend (tiefe) Intermediärzellen, einzelne (höhere) Intermediärzellen

Grad 3 bis 2: überwiegend (höhere) Intermediärzellen, einzelne (tiefe) Intermediärzellen

Grad 3 bis 4: überwiegend (höhere) Intermediärzellen, einzelne Oberflächenzellen

Grad 4 bis 3: überwiegend Oberflächenzellen, einzelne (höhere) Intermediärzellen

β) **Indexbestimmungen** *(Abb. 57—63)**
dienen der zahlenmäßigen Objektivierung des zytohormonalen Bildes. Ausgewertet werden je 50 Zellen an 6 verschiedenen Stellen des Abstrichs vom oberen Drittel der seitlichen Vaginalwand (Wied).

Die 6 gebräuchlichsten Indices sind:

1. Karyopyknose-Index
2. Eosinophilie-Index
3. Faltungsindex
4. Häufungsindex
5. Reifungsindex
6. „Weiblichkeitsindex“

* Wied, G. L.: The Cytohormonal Assessment, Introduction to Cell Identification and Terminology. Proceedings of the International Tutorial on Clinical Cytology, Wien, 14.—19. 6. 70.

1. Der **Karyopyknose-Index** (K. P. I.) gibt das Zahlenverhältnis zwischen reifen Oberflächenzellen mit pyknotischem Kern und reifen Intermediärzellen mit vesikulärem Kern an. Die *Zytoplasmafärbung bleibt unberücksichtigt (Abb. 57).*

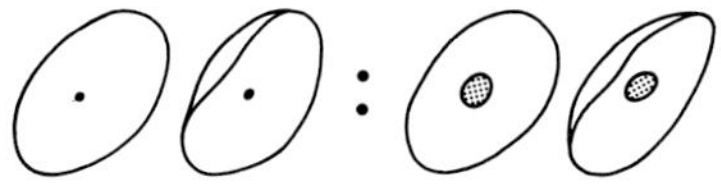

Abb. 57. Karyopyknose-Index

Der K. P. I. ist für die Beurteilung der Östrogenwirkung die wichtigste Bestimmungsmethode. Subjektive Beurteilungsfehler werden dadurch ausgeschaltet, daß man zur Auswertung mit **Phasenkontrast** arbeitet (S. 151). *Nur die pyknotischen Kerne leuchten hierbei hellrot auf,* während präpyknotische und bläschenförmige Kerne blau bleiben. Hierdurch wird wie bei der Auszählung der Leukozytentypen im Blutausstrich eine zahlenmäßige Auswertung ermöglicht *(Abb. 63)* (O. A. Roth[1], G. L. Wied[2]). Fehlbeurteilungen sind bei starker Entzündung möglich. Unter dem Einfluß der Kokkenflora kann es zu vorzeitiger Pyknose (Pseudo-Pyknose) auch bei Parabasalzellen kommen. In derartigen Fällen empfiehlt sich eine vorherige lokale Antibiotikumanwendung. Dabei muß die Verfälschung des Ergebnisses durch Vaginaltabletten vermieden werden, die neben einer antibakteriellen Substanz Hormone enthalten.

2. Der **Eosinophilie-Index** (E. I.) erfaßt das zahlenmäßige Verhältnis zwischen reifen eosinophilen und reifen zyanophilen Plattenepithelzellen *unabhängig vom Zustand des Zellkerns (Abb. 58).*

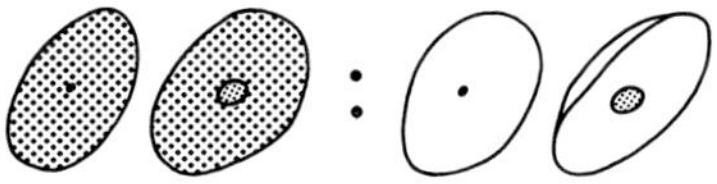

Abb. 58. Eosinophilie-Index

Er ist auch von nichthormonalen Faktoren abhängig. Entzündung und Übereinanderlagerung von Zellen (übermäßige Hämatoxylinabsorption) führen zu Pseudo-Eosinophilie.

3. Der **Faltungs-Index** (Folded Cell Index) zeigt die Relation zwischen gefalteten reifen Plattenepithelzellen zu flachen reifen Plattenepithelzellen unabhängig von ihrer Zytoplasmafärbung und vom Aussehen ihres Kerns *(Abb. 59).*

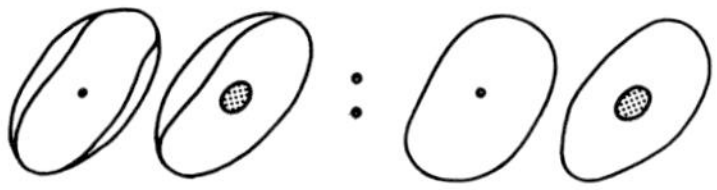

Abb. 59. Faltungs-Index

[1] Roth, O. A.: Zbl. Gynäk. **74,** 1489 (1952).

[2] Wied, G. L.: Fertility and Steril., N. Y. **6,** 61 (1955).

4. Der **Häufungs-Index** (Crowded Cell Index) entspricht dem Zahlenverhältnis zwischen reifen Plattenepithelzellen, die in Gruppen von 4 und mehr Zellen zusammen liegen, zu Zellen, die entweder einzeln oder in kleineren Gruppen als 4 Zellen zusammen liegen, unabhängig von ihrer Zytoplasmafärbung, vom Aussehen ihres Kerns und ihrer Zytoplasmafaltung *(Abb. 60).*

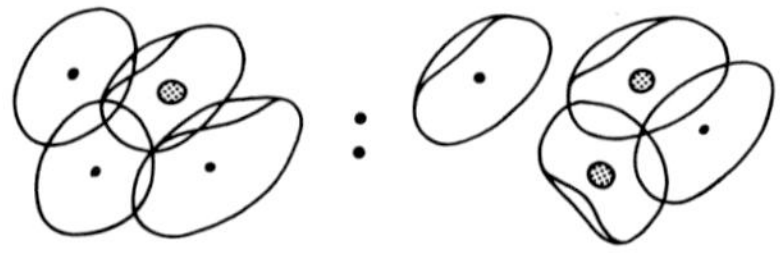

Abb. 60. Häufungs-Index

5. Der **Reifungs-Index** (Maturation Index) zeigt das prozentuale Zahlenverhältnis von Parabasal- zu Intermediär- und Oberflächenzellen *(Abb. 61).*

Er wird z. B. so ausgedrückt: 0 : 80 : 20

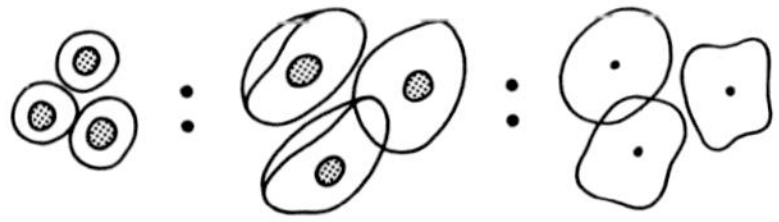

Abb. 61. Reifungs-Index

6. Der **„Weiblichkeits-Index“** („Feminity“ Index) gibt die gleiche Relation wie der Reifungsindex wieder, wobei die Reihenfolge umgekehrt ist: 20 : 80 : 0 *(Abb. 62).*

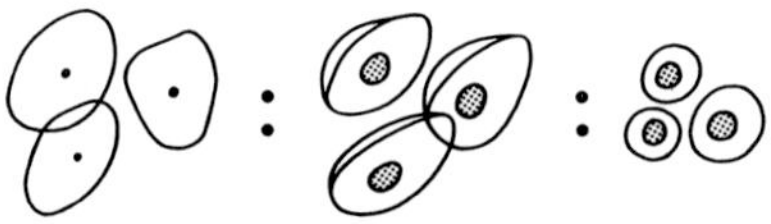

Abb. 62. „Weiblichkeits-Index“

Computergerecht ist der von MEISELS[1] angegebeene **„ÖSTROGENWERT“** oder **„REIFUNGSWERT“ (ESTROGENIC VALUE, MATURATION VALUE).** 200 normale Plattenepithelzellen werden ausgezählt. Der Prozentsatz von 5 typischen Reifungsstufen wird mit einem spezifischen Fachtor multipliziert:

Eosinophile Oberflächenzellen	× 1,0
Zyanophile Oberflächenzelleen	× 0,8
Große Intermediärzellen	× 0,6
Kleine Intermediärzellen	× 0,5
Parabasalzellen	× 0,0

Die Summe ergibt in einer computergeeigneten Zahl den Östrogen- oder Reifungswert.

[1] MEISELS, A.: Computed Cytohormonal Findings in 3,307 Healthy Women. Acta cytologica (Baltimore) 9 (1965) : 328.

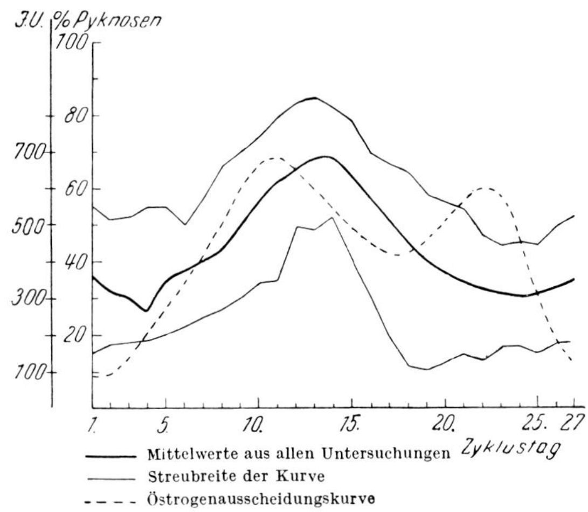

Abb. 63. Standard-Pyknogramm, gewonnen aus 104 Zyklusuntersuchungen von 91 Frauen mit 28tägigem Zyklus (nach O. A. ROTH[1]). Mit Hilfe des Pyknogramms können diagnostiziert werden: Verkürzung der Follikelphase, der Lutealphase, Corpus - luteum - Insuffizienz, Follikelpersistenz, Wirkungsdauer von Hormonpräparaten

Letzten Endes ergeben *alle genannten Methoden weitgehende Übereinstimmung* (J. P. PUNDEL[1]). In unserem Laboratorium hat sich jedoch am besten die Ermittlung des Karyopyknoseindex mittels *Phasenkontrastmikroskopie bewährt (Tafel I, Bild 2).*

b) Wirkung der einzelnen Hormone

α) Östrogene[2, 3]

> Östrogene bewirken Aufbau des Vaginalepithels bis zur Oberflächenzellschicht.

Wenn einer Frau mit *atrophischem Vaginalepithel,* in deren Abstrich sich nur Zellen der untersten Lagen befinden (Parabasalzellen und zuweilen einige Intermediärzellen) ein genügend hoch dosiertes Östrogenpräparat oral, parenteral oder lokal zugeführt wird, so zeigen sich bereits nach 24 bis 48 Stunden deutliche Anzeichen der Proliferation. Zuerst verschwinden die degenerierten Zellen und Leukozyten. An ihrer Stelle treten zahlreiche junge, gut erhaltene Zellen auf: Zuerst aus der Parabasal-, dann aus der Intermediär- und schließlich aus der Oberflächenschicht. Waren Dosis und Wirksamkeit des Östrogenpräparates hoch genug, so besteht der Ausstrich schließlich nur noch aus Oberflächenzellen mit pyknotischen Kernen und eosinophilem Zytoplasma.

---

[1] PUNDEL, J. P.: Acquisitions récentes en cytologie vaginale hormonale, Masson, Paris 1956.

[2] Symposium, Cytological Effects of Administered Estrogens. Acta Cytol **2**, 331—441 (1958).

[3] Symposium, Effects of Endogenous Estrogens on the Vaginal Epithelium. Acta Cytol. **4**, 13—50 (1960).

Eine ähnliche Wirkung tritt ein, wenn Östrogene bei mittelhoch (bis zur *Intermediärzellschicht)* proliferiertem Epithel gegeben werden. Hierbei muß eine Fehlerquelle beachtet werden: Bei einem zytolytischen Abstrich mit DÖDERLEIN-Flora kann der Östrogeneffekt verschleiert werden, da die DÖDERLEIN-Bazillen die glykogenreichen Intermediärzellen auflösen, bevor sie sich zu Oberflächenzellen differenzieren können. Die Keime müssen daher durch vorherige Antibiotikumeinlage ausgeschaltet werden. Wenige Stunden später besteht der dann bakterienfreie Ausstrich nur noch aus Oberflächenzellen.

Langfristige Zufuhr niedrig dosierter Östrogene führt zum Intermediärzelltyp, wie er sonst bei Schwangerschaft, in der späten Lutealphase, bei sekundärer Amenorrhoe, nach Ovarektomie, in der Prämenarche und im Postmenopausealter gesehen wird.

Bei der **Östrogentestung** finden sich *folgende Unterschiede zwischen Vaginalepithel und Endometrium:*

1. Am Vaginalepithel wird der Aufbau zur Oberflächenzellschicht als Kriterium gewertet, am Endometrium die Blutung.
2. Mindestdosis und Mindestzeit sind am Vaginalepithel deutlich geringer:

   Z. B. bewirken 50 γ Östradiol in Öl als Tagesdosis am atrophischen Vaginalepithel innerhalb von 7–10 Tagen einen maximalen Aufbau. Das Endometrium läßt erst nach Einwirkung von 500 γ über 60 Tage als Reaktion eine Durchbruchblutung erkennen.
3. Die Mindestzeit ist nur am Endometrium durch Erhöhung der Dosis verkürzbar.

   50 γ führen erst nach 60, 5 mg nach 10 Tagen zur Blutung.
4. Die Wirkung ist am Vaginalepithel länger zu erkennen:

   Die atrophische Ausgangslage ist nach 12–16 Tagen, oft noch später, erreicht, während es am Endometrium bereits nach 2–6 Tagen zur Entzugsblutung kommt.

Daher kann bei hohem Vaginalepithelaufbau bei einer Kürettage atrophisches Endometrium gefunden werden.

Bei *intakter Schwangerschaft* haben Östrogene selbst in hohen Dosen keinen Einfluß auf das dann bestehende mittelhohe, bis zur Intermediärzellschicht proliferierte Vaginalepithel. Dieses Verhalten kann zur **Differentialdiagnose zwischen sekundärer Amenorrhoe und Gravidität** angewendet werden (G. L. WIED[1]).

Findet sich bei einer Amenorrhoe ein mittelhohes Vaginalepithel (Intermediärzellen) und es tritt nach i. m. Injektion von 10 mg Östradiolbenzoat keine Veränderung der Aufbauhöhe ein (bei Zytolyse trotz vorheriger lokaler Antibiotikumanwendung), so handelt es sich um eine *Schwangerschaft,* entwickelt sich aber ein östrogener Ausstrichtyp (Oberflächenzellen mit pyknotischem Kern und meist eosinophilem Zytoplasma), so liegt eine *sekundäre Amenorrhoe* auf Grund mangelnder Ovarialfunktion vor.

Östrogene bewirken fernerhin, daß *Leukozyten und Bakterien im Ausstrich seltener* werden. Der Abstrich wird „sauberer“. Das Bild der unter maximalem

[1] WIED, G. L.: Obstetr. Gynec. **9**, 646 (1957).

Östrogeneinfluß stehenden präovulatorischen Phase ist oft frei von Leukozyten und Bakterien, falls nicht gleichzeitig eine Entzündung an Vaginalhaut oder Zervixepithel besteht.

Die östrogene Proliferation wird durch die gleichzeitige Zufuhr der etwa *20fachen Menge eines androgenen Hormons* auf der Aufbauhöhe festgehalten, die durch das Androgen allein erreicht worden wäre. In gewissem Umfang gilt diese Beobachtung auch für Gestagene, wenngleich hierbei andere quantitative Verhältnisse vorliegen.

β) **Androgene**[1]

> Androgene bewirken Aufbau des Vaginalepithels bis zur Intermediärzellschicht. Der Karyopyknoseindex bleibt zwischen 5 und 20[2].

Zur Testung von Androgenen sind nur Frauen mit *konstanter Atrophie* ohne Neigung zu Spontanschwankungen in der Aufbauhöhe geeignet, was vor Beginn der Untersuchungsreihe durch mehrere Abstriche nachgewiesen werden muß. Da manche Frauen aus unbekannter Ursache auf Androgenzufuhr nicht mit einer Proliferation des Vaginalepithels antworten, sind Vorversuche mit Androgenen bestimmter Wirkungsstärke erforderlich. Die dadurch erzielte Proliferation muß vor der Haupttestung erst abgeklungen sein. Diese Umstände erschweren die vaginalzytologische Testung von Androgenen und Gestagenen.

Die gleiche Aufbauhöhe, die aus atrophischem Vaginalepithel durch Zufuhr von Androgenen experimentell erzeugt werden kann, findet sich *bei etwa* $^2/_3$ *aller Frauen in der Menopause* („adrenogene Proliferation"). Ein ähnliches Zellbild findet sich *vor der Menarche* und *bei sekundären Amenorrhoen.* Da es sich um glykogenreiche Intermediärzellen handelt, sind Spontanansiedlung von DÖDERLEIN-Bazillen und bakterielle Zytolyse (S. 67) möglich.

γ) **Gestagene**

> Gestagene bewirken wie Androgene Aufbau des Vaginalepithels bis zur Intermediärzellschicht.

Für diese Wirkung müssen sie in wirksamer Dosis und über eine ausreichende Zeit gegeben werden[3], wie es aber auch für Östrogene und Androgene gilt.

---

[1] Symposium: Androgenic Effect on Vaginal Epithelial Cells. Acta Cytologica **1,** 70–102 (1957).

[2] BOSCHANN, H.-W.: Arch. Gyn. **187,** 39 (1955).

[3] BOSCHANN, H.-W.: Geburth. u. Fraueenhk. **15,** 1070 (1955); Ann. of the New York Academy of Sciences **71,** 727 (1958).

Das durch Östrogene bis zur Oberflächenzellschicht proliferierte Vaginalepithel wird durch Gestagene zur Massenabschilferung der Oberflächenzellagen veranlaßt, so daß das Bild der Lutealphase entsteht.

Wied wandte dieses Phänomen als **Regressionstest** zur Testung von Gestagenen an (G. L. Wied, J. R. Del Sol u. A. M. Dargan[1]).

Die Wirkungsschwelle liegt am Vaginalepithel niedriger als am Endometrium. Dieses zeigt jedoch genau erkennbare Abstufungen bezüglich Dosis und Wirkungszeit.

Zur Östrogentestung ist das Vaginalepithel, zur Gestagentestung das Endometrium besser geeignet.

Bilder, die dem Progesteroneffekt ähneln, sind auch bei nachlassender Östrogeneinwirkung, langdauernder Gabe hoher Östrogendosen (offenbar infolge Erschöpfung der Reaktionsmöglichkeiten) und Langzeittherapie mit kleinen Östrogengaben zu erkennen (vgl. auch S. 78).

δ) **Gonadotropine**

Gonadotropine bewirken *direkt* keine Veränderung des Vaginalepithels, wie aus Untersuchungen bei Frauen ohne Ovarien hervorgeht. Bei erhaltenen und funktionstüchtigen Ovarien wirken Gonadotropine *indirekt* über die von ihnen induzierte Ausschüttung von Östrogenen, Androgenen und Gestagenen.

Ein gelegentlich bei Kastratinnen nach großen Dosen von Gonadotropinen beobachteter östrogenähnlicher Effekt wird durch eine Stimulation der Nebennierenrinde erklärt.

ε) **Sonstige Hormone**

Desoxykortikosteron in hohen Dosen wirkt am Vaginalepithel wie ein schwach wirkendes Gestagen.

2. Hormonal bedingte Zustandsbilder

a) Neugeborenes *(Abb. 64, 65, 87)*

Unter dem Einfluß der noch im Organismus befindlichen *Plazentarhormone* zeigt das neugeborene Mädchen den gleichen Aufbau des Vaginalepithels zur Intermediärzellschicht *wie die Mutter* zur Zeit der Geburt:

Zwischen 2. und 4. Tag treten Bakterien und Leukozyten in ständig zunehmender Zahl auf. Ab 7. Tag nimmt die Zahl der Intermediärzellen ab.

[1] Wied, G. L., J. R. Del Sol u. A. M. Dargan: Amer. J. Obstetr. Gynec. **75**, 98 (1958).

Statt dessen finden sich Parabasalzellen ein. Diese Veränderungen sind darauf zurückzuführen, daß die Plazentarhormone allmählich abgebaut und ausgeschieden werden. Daher können um den 6. bis 8. Tag auch Erythrozyten auftreten (Hormonentzugsblutung).

Abb. 64. Neugeborenes, 1. Tag

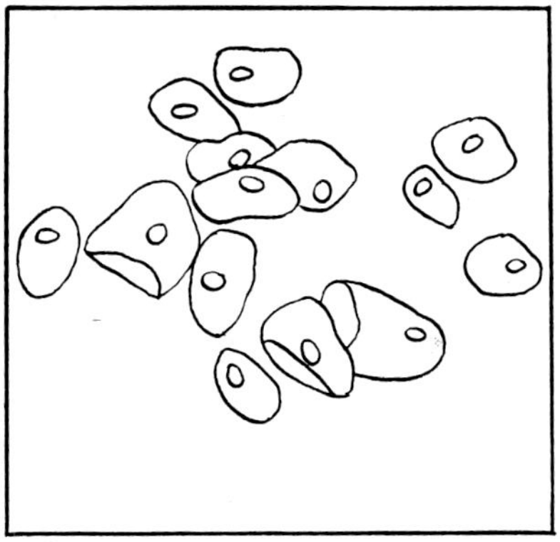

Intermediärzellen mit bläschenförmigem Kern und transparentem, zyanophilem Zytoplasma. „Sauberer" Ausstrich, da Leukozyten und Bakterien zunächst noch fehlen

Abb. 65. Säugling, 15. Tag

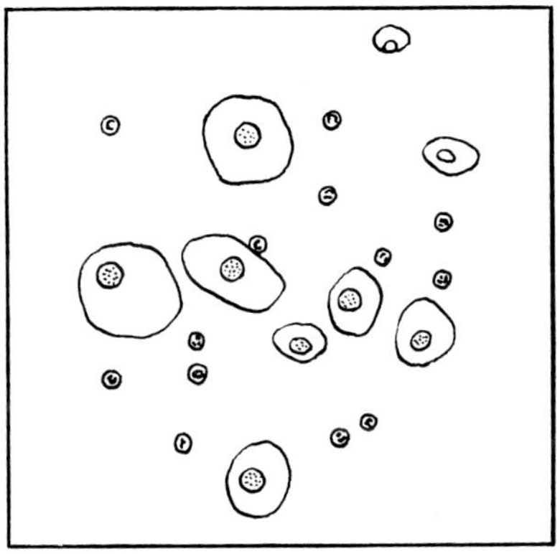

Vorwiegend Parabasalzellen, vereinzelt Intermediärzellen, viele Leukozyten

b) Kindheit[1] *(Abb. 66, 87)*

Von der 2. bis 3. Lebenswoche an bis zum Pubertätsbeginn läßt das Zellbild *keine hormonale Stimulation* erkennen. Ähnlich wie im Greisenalter findet sich Atrophie.

c) Pubertät

Noch *vor den ersten somatischen Zeichen* der Pubertät ist die sich anbahnende hormonale Umstimmung im Vaginalabstrich erkennbar. Offenbar als

[1] Wied, G. L., and C. M. Keebler: Vaginal Cytology of Female Children. Annals of the New York Academy of Sciences **142**, 646–653 (1967).

Zeichen des Beginns der Produktion von Östrogenen und Androgenen durch Ovar und Nebennierenrinde (Adrenarche) treten die Parabasalzellen im Ausstrich zugunsten von Intermediär- und vereinzelten Oberflächenzellen zurück *(Abb. 67)*.

Bei Gonadendysgenesie (TURNER-Syndrom) bleibt der atrophische Ausstrichtyp gewöhnlich erhalten.

Kurz vor der Menarche finden sich Zellbilder wie in der frühen, mittleren und schließlich späten Follikelphase, ohne daß jedoch ein Wechsel zur Lutealphase erkennbar wird *(Abb. 68, 87)*. Offenbar ist die zunehmende Proliferationshöhe des Epithels auf die Östrogenbildung der wachsenden Follikel zurückzuführen, ohne daß es zur Ovulation mit Ausbildung eines Gelbkörpers kommt.

d) Zyklus

Für den *biphasischen Zyklus* ist der Wechsel zwischen Follikel- und Lutealphase charakteristisch. Beim *monophasischen Zyklus* bleibt das Bild der Follikelphase auch in der zweiten Hälfte bestehen, ebenso und darüber hinaus bei der Follikelpersistenz.

Nach der Ovulation finden sich als Ausdruck der zunächst abnehmenden Östrogenbildung und des stärker werdenden Einflusses des Gelbkörperhormons charakteristische Veränderungen.

α) Biphasischer Zyklus

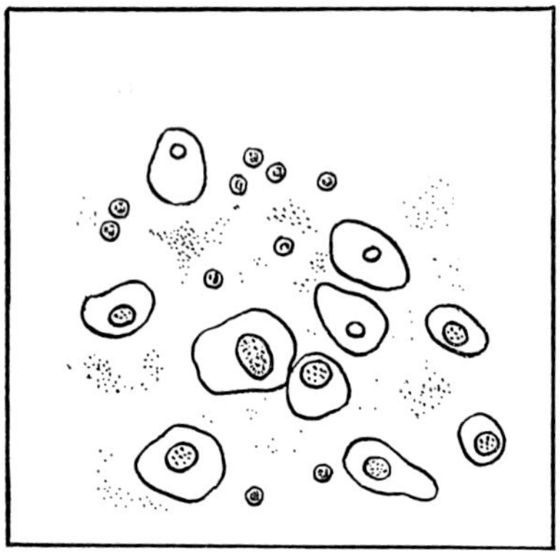

Abb. 66. Kindheit, 4. Monat

Fast ausschließlich Parabasalzellen, oft mit Degenerationserscheinungen, zahlreiche Leukozyten und Kokken
Differentialdiagnose: Atrophie in der Menopause
Klinische Bedeutung: Kein Anhalt für östrogen- oder androgenbildenden Tumor

Abb. 67. Adrenarche

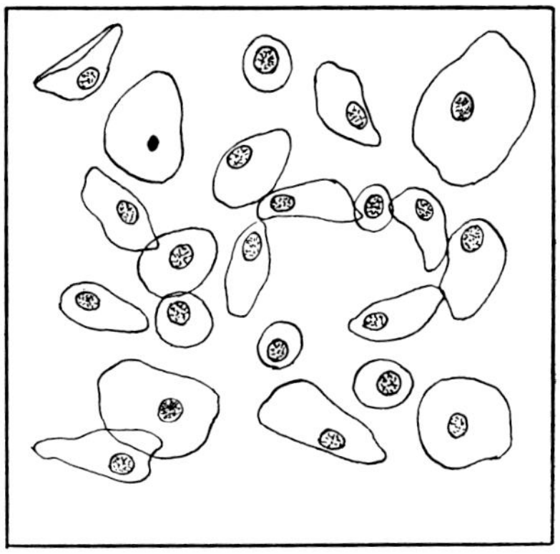

Überwiegend Intermediärzellen, vereinzelt Parabasal- und Oberflächenzellen

Abb. 68. Prämenarche

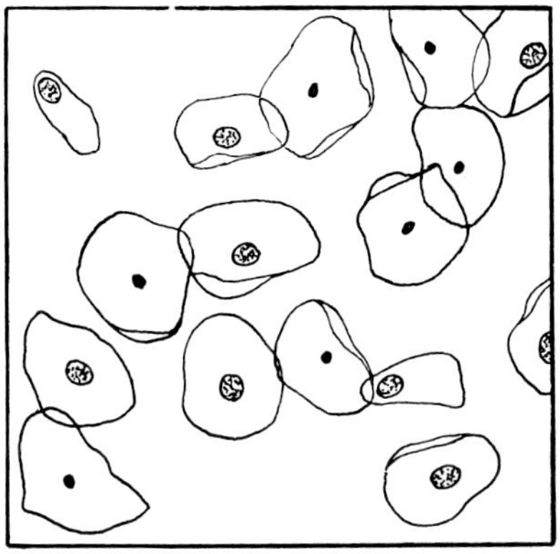

Oberflächen- und Intermediärzellen in etwa gleicher Anzahl, keine Parabasalzellen
Differentialdiagnose: Anovulatorischer Zyklus
Klinische Bedeutung: Es sind Ovarien vorhanden, die zur Östrogenbildung stimuliert werden

Abb. 69. Frühe Follikelphase

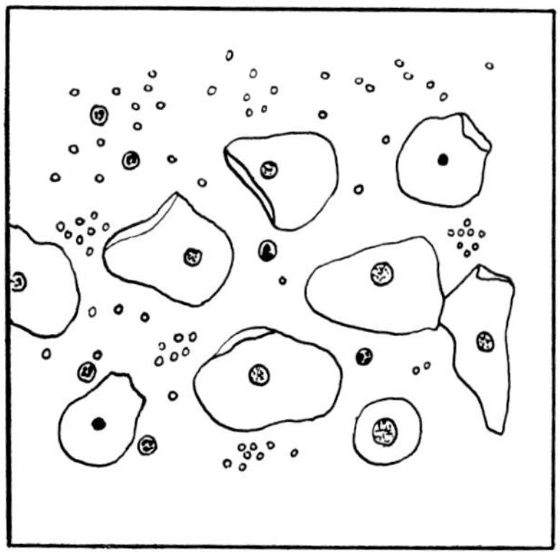

Vorwiegend Intermediärzellen, vereinzelt Parabasalzellen, wenige Oberflächenzellen. Erythrozyten, Leukozyten, Kokken

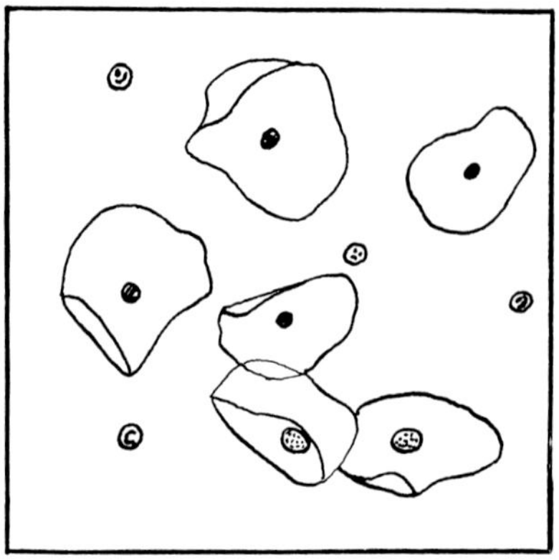

Abb. 70. Mittlere Follikelphase

Intermediär- und Oberflächenzellen etwa zu gleichen Teilen, keine Erythrozyten, weniger Leukozyten, kaum noch Kokken

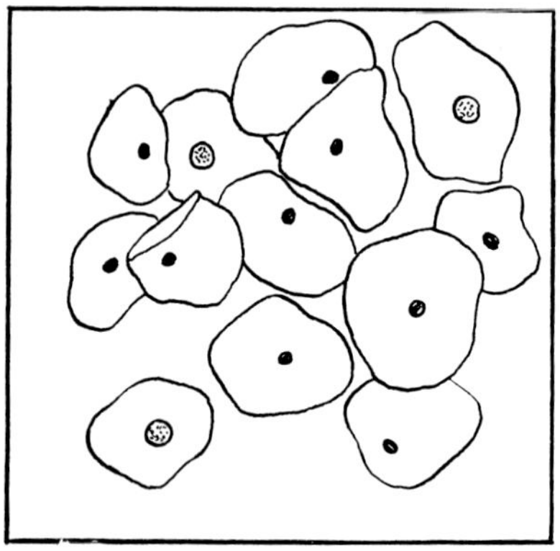

Abb. 71. Späte Follikelphase

Vorwiegend Oberflächenzellen mit pyknotischem Kern und ungefaltetem, eosinophilem Zytoplasma, „sauberer", d. h. leukozyten- und kokkenfreier Ausstrich

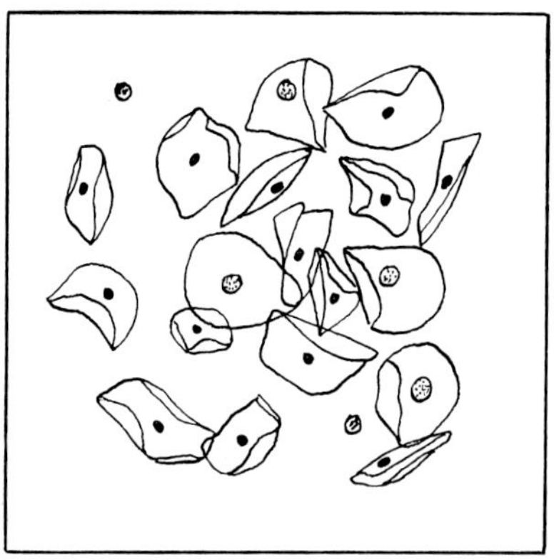

Abb. 72. Postovulatorische Phase

Während in der präovulatorischen Phase die Zellen einzeln ausgebreitet lagen, findet sich jetzt eine *Massenabschilferung mit charakteristischer Gruppenbildung* z. T. übereinanderliegender Zellen. Nur noch wenige Oberflächenzellen mit pyknotischem Kern und eosinophilem ungefaltetem Zytoplasma. Vorwiegend Intermediärzellen mit bläschenförmigem Kern und zyanophilem, gefaltetem Zytoplasma

Abb. 73. Mittlere bis späte Lutealphase

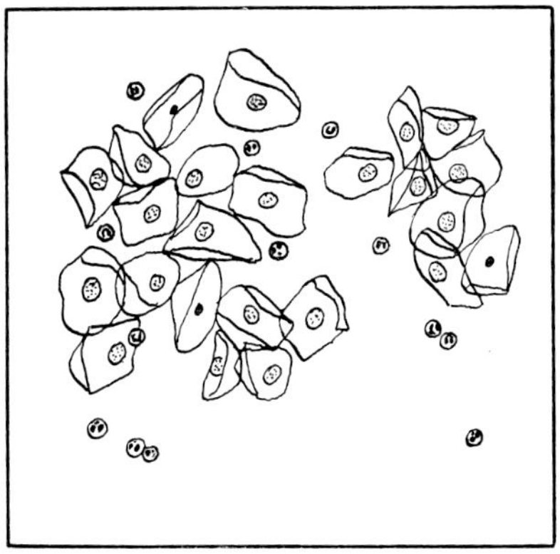

In charakteristischen Gruppen liegende Intermediärzellen mit vesikulärem Kern und gefaltetem, zyanophilem Zytoplasma. Vereinzelt Oberflächenzellen mit meist ebenfalls gefaltetem, zyanophilem Zytoplasma. Leukozyten, DÖDERLEIN-Bazillen

Abb. 74. Mittlere bis späte Lutealphase: Zytolyse

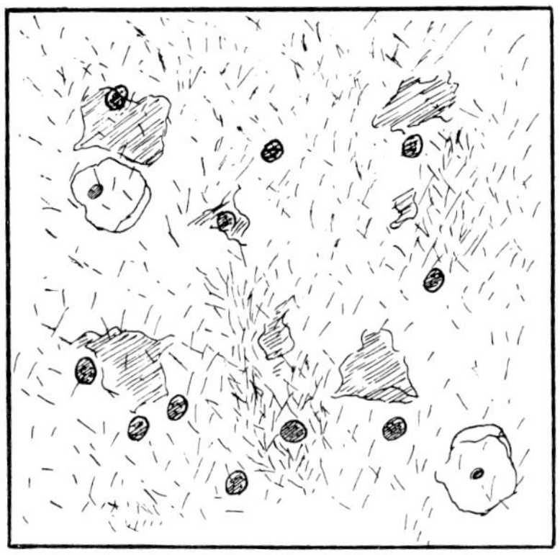

Zahlreiche kurze bis lange DÖDERLEIN-Bazillen. Wenige Oberflächenzellen. Die Intermediärzellen zeigen alle Grade der Auflösung des Zytoplasmas bis zum Vorliegen freier bläschenförmiger Kerne (bakterielle Zytolyse: durch Antibiotikumeinlage aufhebbar)

Abb. 75. Menstruation

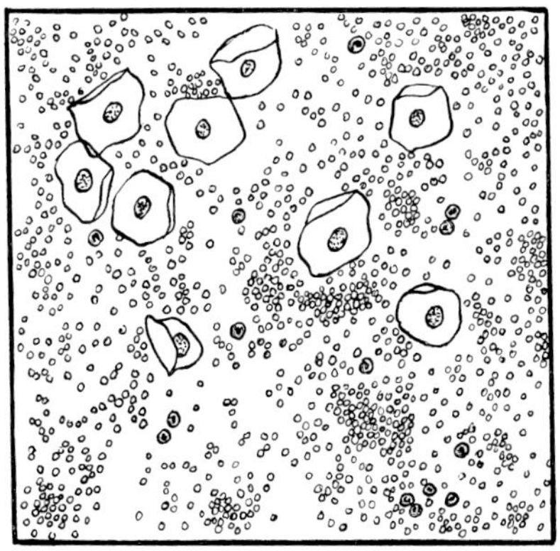

Inmitten zahlreicher Erythrozyten und einzelner Leukozyten Intermediärzellen. (Selten: Gruppen von Endometriumzellen)

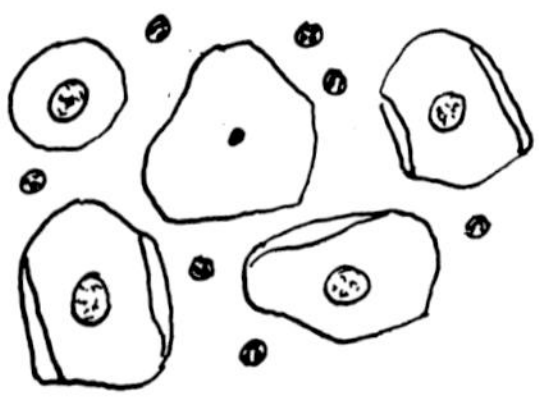

Frühe Proliferation
(etwa 8. Tag)

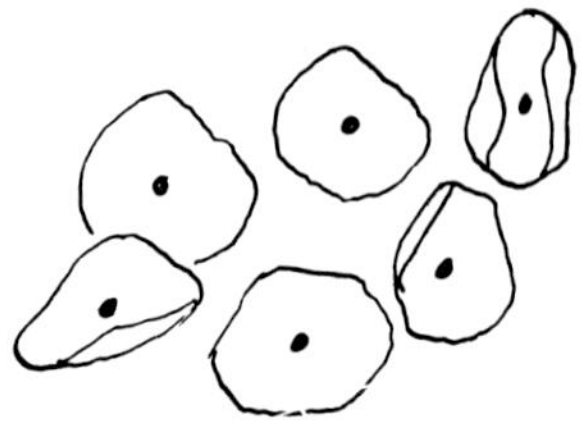

Frühe Sekretionsphase
(etwa 18. Tag)

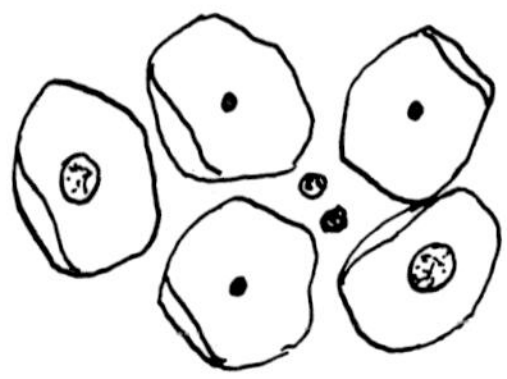

Mittlere Proliferation
(etwa 12. Tag)

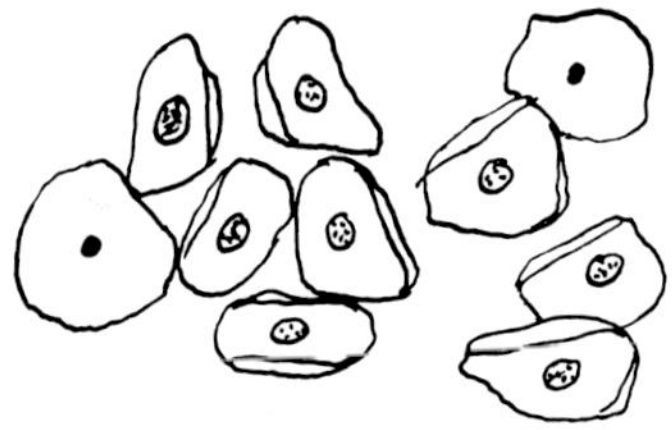

Mittlere Sekretionsphase
(etwa 22. Tag)

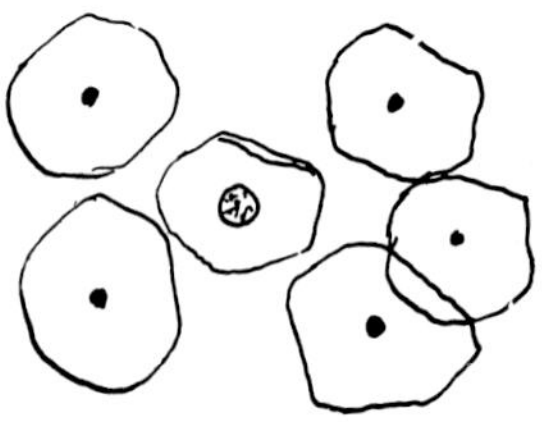

Späte Proliferation
(etwa 15. Tag)

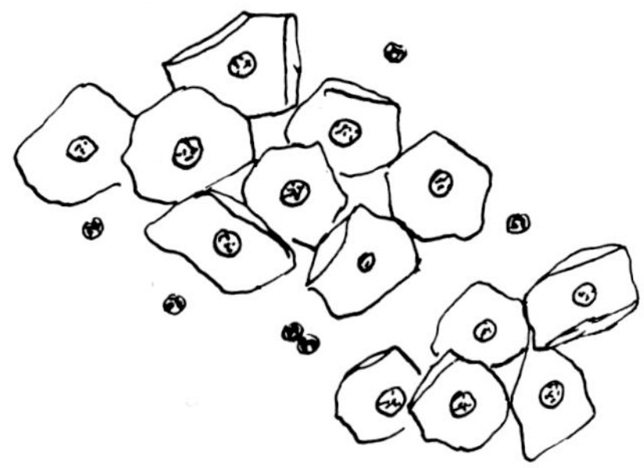

Späte Sekretionsphase
(etwa 26. Tag)

Abb. 76. Überblick über das Zellbild im biphasischen Zyklus (nach einem Schema von G. L. Wied)

β) **Monophasischer Zyklus**

Das *Bild der späten Follikelphase bleibt* über den Ovulationstermin hinaus bestehen *(Abb. 68, 77)*. Kurz vor dem Blutungsbeginn finden sich zunehmend häufig Intermediärzellen als Zeichen nachlassender Östrogenwirkung. Die Massenabschilferung, wie sie für die Gelbkörperhormoneinwirkung auf zuvor proliferiertes Vaginalepithel charakteristisch ist, bleibt aus.

γ) **Follikelpersistenz**

Persistiert der Follikel über den erwarteten Menstruationstermin hinaus, ohne daß eine Ovulation stattfindet, so sieht man oft während der dann auftretenden sekundären Amenorrhoe *Zeichen relativ starken Östrogeneinflusses (Abb. 77).*

Abb. 77. Östrogeneffekt, z. B. bei monophasischem Zyklus und Follikelpersistenz

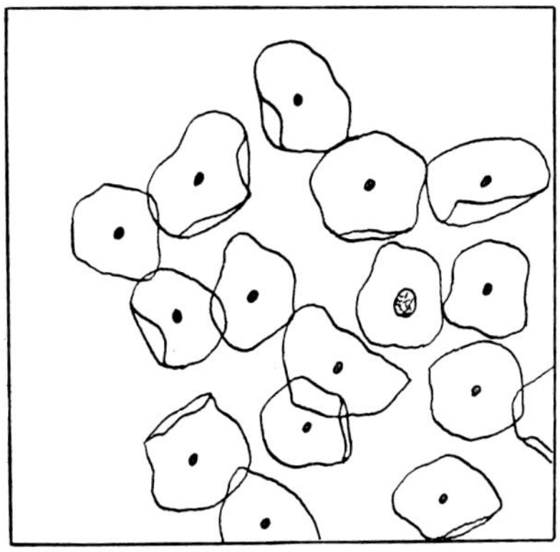

Fast ausschließlich Oberflächenzellen mit pyknotischem Kern und eosinophilem, meist ungefaltetem Zytoplasma. Nur vereinzelt Intermediärzellen mit bläschenförmigem Kern und zyanophilem, gefaltetem Zytoplasma

Die gleichen hormonalen Einflüsse führen am Endometrium zur glandulär-zystischen Hyperplasie. Diese ist histologisch noch nachzuweisen, wenn das Vaginalepithel bei nachlassender Östrogenbildung des sich rückbildenden Follikels bereits einen deutlichen Abfall in seiner Proliferationshöhe erkennen läßt. Zu dieser Zeit reagiert das Endometrium mit einer Hormonentzugsblutung. Je nach dem Zeitpunkt der Abstrichentnahme fällt daher das Zellbild im Verlauf der Follikelpersistenz mit glandulär-zystischer Hyperplasie verschieden aus: Östrogeneffekt in der Phase des noch reichlich Östrogen bildenden persistierenden Follikels, mittelhohe Proliferation in der Phase der nachlassenden oder abgeklungenen Östrogenbildung des sich rückbildenden Follikels.

e) Amenorrhoe

Bei Amenorrhoe können alle Ausstrichtypen gefunden werden. Sie erlauben folgende Deutung: s. Text zu den *Abbildungen 78* bis *80*.

Abb. 78. Atrophie

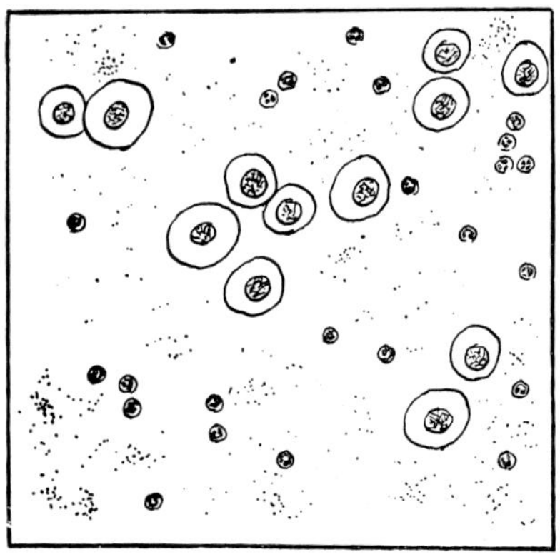

Kein proliferativ wirksames Hormon nachweisbar, also keine Östrogen-, Androgen- oder Gestagenproduktion seitens Ovar oder Nebennierenrinde erkennbar:

1. Physiologische Ruhe der Ovarien
   a) Frühe Kindheit (vor Beginn der Nebennierenrindenandrogenbildung
   b) Frühe Postpartalperiode
   c) Senium
2. Gonadendysgenesie (TURNER-Syndrom)
3. schwere Form der Amenorrhoe
   (= Amenorrhoe II. Grades = vegetative Ovarialinsuffizienz)

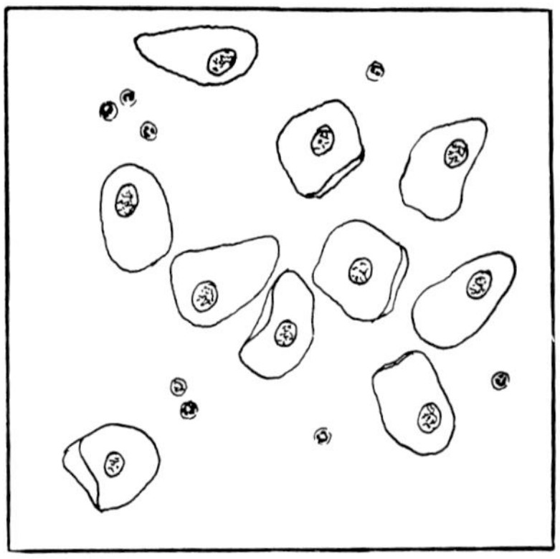

Abb. 79. Mittelhoher Aufbau (zur Intermediärzellschicht)

Androgene oder/und Gestagene mit/ohne gleichzeitige(r) Östrogenwirkung:

1. Kindheit nach der Adrenarche vor Einsetzen der Follikelreifung
2. Schwangerschaft (zytologische Differentialdiagnose: Nach hohen Östrogendosen bleibt bei Schwangerschaft der mittelhohe Aufbau unverändert, während bei Amenorrhoen aller anderen Ursachen ein Aufbau zur Oberflächenzellschicht stattfindet)
3. leichte Form der Amenorrhoe (= Amenorrhoe I. Grades = generative Ovarialinsuffizienz)
4. Postklimakterium und Senium („adrenogene Proliferation“)
5. Kastration im ovaraktiven Alter (bei weiterbestehender Bildung proliferativ wirkender Hormone durch die Nebennierenrinde)

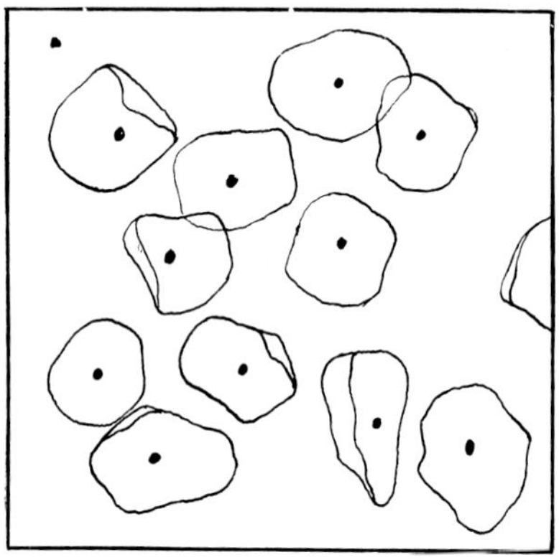

Abb. 80. Hoher Aufbau (zur Oberflächenzellschicht)

Östrogenwirkung ohne Hemmung durch stärkere Gestagen- oder Androgeneinflüsse:

1. Prämenarche
2. Erste Hälfte eines unterschwelligenZyklus
3. Uterine Amenorrhoe (= ovarieller Zyklus intakt, jedoch Endometrium nicht ansprechbar; zytologische Differentialdiagnose: Wechsel zwischen Follikel- und Lutealphase trotz ausbleibender Menstruationsblutung)

Zur zytologischen Differenzierung einer Amenorrhoe müssen bakterielle Einflüsse auf das Zellbild durch lokale Antibiotikumanwendung ausgeschaltet werden, da sie Fehldiagnosen veranlassen können: *Kokken* können durch Pseudo-Eosinophilie und Pseudo-Karyopyknosen Östrogenwirkung vortäuschen, DÖDERLEIN-*Bazillen* können durch Zytolyse der Intermediärzellen deren Proliferation zu Oberflächenzellen verhindern und dadurch Östrogenwirkung verschleiern.

Stets sind *genaue klinische Angaben,* besonders über die Zyklusanamnese, vom Einsender zu fordern.

In allen Fällen von **primärer Amenorrhoe** ist unter Öl-Immersion nach BARR-Körperchen zu fahnden (RAKOFF). Sie sollten bei BARR-positiven Fällen in über 20 % der Zellkerne vorhanden sein (Fehlerquote ~ 3 %) *(Tafel II, Bild 3).*

In Zweifelsfällen zeigen Abstriche von der seitlichen Scheidenwand einen höheren Prozentsatz BARR-positiver Zellen als Wangenschleimhautabstriche. Sie dienen bei *primärer Amenorrhoe* der Differentialdiagnose zwischen TURNER-Syndrom, testikulärer Feminisierung, kongenitaler Nebennierenhyperplasie (adrenogenitalem Syndrom) und Uterusaplasie (uteriner Amenorrhoe) (WIED.)

Zur **Differentialdiagnose zwischen sekundärer Amenorrhoe und Schwangerschaft** dient bei mittelhohem Aufbau mit Intermediärzellen der Östrogentest (WIED, s. S. 78). Reagiert das Epithel mit östrogener Proliferation, so liegt keine Schwangerschaft vor.

f) Schwangerschaft[1]

α) Ungestörte Schwangerschaft

Bei ungestörter Schwangerschaft werden folgende Zellbilder gefunden (A. KOLLER u. J. ARTNER[2]; G. L. WIED[3]):

Abb. 81. Navikularzelltyp (65 % aller Fälle)

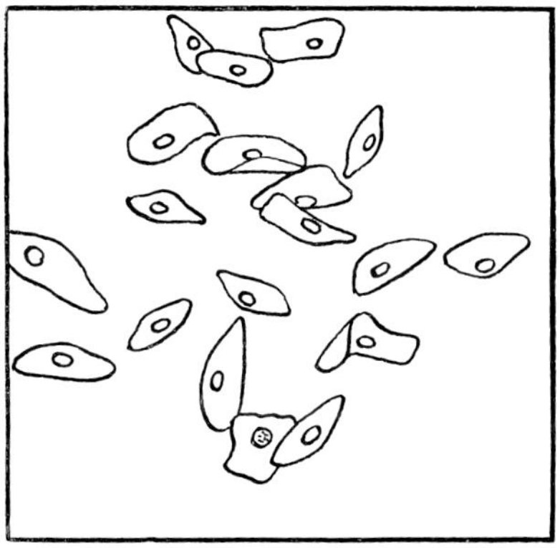

Fast ausschließlich Intermediärzellen mit bläschenförmigem, manchmal stiftförmigem Kern und zyanophilem, zuweilen kahnförmigem Zytoplasma (*„Navikularzellen“*). Oft Massenabschilferung und Haufenbildung.
Diagnostische Bedeutung: Keine hormonale Störung erkennbar

[1] Symposium: Hormonal Cytology During Pregnancy and the Postpartum Period. Acta Cytol. **3**, 197—305 (1959).

[2] KOLLER, A. u. J. ARTNER: Gynaecologia, Basel **136**, 137 (1953).

[3] WIED, G. L.: in RUNGE, Gynäkologische Zytologie; Zbl. Gynäk. **75**, 1075 (1951).

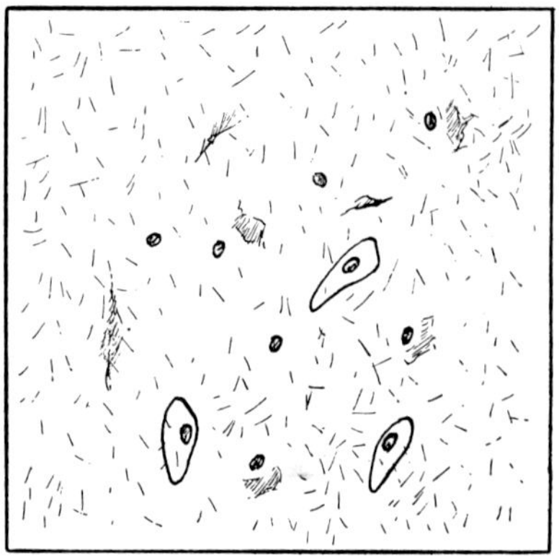

Abb. 82. Zytolysetyp (15 % aller Fälle)

Reichliche DÖDERLEIN-Flora. Kaum noch guterhaltene Intermediärzellen. Dafür viele Zelltrümmer und freie, gut erhaltene bläschenförmige Zellkerne
Diagnostische Bedeutung: Keine hormonale Störung erkennbar

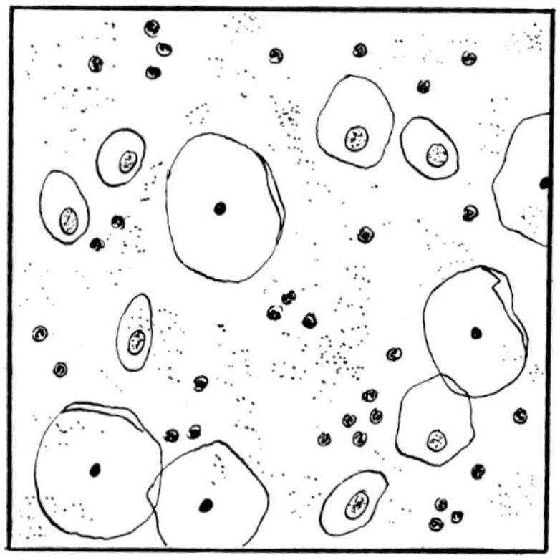

Abb. 83. Entzündlicher Typ (7,5 % aller Fälle)

Mischflora, keine DÖDERLEIN-Bazillen. Reichlich Leukozyten. Intermediär- und einige Oberflächenzellen
Diagnostische Bedeutung: Prognose günstig, wenn während der ganzen Schwangerschaft vorhanden; Prognose ungünstig; wenn plötzliche Entwicklung dieses Zellbildes aus vorher bestehendem Zytolyse- oder Navikularzelltyp: Verdacht auf hormonale Störung

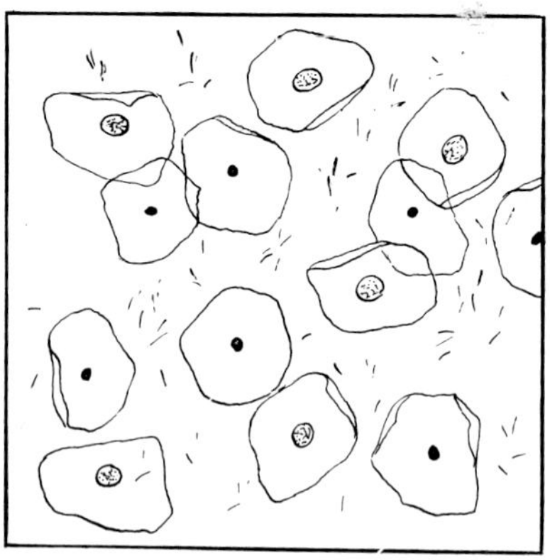

Abb. 84. Östrogentyp (12,5 % aller Fälle)

Neben Intermediärzellen zahlreiche Oberflächenzellen. Zuweilen DÖDERLEIN-Bazillen, aber keine Zytolyse
Diagnostische Bedeutung: Prognose ungünstig, wenn plötzliche Entwicklung dieses Zellbildes aus vorher bestehendem Zytolyse- oder Navikularzelltyp: Verdacht auf hormonale Störung

Abb. 85. Ante-Partum-Zellen im Urinsediment (50 % aller Fälle)

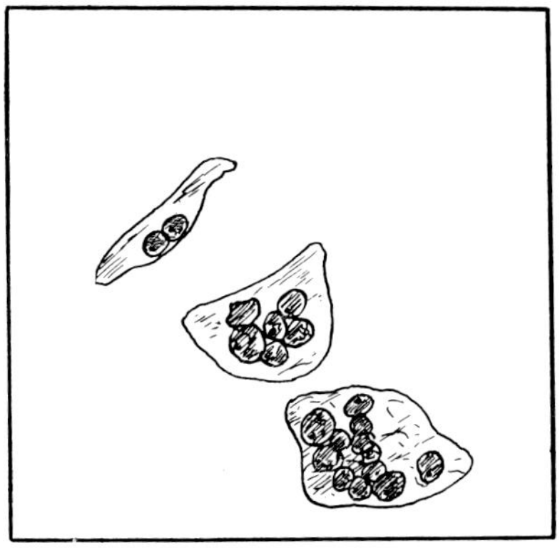

Im *Urinsediment* mehrkernige Zellen. *Diagnostische Bedeutung:* Meist beginnt die Geburt innerhalb von 7 bis 8 Tagen (G. L. WIED[1])

Als **Schwangerschaftstest** kann die Zytologie unter folgenden Voraussetzungen angewendet werden:

a) Das Bild der Lutealphase bleibt über den erwarteten Menstruationstermin hinaus 8 bis 10 Tage lang unverändert bestehen oder geht entweder in den Navikular- oder den Zytolysetyp über.
b) Das Zellbild der Amenorrhoe mit Aufbau bis zur Intermediärzellschicht geht auch nach der Verabfolgung von hohen Östrogendosen (z. B. 10 mg Östradiolbenzoat i. m.) nicht in den Östrogentyp über. (Dieser Test ist für die *Differentialdiagnose zwischen Schwangerschaft und Amenorrhoe* bei beginnendem Klimakterium besonders brauchbar, G. L. WIED, S. 73.)

Aus dem entzündlichen und dem Östrogentyp des Ausstrichs ist keine Schwangerschaftsdiagnose möglich. In der Praxis werden natürlich die *imunologischen* Schwangerschaftsteste verwendet.

β) **Gestörte Schwangerschaft**

Hormonale Störung der Schwangerschaft wirkt sich auf den Zellabstrich so aus, daß ein vorher konstanter Navikularzell- oder Zytolysetyp plötzlich in den entzündlichen oder den Östrogentyp umschlägt. Bei erfolgreicher *Hormonbehandlung des* **drohenden Aborts** können sich Entzündungs- und Östrogentyp in den Navikularzell- oder Zytolysetyp zurückverwandeln. Andererseits können Entzündungs- und Östrogentyp die ganze Schwangerschaft hindurch bestehen, ohne daß eine Störung auftritt.

Navikularzell- oder Zytolysetyp bei **Abort** lassen *extrahormonale Ursachen,* evtl. Artefakte, vermuten. Die *forensische Bedeutung* dieser Beobachtung wurde von KLEIN u. BAURMANN[2] hervorgehoben.

Intrauteriner Fruchttod ist zu vermuten, wenn der Östrogentyp Regression zum Post-Partum-Typ zu erkennen gibt *(Abb. 86,* S. 94*).* Dieser hält oft nur wenige Tage an, so daß er der Untersuchung entgehen kann.

[1] WIED, G. L.: Zbl. Gynäk. **73,** 1075 (1951).
[2] KLEIN, A. u. H. BAURMANN: Dtsch. Zschr. gerichtl. Med. **44,** 538 (1953).

Bei **inkomplettem Abort** können in blutreichen Abstrichen *Trophoblastzellen* gefunden werden:

a) *synzytiale Trophoblastzellen*

mit bis zu 20 und mehr Kernen von gelegentlich etwas unregelmäßiger Form, die ein grobkörniges, gleichmäßig verteiltes Chromatin und zuweilen Nukleoli enthalten, und ampho- oder eosinophilem Zytoplasma

b) *Zytotrophoblastzellen*

aus der LANGHANS-Schicht mit großen, oft hyperchromatischem Kern und hellem, amphophilem, unscharf begrenztem Zytoplasma

Die *intakte* **Blasenmole** zeigt gegenüber einer normalen Schwangerschaft keine Unterschiede im Zellbild. Bleibt das Schwangerschaftszellbild *nach der Ausräumung* der Blasenmole erhalten, so sind verbliebene, hormonal aktive Teile zu vermuten. Auch an die Entstehung eines **Chorionepithelioms** ist zu denken.

Bei einem ektopischen Chorionepitheliom der Leber fanden wir bei einer 67jährigen Frau ein wie bei Schwangerschaft *zur Intermediärzellschicht aufgebautes Vaginalepithel* und dezidual umgewandelte Stromazellen im Endometriumausstrich.

Vom Chorionepitheliom werden u. a. Riesenzellen mit mehreren hyperchromatischen Kernen abgeschilfert. Diese werden jedoch auch bei gewöhnlichem Abort gefunden (choriale Riesenzellen).

Bei **Extrauteringravidität** findet sich zunächst ein normales Schwangerschaftsbild, das bei Nachlassen der Plazentarfunktion alle Übergänge zum Post-Partum-Typ zeigen kann. Durch den Nachweis zyklischer Veränderungen kann die Diagnose Extrauteringravidität ausgeschlossen werden. Das Auftreten von Post-Abortum-Zellen spricht für intrauterinen Abort (WASCHKE[1]).

γ) Diagnose des Blasensprungs

1. Kristallisationstest (Abb. 89—91):

Sekret aus dem unteren Drittel der Vagina wird ausgestrichen und nach Lufttrocknung bei kleiner Vergrößerung und mäßiger Abblendung mikroskopiert: Bei Anwesenheit von Fruchtwasser entstehen feine „*Farnkraut*“-Kristalle (vgl. S. 99).

2. Nachweis kernloser Epidermisschollen

im mütterlichen Vaginalabstrich spricht für erfolgten Blasensprung. Sie stammen von der Körperoberfläche oder aus dem Urogenitalsystem des Feten.

Geeignetes Nachweisverfahren:

Differenzierter Schuppentest (LANGREDER[2]):

1. Entnahme von Sekret aus dem hinteren Scheidengewölbe oder von der Portio mittels steriler Platinöse
2. Aufschwemmen in einem Tropfen 1 %iger Sublimatlösung
3. Ausstrichen auf Objektträger

---

[1] WASCHKE, G.: Zbl. Gynäk. **78,** 96 (1956).

[2] LANGREDER, W.: Zschr. Geburtsh. Stuttgart, **136,** 136 (1952).

4. Lufttrocknen
5. Färbung in LÖFFLERS Methylenblau 30 Sekunden lang

Ergebnis:

blaue Zellen: von der mütterlichen Vagina, der kindlichen Körper- oder Urogenitaloberfläche

weiße kernlose Schollen:
von der kindlichen Körper- oder Urogenitaloberfläche

gelbe kernlose Schollen:
Vulvahaut der Mutter oder Körperfläche des Kindes

Nur die weißen Schollen sind spezifisch für das Kind und damit beweisend für Blasensprung.

3. Nilblausulfatprobe (KITTRICH[1])

1. Entnahme von Sekret wie bei 21
2. Ausstrichen auf 2 Objektträgern
3. Auf die Ausstriche einige Tropfen 0,05 %iger–1 %iger wäßriger Nilblausulfatlösung geben und 3–5 Minuten einwirken lassen
4. Den noch nassen Abstrich mit Deckgläschen bedecken und die überstehende Flüssigkeit abtrocknen
5. Mikroskopieren

Ergebnis:

Die mit Vernix caseosa bedeckten fetalen Hautepithelien und die Fetttropfen der Vernix caseosa färben sich *metachromatisch tief orange bis rot,* die anderen Elemente (mütterliche Vaginalepithelien, Erythrozyten, Leukozyten) färben sich blau.

Das Verfahren ist vor der 32. Woche wegen der dann nur minimalen fetalen Hautabschilferung weniger verläßlich.

δ) **Fetaler Reifegrad**

Aus dem **„LIPID-INDEX“** des Fruchtwassers sind zytologisch *Aussagen über den fetalen Reifegrad möglich* (BROSEUS, GORDON u. BAERT)[2].

Technik:
1. Fruchtwasser durch transabdominale Punktion (Amniozentese) gewinnen.
2. 1 Tropfen Fruchtwasser auf Objektträger mit 1 Tropfen 1 %iger Nilblausulfatlösung mischen.
3. abdecken und 500 Zellen auszählen.

Ergebnis:

Orangefarbene Zellen unter 1 %:	Schwangerschaft vor der 34. Woche
Orangefarbene Zellen von 1–10 %:	Schwangerschaft von der 34.–37. Woche
Orangefarbene Zellen von 10–50 %:	Schwangerschaft von der 37.–40 .Woche

[1] KITTRICH, M.: Geburtsh. u. Frauenheilk. **23,** 156 (1963).

[2] BROSEUS, I., H. GORDON and A. BAERT: J. Obstet. Gynaec. Brit. Cwlth. **76,** 20 (1969).

Für diese Fragestellung ist auch die Färbung nach HARRIS-SHORR (s. S. 44) geeignet (FENNEFROHN[1]): ausgezählt werden die aus der fetalen Haut stammenden polygonalen kernlosen Schollen.

ε) Voraussage des Geburtstermins

durch vaginale Zytodiagnostik hat sich nicht durchgesetzt.

η) Post-Partum-Periode

Mit fortschreitender Ausscheidung der Plazentarhormone aus dem mütterlichen Organismus nimmt auch die Proliferationshöhe des Vaginalepithels ab, um erst wieder beim Einsetzen der zyklischen Ovarialfunktion das zyklus- und altersentsprechende Bild anzunehmen. Häufig treten **„Post-Partum-Zellen"** (PAPANICOLAOU) auf: Parabasalzellen mit verdicktem Zytoplasmarand und exzentrischem, teilweise pyknotischem Kern *(Abb. 86)*. Zuweilen ist das Zytoplasma schaumartig vakuolisiert. Rötliche bis violette Zytoplasmafärbung wird beobachtet. Die Abstriche sind leukozytenreich und enthalten in den ersten 10 bis 14 Tagen, zuweilen auch länger, mehr oder weniger reichlich Erythrozyten.

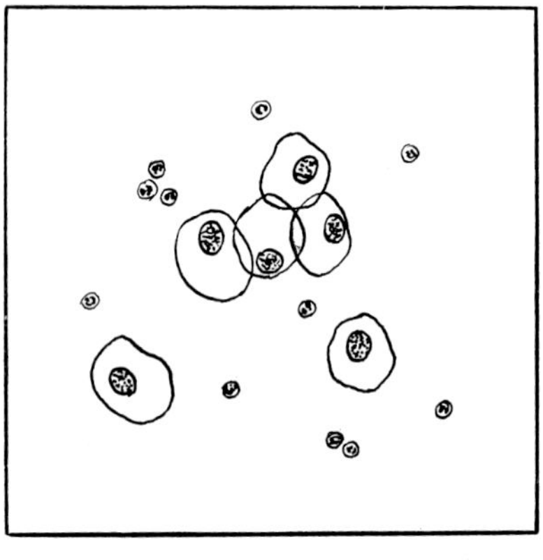

Abb. 86. Post-Partum-Zellen im Vaginalausstrich

ϑ) Pränatale Geschlechtsvoraussage

Versuche der Geschlechtsvoraussage aus dem *Vaginalabstrich* sind ergebnislos geblieben. Beziehungen der verschiedenen Ausstrichtypen in der Schwangerschaft zum Geschlecht des erwarteten Kindes lassen sich nicht finden (ARTNER u. KOLLER[2]).

Dagegen erlaubten *Ausstriche aus Fruchtwassersediment* eine Voraussage des kindlichen Geschlechts vor der Geburt, falls sie genügend Zellen des Kindes enthalten. Mindestens von der 8. Schwangerschaftswoche an finden sich im

[1] FENNEFROHN, B.: Zbl. Gynäk. **92**, 1257 (1970).

[2] ARTNER, J. u. A. KOLLER: Schweiz. med. Wschr. **83**, 55 (1953).

Fruchtwasser abgeschilderte kernhaltige Zellen aus dem Magen-Darm-, Respirations- und Urogenitaltrakt des Fetus. Bei Mädchen enthalten die Zellkerne in rund 35 % das von BARR, BERTRAM und LINDSAY[1] beschriebene Geschlechtschromatin *(Abb. 37 und Tafel II, Bild 3)*, bei Knaben in nur zu etwa 4 %, wie die übereinstimmenden Ergebnisse von SACHS, OERR und DANON[2] sowie von SHETTLES[3] zeigen.

LANGREDER[5] hatte bereits 1951 darauf hingewiesen, daß sich im Fruchtwasserpunktat von Mädchen Epithelien der kindlichen Vagina finden, die unter dem Einfluß der Plazentarhormone zu Navikularzellen proliferiert sind.

Die Gewinnung von Fruchtwasser mittels Punktion durch die Bauchdecken kann jedoch zu Blutungen aus der Plazenta und vorzeitigem Wehenbeginn führen (DEWHURST[4]), so daß dieses Verfahren *eher wissenschaftlichen als praktischen Wert* hat. Ungefährlicher ist die Entnahme von Fruchtwasser nach dem Verfahren von DREW-SMYTHE (hohe Blasensprengung). Dennoch bestehen gegen die generelle pränatale Geschlechtsvoraussage *Bedenken vorwiegend ärztlich-ethischer Art.*

g) Klimakterium und Senium

α) Klimakterische Blutungen

Da ein Teil der Blutungen im Klimakterium auf bösartigen Veränderungen beruht, muß zuerst auf tumorverdächtige Zellen gefahndet werden.

Sehr *blutreiche Ausstriche* erlauben nach gewöhnlicher Alkohol-Äther-Fixierung oft keine Diagnose, da die aneinandergereihten und sich überlagernden Erythrozyten das Auffinden von epithelialen Elementen erschweren.

Abhilfe:
1. Zur *Hormondiagnostik* werden die Abstriche ausnahmsweise von der vorderen Vaginalwand entnommen, da dort die Blutbeimengung gewöhnlich weniger stark ist.
2. Zur *Krebsdiagnostik* wird der blutreiche Abstrich von der Ekto- und Endozervix in einer Lösung aus Alkohol-Äther mit 3 % Essigsäurezusatz 1 Stunde lang fixiert, so daß die Erythrozyten hämolysiert werden (S. 27).

Beachtet werden muß, daß Karzinome höherer Genitalabschnitte (z. B. Korpus- und Tubenkarzinome) *niemals* durch negative Vaginal-, Fornix- und Intrazervikalabstriche ausgeschlossen werden können (S. 12, 124).

Bei Malignitätsverdacht sollte immer eine histologische Klärung durch *getrennte* Kollum-Korpus-Kürettage erfolgen! Nur der *positive* zytologische Befund hat für diese Karzinome Bedeutung.

---

[1] BARR, M. L., BERTRAM, L. F., u. LINDSAY, H. A.: Anat. Reec., Philadelphia **107**, 283 (1950).

[2] SACHS, L., DERR, D. M., u. DANON, M.: Science **123**, 548 (1956).

[3] SHETTLES, L. B.: Amer. J. Obstetr. Gynec. **71**, 834 (1956).

[4] LANGREDER, W.: Arch. Gynec. **180**, 248 (1951).

[5] DEWHURST, C. J.: Lancet **I**, 471 (1956).

Ist Bösartigkeit ausgeschlossen, so findet sich bei klimakterischen Blutungen oft das uneinheitliche Zellbild der **Follikelpersistenz** (S. 86).

β) Der Übergang zur Menopause

erfolgt individuell verschieden. Bei manchen Frauen findet sich noch einige Monate ein *unterschwelliger Zyklus* (Postmenopause-Zyklus, PAPANICOLAOU). Das Zellbild wechselt dann zwischen Follikel- und Lutealphase, ohne daß eine Blutung aus dem Uterus erfolgt. Bei anderen Frauen treten längere und unregelmäßige Pausen zwischen den einzelnen Menstruationen ein, bis die Blutungen schließlich ganz aufhören. Im Zellbild sieht man dann entweder *monophasische Zyklen* oder nach vorübergehenden *hypofollikulinen* Phasen einen normalen Wechsel zwischen Follikel- und Lutealphase, also biphasische Zyklen. Die drei beschriebenen Typen können sich auch abwechseln. **Daher ist große Zurückhaltung bei der zytologischen Prognose, ob noch weitere Blutungen zu erwarten sind, geboten!** Nur bei längerdauernder Atrophie ist die Wahrscheinlichkeit groß, daß nunmehr die endgültige Menopause eingetreten ist.

Ein abrupter Übergang vom normalen biphasischen Zyklusbild zur Atrophie ist ungewöhnlich. Auch Fälle, bei denen bereits 1 Jahr nach der letzten Menstruation Atrophie gefunden wird, sind nicht häufig.

γ) Künstliches Klimakterium

Wird die Östrogenproduktion der Ovarien aus deren voller Funktion heraus durch Operation oder Bestrahlung ausgeschaltet, so tritt *nicht Atrophie* ein, wie oft angenommen wird, sondern über Jahre hält sich ein *mittelhoher Proliferationstyp*, wie er bei sekundärer Amenorrhoe und bei der Mehrzahl postklimakterischer Frauen gesehen und auf eine Nebennierenrinden-Androgenbildung zurückgeführt wird. Nicht immer entwickelt sich daraus allmählich eine Atrophie. Wird dagegen nach Kastration ein Östrogentyp des Zellbildes gefunden, so handelt es sich entweder um exogene Follikelhormonzufuhr oder um endogene Östrogenbildung aus unvollkommen entfernten oder durch Bestrahlung unvollständig ausgeschalteten Ovarien.

δ) Das Zellbild nach der Menopause

Als Zeichen nachlassender Östrogenbildung finden sich alle Zwischenstufen zwischen hoher Proliferation und Atrophie. (Bei Prolaps und Deszensus können infolge mechanischer Beanspruchung Verhornungserscheinungen am Vaginal- und Portioepithel auftreten, die zur Abschilferung orangeophiler, kernloser Schollen führen, vgl. S. 60.)

Mittelhohe Proliferation

Meist besteht über lange Zeit nach Beginn der Menopause ein mittelhoher Proliferationstyp (vgl. *Abb. 79, 87*). Im Ausstrich finden sich fast ausschließlich Intermediärzellen. DÖDERLEIN-Bazillen und Zytolyse sind gelegentlich anzutreffen. Diese Proliferationshöhe wird auf die Hormonbildung der Nebennierenrinde zurückgeführt und erhielt daher auch ursprünglich die Bezeichnung „androgene“, später **„adrenogene Proliferation“** (G. L. WIED, S. 79). Auf die ursächliche Wirkung von Nebennierenrindensteroiden wird daraus geschlossen, daß der gleiche Proliferationstyp bei Frauen mit atrophischem Zellbild durch Androgenzufuhr erzeugt werden und daß er auch nach operativer oder Strahlenkastration beobachtet werden kann.

Atrophie

findet sich *bei etwa einem Drittel* aller Frauen in der Menopause, während bei den übrigen zwei Dritteln mittelhohe Proliferation gefunden wird. Das Alter ist hierfür nicht allein maßgebend. Es gibt über 80jährige Frauen mit mittelhoher Proliferation *(Abb. 87)*.

Beim *atrophischen Ausstrichtyp* finden sich fast ausschließlich Parabasalzellen. Diese sind verschieden groß (Anisozytose) und haben verschieden große und z. T. unterschiedlich geformte Kerne (Anisokaryose) *(Tafel II, Bild 4)*. Einzelne Parabasalzellen zeigen eine „Pseudoreifung“: Eosinophilie, Kernpyknose, zuweilen auch Karyorrhexis.

Verwechslungen atrophischer Parabasalzellen mit Tumorzellen sind beim Ungeübten häufig. Vor dieser Fehldiagnose schützt die *hormonale Aufhellungsbehandlung* (S. 134). Nach lokaler, peroraler oder parenteraler Östrogenzufuhr, z. B. 10 mg Östradiolbenzoat i. m., bleiben *tumorbedingte* Atypien unverändert („hormontaub“) bestehen, während *atrophiebedingte* Zytoplasma- und Kernanomalien verschwinden und nur noch gut erhaltene normale Zellen höherer Schichten ohne Anisozytose und Anisokaryose im Ausstrich zu finden sind *(Abb. 123 bis 125)*.

Häufig zeigen Parabasalzellen *Degenerationserscheinungen*. Die Zellgrenzen werden undeutlich. Die Kerne liegen in einer anscheinend homogenen Zytoplasmamasse: **„Atrophische Zellkohäsion“.** Infolge vollständiger Zytoplasmaauflösung können nur die freien Kerne liegen bleiben: **„Degenerative Autolyse“** *(Abb. 88)*. Sie unterscheidet sich von der „bakteriellen Zytolyse“ dadurch, daß sie

1. nicht durch den Einfluß der DÖDERLEIN-Bazillen bei saurem p_H-Wert des Vaginalmilieus hervorgerufen wird,
2. durch Östrogenzufuhr schlagartig beseitigt werden kann.

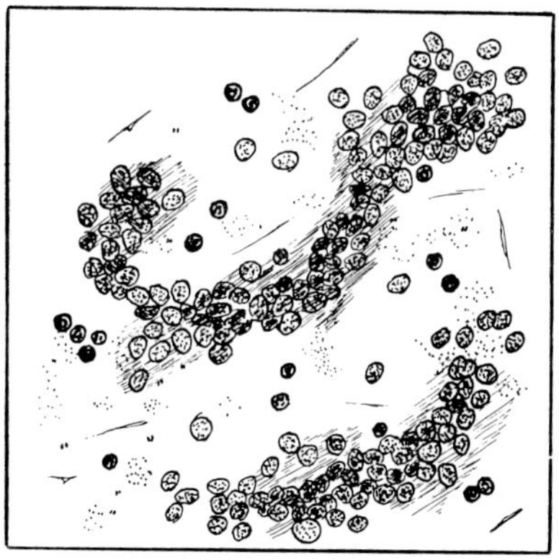

Abb. 88. Degenerative Autolyse

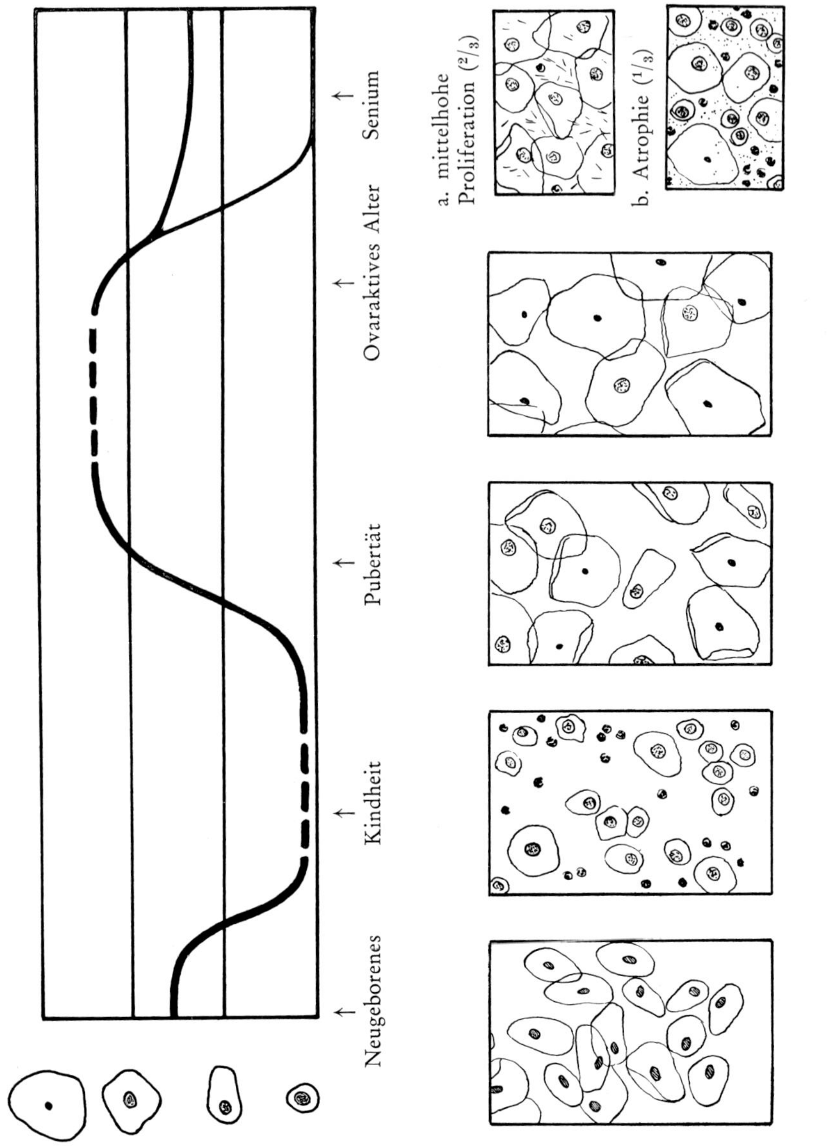

Abb. 87. Übersicht über das Zellbild in den verschiedenen Lebensabschnitten (in Anlehnung an H. SMOLKA u. L. KOSCH[1])

---

[1] SMOLKA, H. u. L. KOSCH: Geburtsh. u. Frauenhk. **14**, 337 (1954).

Dieser Ausstrichtyp ist für das *Fehlen des Einflusses jedes proliferativ wirksamen Hormons* auf das Vaginalepithel charakteristisch. Die hormonbedingte Degeneration macht sich auch an den sonst widerstandsfähigen *Leukozyten* bemerkbar: Sie degenerieren zu dünnen Fäden, die wegen ihrer keulenartigen Auftreibung am Ende eine gewisse Ähnlichkeit mit Spermien *(Abb. 47, 52)* aufweisen. DÖDERLEIN-Bazillen fehlen, da die Zellen bei Atrophie kein Glykogen enthalten.

Unter dem Einfluß der Mischflora können sich bei Parabasalzellen Eosinophilie und Karyopyknosen einstellen („Kokkentyp"), also Eigenschaften, die sonst nur den Oberflächenzellen zukommen *(Tafel II, Bild 4).* Um bei der Auswertung von Hormoneinflüssen hier nicht irrtümlicherweise eine Östrogeneinwirkung zu diagnostizieren, empfiehlt es sich, stets den Kokkeneinfluß durch gleichzeitige *Antibiotikumeinlage* in die Vagina auszuschalten. Hormonal bedingte Karyopyknosen bleiben auch danach bestehen, während kokkenbedingte verschwinden.

h) Anhang: Der Farntest

zeigt, in welchem Maß der Zervixschleim zur Bildung farnähnlicher Kristallisationserscheinungen neigt.

Jede Proteinlösung, die Elektrolyte enthält, zeigt nach Trocknung ähnliche Kristallbildung. Im Zervixschleim ist als Elektrolyt offenbar *Natriumchlorid* enthalten, das *nur während ausschließlicher Östrogenwirkung* in größerer Menge vorhanden ist (B. E. URDAN u. A. M. KURZON[1]). Die Kristallisation ist daher am deutlichsten kurz vor der Ovulation. Wenn das Corpus luteum seine Gestagenproduktion aufnimmt, verschwinden innerhalb von 24 bis 72 Stunden die farnähnlichen Figuren.

Technik: Da die geringste Salzbeimengung das Ergebnis beeinflußt, muß eine Spritze oder Pipette am besten trocken oder in destilliertem Wasser sterilisiert werden. Die Zervix wird mit einem Tupfer gereinigt. Der erste Schleim vom äußeren Muttermund wird mit der trockenen Kanüle aspiriert und auf einem trockenen, salzfrei gereinigten Objektträger ausgebreitet. Zur Schleimgewinnung kann auch ein Watteträger verwendet werden. Er wird im Zervikalkanal sanft gedreht. Zuweilen reagieren Schleimproben aus verschiedenen Tiefen des Zervikalkanals unterschiedlich. *Die positive Reaktion ist jeweils beweisend.* Das Präparat wird *nicht fixiert,* sondern etwa 30 Minuten *an der Luft getrocknet.* Den Vorgang der Kristallisation kann man unter dem Mikroskop beobachten. Bei unsicherem Ausfall wird das Ergebnis nach mehrstündiger Trocknung kontrolliert. In eiligen Fällen kann ausnahmsweise der Objektträger mittels Durchziehens durch eine Flamme getrocknet werden. Auch dann ist nur das positive Ergebnis beweisend. Blut- und Spermabeimengung können die Farnbildung verhindern. Der Objektträger wird *trocken unter schwacher Vergrößerung beurteilt.*

---

[1] URDAN, B. E. u. A. M. KURZON: Obstetr. Gynec. **5**, 3 (1955).

Auswertung der Ergebnisse:

1. Farnbildung in der 1. Zyklushälfte: normale Östrogenwirkung
2. Farnbildung in der zweiten Zyklushälfte: anovulatorischer Zyklus, fehlender Gelbkörperhormoneinfluß
3. Keine Farnbildung in der zweiten Zyklushälfte: normale Gelbkörperhormonwirkung oder anovulatorischer Zyklus mit mangelhafter Östrogenwirkung
4. Farnbildung bei Amenorrhoe: keine Schwangerschaft
5. Keine Farnbildung bei Amenorrhoe: Schwangerschaft oder mangelhafte Östrogenbildung.

Der Farntest ist als **einfache Methode für die Sprechstunde** geeignet. Er kann auch zur *Diagnose des erfolgten Blasensprungs* (vgl. S. 92) herangezogen werden, da Fruchtwasser, Urin und Zervixschleim Unterschiede in der Kristallisation erkennen lassen *(Abb. 89—91)*:

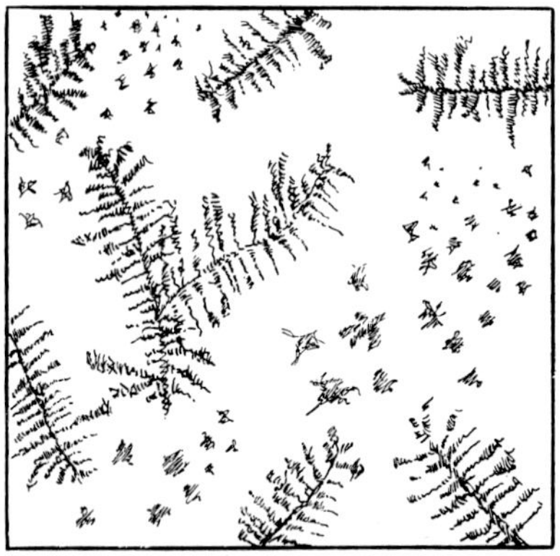

Abb. 89.[1] Reines Fruchtwasser zeigt feine Kristallisationsfiguren, wenn es unmittelbar nach dem Blasensprung gewonnen wird

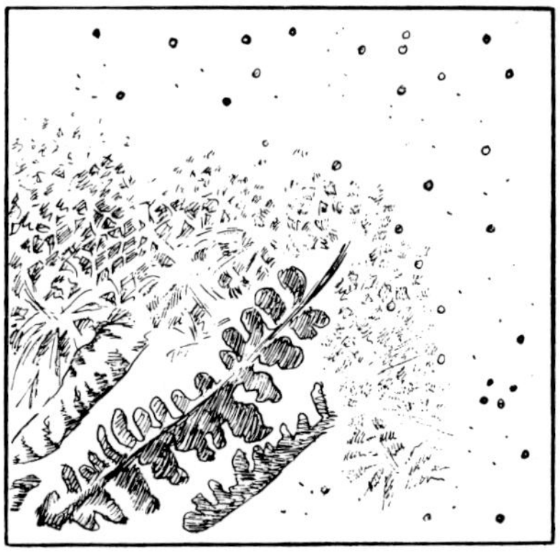

Abb. 90.[1] 5 Stunden nach dem Blasensprung finden sich neben den zarten Fruchtwasser- auch gröbere Zervixschleimkristalle

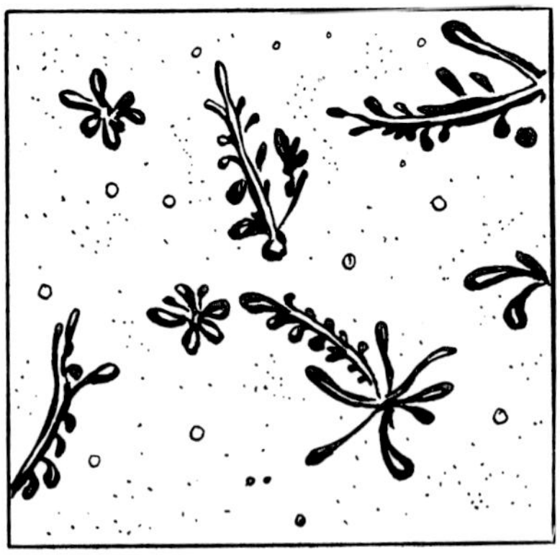

Abb. 91.[1] Die im Urin entstehenden Kristalle sind durch ihre Plumpheit zu unterscheiden

[1] In Anlehnung an Nöldeke, R.: Zbl. Gynäk. 79, 1153 (1957).

C. Entzündung

1. Reinheitsgrade der Scheide

Aus dem nach PAPANICOLAOU gefärbten Ausstrich kann der „Reinheitsgrad" (HEURLIN, M. af[1]) bestimmt werden:

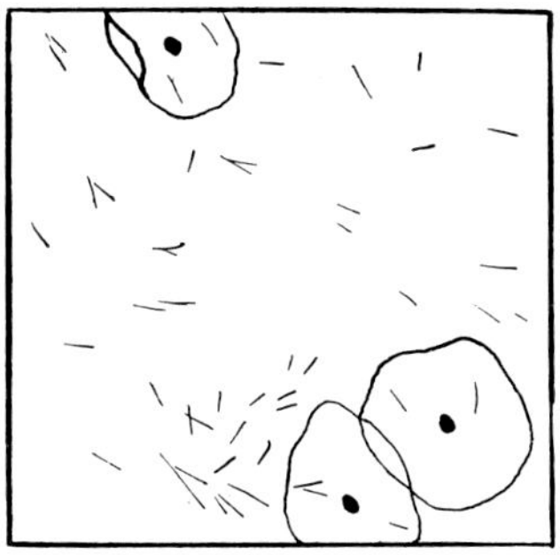

Abb. 92. Reinheitsgrad I
Ausschließlich Epithelzellen und DÖDERLEIN-Bazillen (Zytolyse möglich)

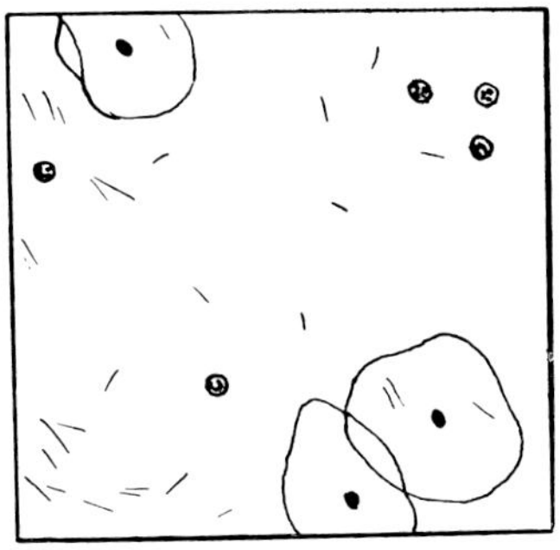

Abb. 93. Reinheitsgrad II
Epithelzellen, DÖDERLEIN-Bazillen, einige Leukozyten (Zytolyse möglich)

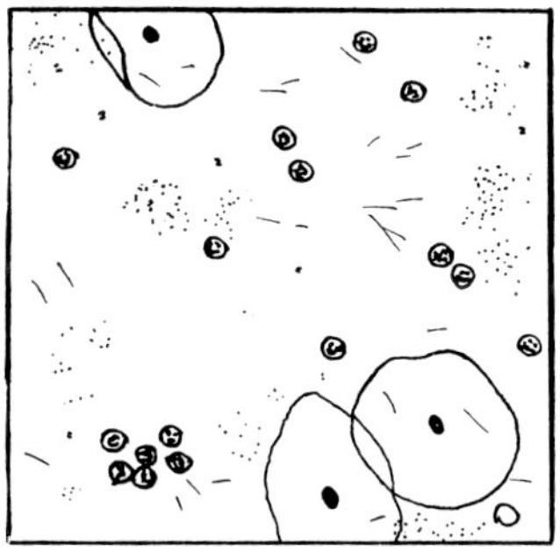

Abb. 94. Reinheitsgrad III
Epithelzellen, neben DÖDERLEIN-Bazillen Kokkenflora, viele Leukozyten (Zytolyse noch möglich)

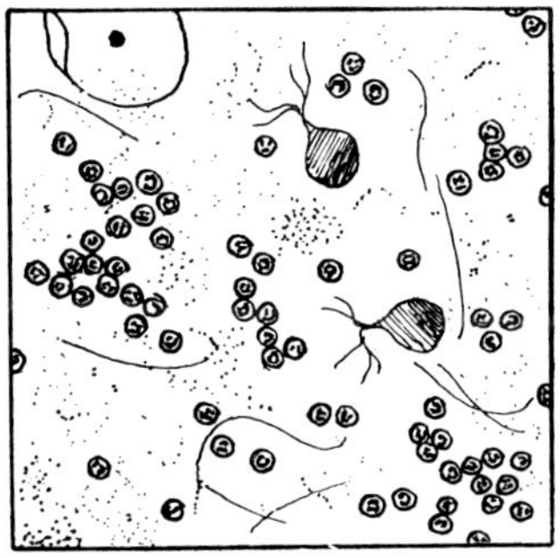

Abb. 95. Reinheitsgrad IV
Epithelzellen, keine DÖDERLEIN-Bazillen, dafür Kokken, auch Trichomonaden und Leptothrix, zahlreiche Leukozyten (Zytolyse kann infolge Fehlens der DÖDERLEIN-Bazillen nicht mehr auftreten)

[1] HEURLIN, M. af: Bakteriologische Untersuchung der Genitalsekrete, Karger, Berlin 1914.

2. Kolpitis und Endozervizitis

Auf entzündliche Reize reagieren die Epithelzell*kerne* zuweilen mit einer Vermehrung und gröberen Granulierung ihres Chromatins (**„aktive" Kerne**) sowie leichter Entrundung der Membran. Ihre gelegentlich auftretende mäßige Vergrößerung (**„gutartige Makrokaryose"**, *Tafel V, Bild 10*) erweist sich zytophotometrisch als durch Kernödem, aber nicht durch Veränderung des Chromosomensatzes bedingt. Das *Zytoplasma* kann Polychromasie, Pseudo-Eosinophilie, perinukleäre Höfe, Vakuolisierung und verwaschene Zellgrenzen erkennen lassen. Zuweilen, besonders nach der Menopause, treten schon in Zellen tiefer Schichten unphysiologisch erscheinende Reifungszeichen auf: Kernpyknose und z. T. starke eosinophile Zytoplasmaanfärbung (vgl. S. 97).

> Zum **Unterschied von einer dysplastischen oder präkanzerösen bzw. kanzerösen Veränderung** sind *bei Entzündung*
> 1. die Kern-Plasma-Relation weitgehend normal
> 2. die oben beschriebenen Veränderungen reversibel.

Ist man sich über die entzündliche Natur im unklaren, so läßt man den Abstrich nach entzündungswidriger **Aufhellungsbehandlung** (z. B. Milchsäurespülungen, lokaler Antibiotikum- und Östrogenanwendung) ein- oder mehrmals wiederholen, bis das Ergebnis eindeutig ist.

3. Trichomonadenkolpitis (Tafel IV, Bild 8)

Trichomonaden werden durch die Papanicolaou-Färbung nur sehr unauffällig dargestellt, so daß man nach ihnen suchen muß (S. 68). Die Epithelzellen zeigen unter dem Einfluß der Entzündung *Pseudo-Eosinophilie, perinukleäre Aufhellungen* und *Pseudopyknosen,* zuweilen auch *Verlust der Zellbegrenzung.*

4. Infektion durch Herpesvirus

bewirkt an Parabasal- und Endozervikalzellen Vergrößerung der ganzen Zelle und des Kerns, der zwei charakteristische Veränderungen erkennen lassen kann:

1. meist bei der Erstinfektion:
   glasiges Aussehen
2. meist bei Wiedererkrankung:
   prominente, große intranukleäre eosinophile Einschlüsse mit umgebendem Hof

D. Gutartige Atypien des Plattenepithels

1. Degenerative Veränderungen der Epithelzelle

Degenerative Veränderungen finden sich unter **physiologischen** Umständen, wenn das Epithel nicht durch den Einfluß proliferativ wirksamer Hormone stimuliert wird: in der Kindheit, in der Post-Partum-Periode und häufig in der Menopause.

Sie können folgende Zellmerkmale beeinflussen: die Färbbarkeit, die Zytoplasmagestalt, die Kernstruktur *(Tafel II, Bild 4).*

Die **Färbbarkeit** wechselt z. B. bei den normalerweise bläulich gefärbten Parabasalzellen über violett, schmutzig braunrot bis zu einer Eosinophilie. Sie wird gern als „Pseudoeosinophilie" bezeichnet, da Eosinophilie normalerweise nur bei Oberflächenzellen mit pyknotischem Kern gesehen wird.

Die **Zytoplasmagestalt** wechselt stark an Größe und Form. Neben winzigen finden sich übergroße Parabasalzellen, neben runden ovale, ovaloide und nahezu polyedrische. Die Zellgrenzen können undeutlich werden, während das Zytoplasma sich autolytisch verändert: *degenerative Autolyse (Abb. 88).* Schließlich sintern die Kerne infolge der Auflösung des Zytoplasmas zusammen: *atrophische Zellkohäsion* (S. 97).

Die **Kernstruktur** wird häufig undeutlich. Es kommt zur Verdichtung der Kernsubstanz bei gleichzeitiger Verkleinerung des Zellvolumens: **Kernpyknose.** Struktureinzelheiten sind in einem echten pyknotischen Kern nicht mehr erkennbar. *Bei Phasenkontrastverwendung leuchtet er hellrot auf,* während nicht pyknotische und präpyknotische Kerne blau erscheinen *(Tafel I, Bild 2).* Der pyknotische Kern kann in einzelne Bröckel zerbrechen: **Karyorrhexis.**

Unter **pathologischen** Umständen finden sich degenerative Veränderungen bei Entzündung (S. 103), Erosion (S. 104) und Trichomoniasis (S. 68) sowie nach therapeutischen Maßnahmen wie Zervixätzungen und nach Einwirkung ionisierender Strahlen, z. B. Röntgen-Radiumbestrahlungen (S. 136). In diesen Fällen werden auch Intermediär- und Oberflächenzellen betroffen, die ebenfalls Veränderung der Färbung, der Größe und Form des Zytoplasmas sowie Plasmavakuolisierung mit Neigung zur Phagozytose und Verlust der Zellgrenzen, am Kern fernerhin Vermehrung der Zahl (Doppel- und Vielkernigkeit), vorzeitige Pyknose und Karyorrhexis erkennen lassen *(Tafel X, Bild 20).*

Zum Unterschied von malignen Veränderungen behalten auch die degenerierenden Zellen ihre „benigne" Kernstruktur, d. h. sie lassen die für das Karzinom charakteristische Vermehrung und ungleichmäßige Anordnung des Chromatins vermissen.

2. Entzündliche Veränderungen der Epithelzelle (Tafel V, Bild 10)

Unter dem Einfluß einer Entzündung kommt es zur *Abschilferung noch unfertiger Epithelzellen.* Diese können daher monströse Formen annehmen, wie sie sonst beim Karzinom gesehen werden. Zum Unterschied von malignen Zellen behalten sie jedoch weitgehend ihre „benigne" Kernstruktur bei.

Entscheidend für die Zuordnung einer Zelle zu entzündlichen oder malignen Veränderungen ist daher nie die Zytoplasma-, sondern immer nur die Kernstruktur!

Bei Kokkenflora kommt es zu vorzeitiger Kernpyknose und Pseudo-Eosinophilie des Zytoplasmas, wodurch hormonale Fehldiagnosen zustande kommen können (S. 70, 75, 88, 99).

Differentialdiagnostische Schwierigkeiten sind ferner möglich, wenn *Kernanomalien als Entzündungsfolge* auftreten. Es finden sich zumeist Vermehrung und gröbere Granulierung des Chromatins („**aktive Kerne**), Kernvergrößerung (**gutartige Makrokaryose**), manchmal auch **Mehrkernigkeit** und leichte **Entrundung der Kernmembran.** Wenn diese Anomalien nur auf die Oberflächen- und Intermediärzellen beschränkt sind und keine Parabasalzellen mit gleichen Anomalien sowie keine entdifferenzierten Tumorzellen im Abstrich zu finden sind, so ist eher an Entzündung als an Karzinom zu denken. *Dauerkontrolle* unter entzündungswidriger Behandlung ist solange erforderlich, bis entweder die Anomalien aus dem Abstrich trotz mehrmaliger Kontrollen verschwunden sind oder sich der Abstrich als krebsverdächtig erweist (vgl. S. 146).

3. Verhornungsanomalien (Prolaps, Leukoplakie)

Normalerweise geht die Proliferation des Vaginalepithels höchstens bis zur Oberflächenzelle mit pyknotischem Kern und eosinophilem Zytoplasma. Unter dem Einfluß mechanischer Reize, z. B. beim **Prolaps** des Uterus, tritt eine echte Verhornung des Zytoplasmas ein. Im Ausstrich finden sich dann Oberflächenzellen mit orangeophilem Zytoplasma. Der pyknotische Kern kann in ihnen vollständig fehlen. Seine frühere Lage ist manchmal noch an einer hellen Aussparung im Zytoplasma zu erkennen *(kernlose Schollen).* Dabei werden die Zellgrenzen undeutlich. Die gleichen Verhornungsanomalien finden sich bei **Leukoplakie,** d. h. einer Parakeratose des Portioepithels, bei der die kernlosen Schollen in vielen Schichten übereinander haften bleiben und so makroskopisch eine weiße Farbe ergeben. Sie mahnen dann zur besonderen *Vorsicht,* da unter einer Leukoplakie ein Karzinom verborgen wachsen kann.

4. Erosion, Ektropium, Metaplasie

Bei der **frischen Erosion,** d. h. dem Epithelverlust durch Entzündung oder Verletzung, finden sich im Ausstrich normale sowie entzündlich veränderte Epithelien (S. 103), Zelltrümmer und Bindegewebsbestandteile (Histiozyten, *Tafel III, Bild 6*). Bei ektopischem Zylinderepithel (**Ektropium**) sieht man zuweilen im Abstrich Endozervixzellen einzeln und im Verband *(Abb. 96).* Bei der Überhäutung der Erosion durch Plattenepithel (**Erosionsheilung**) bzw. bei der **Metaplasie** treten im Abstrich junge Plattenepithelien mit charakteristischem Aussehen und typischer oft perlschnurartiger Anordnung auf *(Abb. 97, Tafel VI, Bild 11).* Ihr Zytoplasma färbt sich tief dunkelblau. Der Kern ist vesikulär mit fein granuliertem, gleichmäßig angeordnetem Chromatin. Auch Mehrkernigkeit kann beobachtet werden. Basalzellen, die unmittelbar der Basalmembran aufgesessen haben, lassen oft noch Zytoplasmaausläufer erkennen. Ihr Zytoplasma ist auf der einen Seite konvex, an der Basis aber konkav gerundet: sog. *Spinnenzellen.* Auch z. T. monströse Ausziehungen des Zytoplasmas können beobachtet werden. *Die Kernstruktur sowie das Fehlen grober Verschiebungen der Kern-Plasma-Relation sind dabei Indikatoren für die Gutartigkeit der Zellen.*

Bei der oft selbst histologisch schwer in ihrer Dignität zu beurteilenden **atypischen Metaplasie** treten Zellen auf, die neben Zytoplasma- auch Kernanomalien leichteren Grades zeigen und oft diagnostische Schwierigkeiten bereiten. In Zweifelsfällen läßt man die Abstriche mehrmals wiederholen und veranlaßt eine Aufhellungsbehandlung (S. 133).

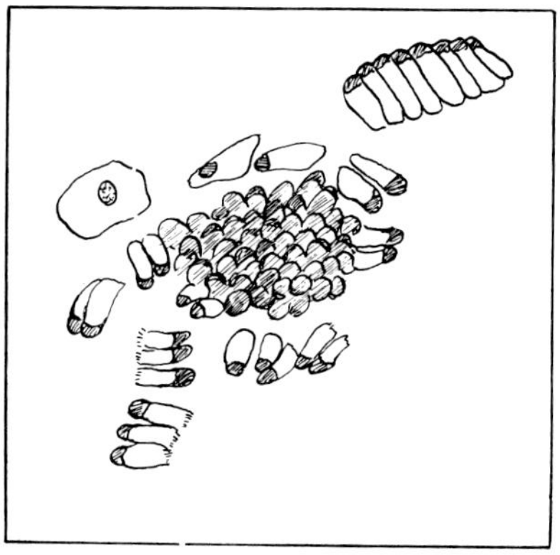

Abb. 96. Endozervixzellen: Palisadenanordnung und Honigwabenmuster

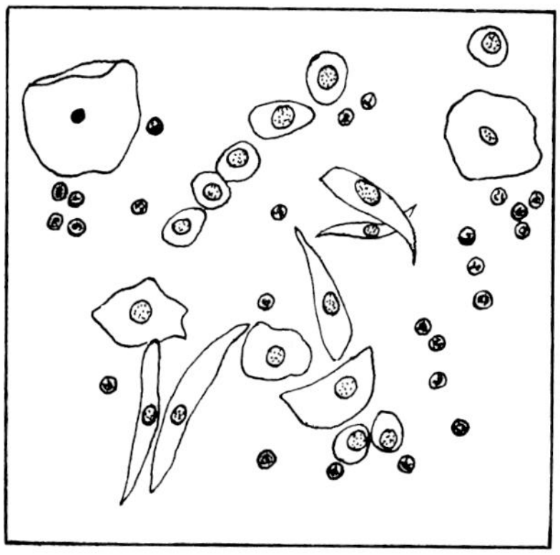

Abb. 97. Erosionsheilung bzw. Metaplasie: Parabasalzellen in perlschnurartiger Anordnung, je eine normale Intermediär- und Oberflächenzelle, viele Leukozyten

5. Folsäuremangel

Bei Folsäuremangel finden sich vereinzelt folgende Veränderungen:

1. Vergrößerte Zellen mit vergrößerten Kernen (infolge gehemmter Teilung der Zelle)
2. Zytoplasma-Vakuolisation
3. Phagozytose (polymorphkerniger Leukozyten oder kleiner Parabasalzellen)
4. Vielkernigkeit (bis zu 6 Kerne in einer Zelle)
5. Vorgetäuschte Hyperchromasie durch
   a) Kernüberlagerung
   b) Faltung der Kernmembran

Differentialdiagnose:

a) Einwirkung ionisierender Strahlen (vgl. S. 136)
b) Vitamin B 12-Mangel
c) Methotrexat-Therapie (Zytostatikum)

Verwechslungsmöglichkeiten:

1. Metaplastische Zellen
2. Lufttrocknung vor der Fixierung
3. Trichomoniasis
4. Dysplasie und Carcinoma in situ

Vorkommen:

1. Schwangerschaft
2. Alkoholismus und Leberzirrhose
3. Unzureichende Ernährung bei Darmfisteln und im Alter
4. Therapie mit dem Zytostatikum Methotrexat und den Antikonvulsiva Phenytoin und Primidon

Im *Zweifelsfall* wird der Abstrich nach 14tägiger Therapie mit 5 mg Folsäure tgl. wiederholt.

E. Bösartige Veränderungen

1. Zytologische Kriterien der Bösartigkeit

Die Erkennung bösartiger Veränderungen aus den von ihnen abgeschilferten Zellen ist die Hauptaufgabe der Zytodiagnostik.

Der Untersucher stützt sich bei der Malignitätsdiagnose nicht auf ein Kriterium oder eine Zelle, sondern auf das Gesamtzellbild, das bei bösartigen Tumoren eine Reihe charakteristischer Abweichungen von der Norm erkennen läßt.

In manchen Fällen kann die Diagnose „Karzinom" auf den ersten Blick gestellt werden, oft aber ist es erforderlich, den gesamten Ausstrich und möglichst noch weitere Präparate des gleichen Falles sorgfältig zu durchmustern und Zelle für Zelle daraufhin zu untersuchen, ob die erkennbaren Abweichungen von der Norm durch Entzündung oder Degeneration hervorgerufen sein können oder ob so viele Kriterien maligner Zellen vorliegen, daß nur das verwilderte Wachstum eines Tumors als Ursache in Frage kommt.

Keines der im folgenden aufgeführten Kriterien ist für sich allein für die Diagnose ausreichend. Ihre Gesamtheit erlaubt jedoch eine Abgrenzung zwischen Tumor- und normalen Zellen:

Die wichtigsten Merkmale einer Tumorzelle sind (Tafel VII, Bild 14, Tafel VIII; Tafel IX; Tafel XI, Bild 22; Tafel XII):
1. Anisokaryose und Kernpolymorphie
2. Vermehrung (= Hyperchromasie) und unregelmäßige Anordnung des Chromatins.

Alle anderen Merkmale treten dagegen an Bedeutung zurück.

1. **Anisokaryose und Kernpolymorphie** *(Abb. 98)*
sind charakteristische Kennzeichen des Tumorwachstums. In einem *normalen*

[1] W. A. van Niekerk, Proceedings of the International Tutorial on clinical Cytology, Wien, 14.–19. 6. 70.

Abstrich ähneln sich die Kerne der gleichen Zellart wie ein Ei dem anderen. In einem *Tumorausstrich* zeigen die Kerne erhebliche Unterschiede an Größe = Anisokaryose (= Anisonukleose) und Form = Kernpolymorphie (= Kernpleomorphie).

Auch *Drüsenzellen* können erheblich an Größe variieren, *Tumorzellen* aber variieren an Größe *und* Form.

Die **Kern-Plasma-Relation** ist bei Tumorzellen meist zugunsten des Kerns verschoben.

Bei der *normalen Zelle* ist die Kernmembran gleichmäßig gerundet oder gleichmäßig oval, bei der *Tumorzelle* aber unregelmäßig, z. T. sogar monströs entrundet, gezähnt oder scharf eingekerbt.

Diese Entrundung der Kernmembran ist eines der wichtigsten Zeichen der Tumorzelle. Sie wird bei normalen Zellen nie im gleichen Ausmaß gesehen.

Freie Kerne ohne Zytoplasma finden sich besonders bei unreifen Tumoren. Pathologische Mitosen sind in Tumorausstrichen selten zu finden. Um so deutlicher sind ihre Folgeerscheinungen in Form von Riesenkernen und Vielkernigkeit zu erkennen.

2. **Vermehrung und unregelmäßige Anordnung des Chromatins** beruhen auf Anomalien der Zahl und Struktur der Chromosomen.

Auch *sekretorisch tätige Drüsenzellen* zeigen Vermehrung des Chromatingehalts, ebenso *Plattenepithelzellen bei regeneratorischem Wachstum oder entzündlicher Reizung.* Ihr Chromatin ist jedoch regelmäßig angeordnet und zeigt eine feine, gleichmäßige Granulierung *(Tafel V, Bild 10).* In Tumorzellen dagegen ist das vermehrte Chromatin außerdem unregelmäßig angeordnet und kann grobe Schollen und amorphe Klumpen erkennen lassen.

Besonders *drüsige Krebse* zeigen zuweilen auch regelmäßige Anordnung ihres vermehrten Chromatins. Der Gesamteindruck des Zellbildes und die Beachtung aller anderen Kriterien schützt den Zytologen, wegen der Überbewertung *eines* Merkmals das ganze Bild zu verkennen.

Manche Tumorzellkerne zeigen eine *Hypochromasie* (= verminderte Anfärbbarkeit des Kernchromatins) und auch *Polychromasie* (= unterschiedliche Anfärbbarkeit). Die *Nukleoli* können vergrößert sein (Makronukleoli), so daß sich die Kern-Kernkörperchen-Relation zu ihren Gunsten verschiebt, und auch in Vielzahl vorkommen. Beides wird aber auch bei Zellen gutartiger Herkunft gesehen, wenn sie entzündlichen oder regeneratorischen Reizen ausgesetzt sind.

Oft wird neben Anisokaryose, Kernpolymorphie und Hyperchromasie *(Abb. 99)* als weiteres wichtiges Merkmal der Tumorzelle die **Anisozytose** *(Abb. 100)* gesehen: unterschiedliche Zellgröße von der Riesenzelle (= Zellgigantismus) bis zur besonders kleinen Zelle mit spärlichem Zytoplasma. Meist findet sich eine derartige Zellpolymorphie (= Vielgestaltigkeit des Zytoplasmas), daß kaum eine Zelle der anderen gleicht.

Vakuolisierung des Zytoplasmas ist häufiger bei drüsigen als bei Plattenepithelkrebsen zu erkennen, kommt aber auch bei entzündlich veränderten gutartigen Zellen und bei Histiozyten *(Tafel III, Bild 6)* vor. Das Zytoplasma zeigt *unterschiedliche Anfärbbarkeit.* Starke Eosinophilie zeigen besonders Zellen verhornender Plattenepithelkarzinome, starke Zyanophilie besonders dysplastische Zellen tiefer Schichten (vgl. S. 120) und basaloide Tumorzellen. Pseudoeosinophilie tritt als Folge der Begleitentzündung auf.

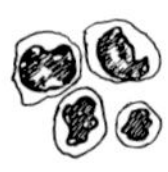

Abb. 98. Anisokaryose und Kernpolymorphie

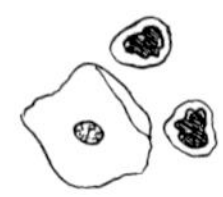

Abb. 99. Hyperchromasie (z. Vgl. normaler Kern in Intermediärzelle)

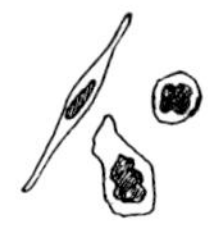

Abb. 100. Anisozytose

Einen Überblick über die bei Tumorzellen zu findenden Abweichungen gibt PAPANICOLAOU:

I. Strukturelle Abweichungen der Zellen und ihrer Kerne

A. Kernveränderungen

1. Veränderungen der normalen Kern-Plasma-Relation durch unproportionierte Vergrößerung des Kerns. (Diese kann aber auch in gutartigen Endozervix- oder Nierenbeckenzellen gesehen werden.)
2. Hyperchromasie durch vermehrten Chromatingehalt. (Verwechslungsmöglichkeiten: Pyknose, Überfärbung.)
3. Strukturabweichungen: unnormale Chromatinanordnung, Verlängerung, unregelmäßige Begrenzung, tiefe Zähnung, Furchung, Lappung und Knospung des Kerns.
4. Vergrößerung oder übermäßige Vermehrung der Nukleolen.
5. Vielkernigkeit verbunden mit Kernatypie. Sie kann durch mitotische oder amitotische Kernteilung ohne Zellteilung oder durch Verschmelzung von Zellen zustande kommen.
6. Pathologische Mitose. (Normale Mitosen finden sich auch in gutartigen Veränderungen: Erosionsheilung, Exsudaten, die für Histiozyten oder mesotheliale Zellen ein passendes Kulturmedium bieten.)
7. Verdickung der Kernmembran. Sie ist für sich kein Kriterium der Bösartigkeit, da sie auch bei chronischen Infekten vorkommt.
8. Degenerative Veränderungen wie abnorme Vakuolisierung oder Kernresorption. (Kommen auch nach Bestrahlungen vor.)

B. Zytoplasmaveränderungen

1. Veränderte Färbungsreaktion.
2. Zytoplasmaeinschlüsse wie Pigmentgranula, Leukozyten oder Zelltrümmer. Melanome enthalten Melaninkörnchen. Leukozyteneinschlüsse sind beim Endometriumkarzinom am häufigsten, finden sich aber auch bei Hyperplasie. Bei Endometritis liegen die Leukozyten eher zwischen den Zellen. Histiozyten enthalten häufig Granula, Leukozyten und Zelltrümmer.

3. Atypische Vakuolisierung
   findet sich bei Adenokarzinom, in normalen Endometriumzellen und in Histiozyten.

C. Veränderungen der ganzen Zelle

1. Vergrößerung über die Norm.
2. Abweichende Form.
3. Degenerative oder nekrotische Veränderungen.

1 bis 3 sind nur bei gleichzeitigen Kernanomalien verdächtig.

II. Kriterien, die auf den Beziehungen der Zellen untereinander beruhen

1. Unregelmäßige Anordnung.
2. Anisokaryose und Anisozytose,
   d. h. deutliche Variation der Zellen und Kerne in einer Zellansammlung.
3. Undeutliche Zellgrenzen
   als Zeichen der Entdifferenzierung.
4. Dichte Anhäufung von Zellen und Kernen
   kommt normalerweise auch im Endometrium vor.
5. Verschlingen einer Zelle durch die andere.
6. Anordnung in charakteristischen Mustern,
   z. B. Rosettenform bei Adenokarzinomen.
7. Deutliche Schichtung mit Kernanomalien.

III. Indirekte Kriterien

1. Anwesenheit von Blut,
   besonders von altem fibriniertem Blut mit degenerierten Erythrozyten.
2. Überreichliche Lymphozytenzahl.
3. Überreichliche Histiozytenzahl,
   besonders bei Endometriumkrebs.
4. Reichliche Leukozytenzahl
   in fortgeschrittenen Stadien als Zeichen der Infektion.

2. Dysplasie und Carcinoma in situ

Für die *Früherkennung* der Dysplasie und des Carcinoma in situ stellt die Zytodiagnostik das zuverlässigste Verfahren dar. Sie übertrifft in ihrer Treffsicherheit die Kolposkopie, da sie *auch intrazervikale* Veränderungen erfaßt.

a) Leichte Dysplasie*

stellt die früheste Veränderung des Portio-Plattenepithels dar und steht damit als früher Grenzfall am Anfang der Entwicklungsreihe leichte-mäßige-schwere Dysplasie-Carcinoma in situ-Invasives Karzinom.

---

* Diese Darstellung erfolgt in Anlehnung an L. G. Koss, Memorial Hospital for Cancer and Allied Diseases, New York: "Precancerous Changes of the Epithelia of the Uterine Cervix", Proceedings of the International Tutorial on Clinical Cytology, Wien, 14.–19. 6. 70, mit freundlicher Genehmigung des Autors (Zeichnungen von Nancy Brown).

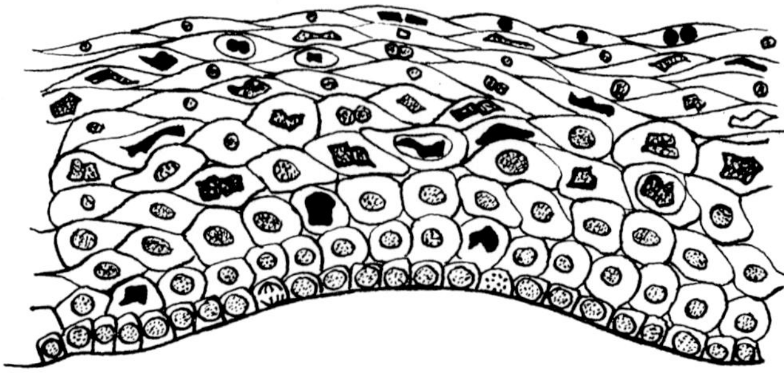

Histologie *(Abb. 102)*: Basalzellenlage und normale Schichtung erhalten. Einzelne vergrößerte hyperchromatische Kerne und Mitosen. Einige atypische Mitosen.

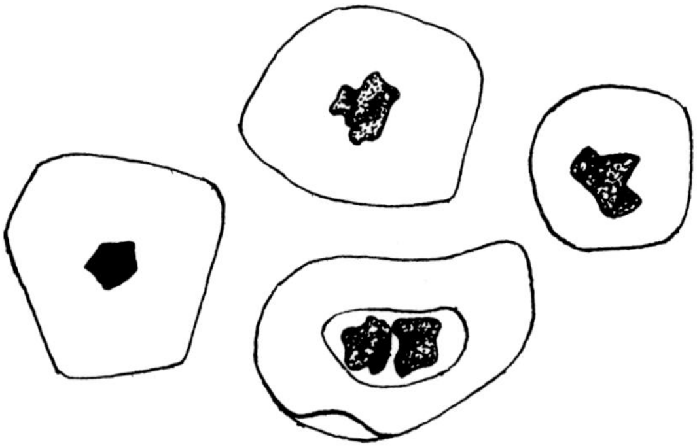

Zytologie *(Abb. 101)*: Vorwiegend dysplastische (früher: „dyskaryotische“) Oberflächen- und Intermediärzellen, d. h. reife Plattenepithelzellen vom Oberflächen- und Intermediärzelltyp mit vergrößerten hyperchromatischen Kernen. Häufig Doppel- und Mehrkernigkeit und perinukleäre Höfe.

Zytogenetik: Pseudodiploide und aneuploide Zellen.

Prospektive Bedeutung: Bei 40 % der durch Probeexzision festgestellten Fälle kann sich innerhalb von 10 Jahren ein Carcinoma in situ entwickeln.
Daher ist die Entfernung des entsprechenden Epithelbezirks im Gesunden (Konisation) und zytologische Nachkontrolle zu empfehlen.

b) Mäßige Dysplasie

α) Plattenepitheltyp

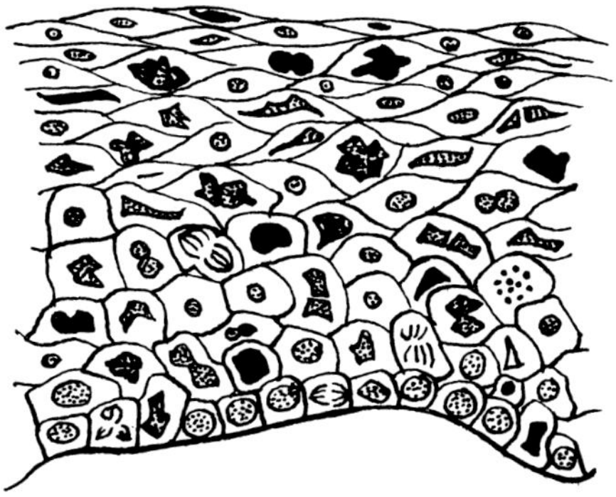

Histologie *(Abb. 104)*: Schichtung gerade noch erhalten. Kernanomalien generalisiert. (Oft abnorme) Mitosen in allen Zellagen. Epitheloberfläche kann Reifung und Verhornung zeigen.

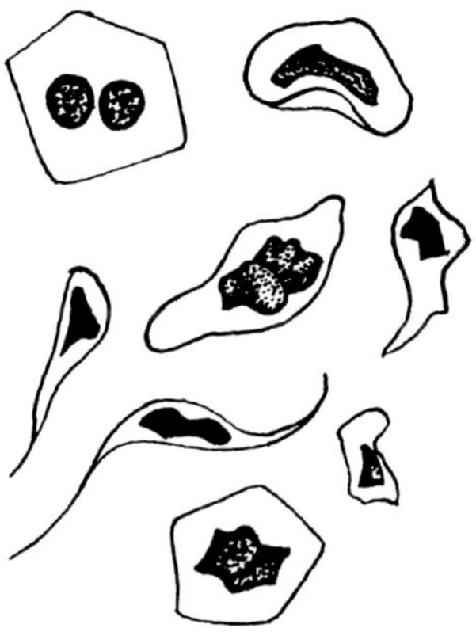

Zytologie *(Abb. 103)*: Vorwiegend dysplastische, aber auch kleine polymorphe Plattenepithelzellen mit hyperchromatischen Kernen.

β) **Endozervixepitheltyp**

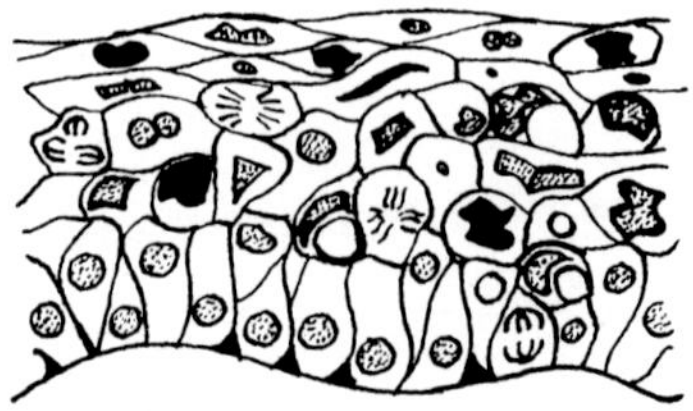

Histologie *(Abb. 106)*: Ähnlich der Plattenepithelmetaplasie, aber ungeordnet. Zellen unregelmäßig groß mit hyperchromatischen unregelmäßig geformten Kernen. Mitosen vorhanden. Häufig Ausdehnung in den Zervikalkanal hinein.

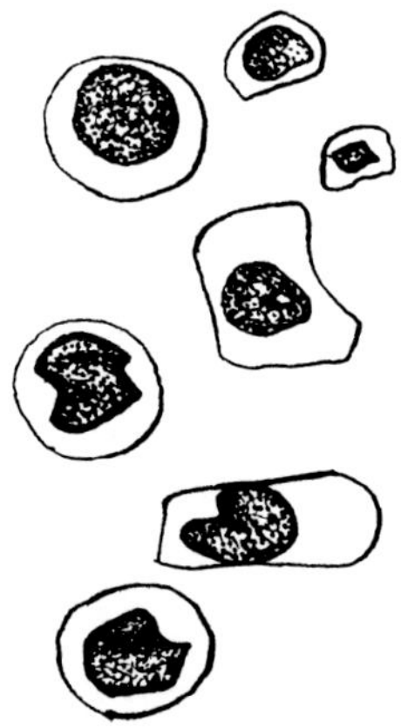

Zytologie *(Abb. 105)*: Vorwiegend runde oder ovale Zellen mit zyanophilem Zytoplasma und großen, mäßig hyperchromatischen, unregelmäßig gestalteten Kernen.

Zytogenetik der mäßigen Dysplasie: Pseudodiploide und aneuploide Zellen.

Prospektive Bedeutung: 40 % oder mehr gehen in Carcinoma in situ, einige direkt in invasives Karzinom über. Entfernung des dysplastischen Bezirks im Gesunden (Konisation) und zytologische Nachkontrolle ist erforderlich.

c) Carcinoma in situ

α) Anaplastisches Carcinoma in situ

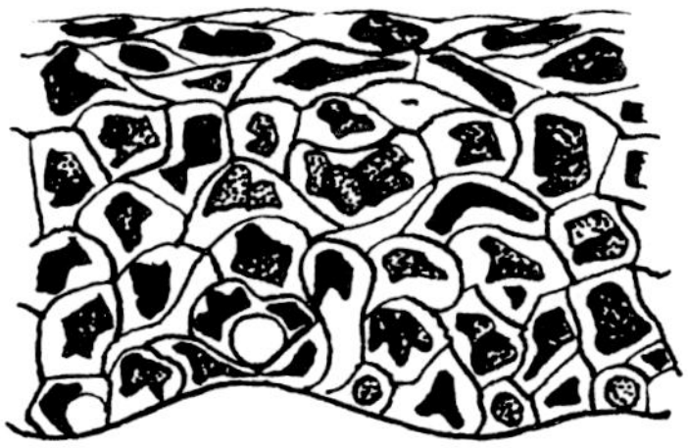

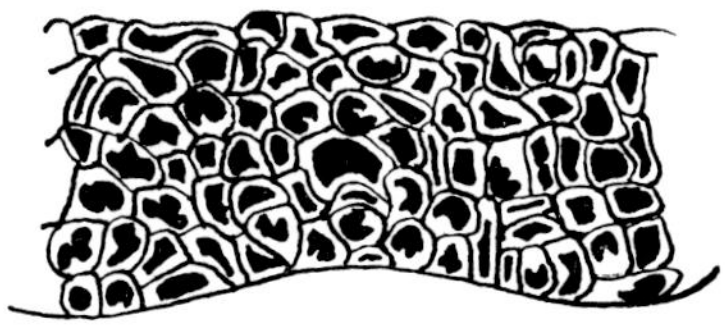

Histologie: Einförmiger groß- *(Abb. 110)* oder kleinzelliger *(Abb. 108)* Epithelaufbau *ohne erkennbare Differenzierung*. Zahlreiche Mitosen. [Entspricht der internationalen Definition des Carcinoma in situ (Acta cytologica, 1962)].

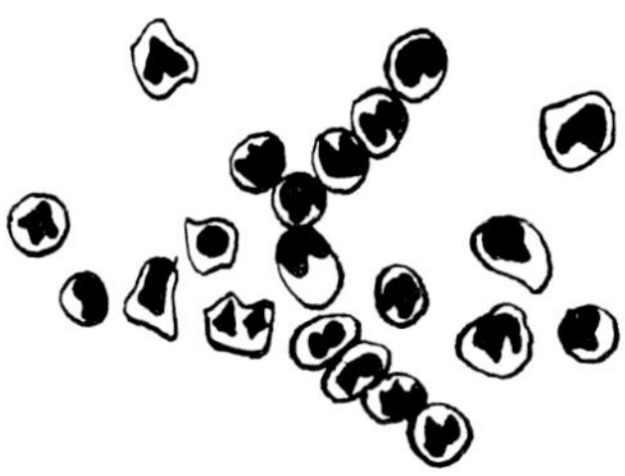

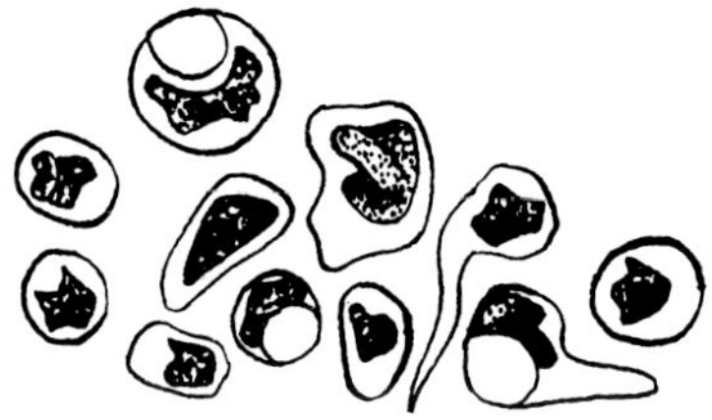

Zytologie: Einförmige Population runder oder ovaler Krebszellen verschiedener Größe *(Abb. 107, 109)*.

Lokalisation: Primär innerhalb des Zervikalkanals mit sekundärer Ausbreitung auf die Portio. Häufig Einwachsen in die Zervixdrüsen.

Zytogenetik: Aneuploidie.

Prospektive Bedeutung: Vorläufer des invasiven Karzinoms.

β) **Mäßig gut differenziertes Carcinoma in situ**
(entspricht der **schweren Dysplasie** anderer Autoren)

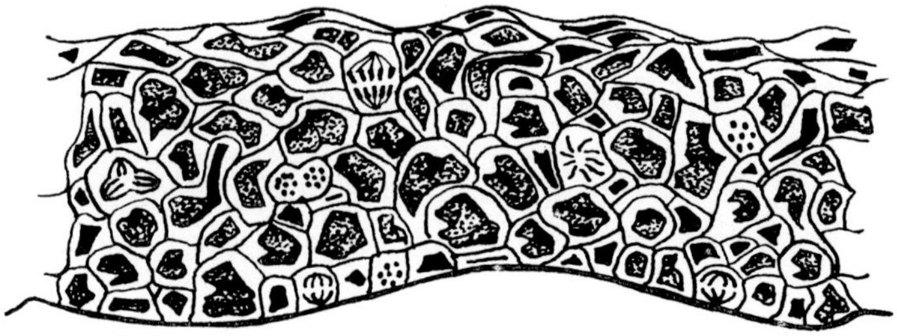

Histologie *(Abb. 112)*: Oberfläche oft verhornt. Zahlreiche Mitosen. Ganze Epitheldicke besteht aus abnormen Zellen, obwohl das Gewebe auf den ersten Blick gut geschichtet erscheinen kann.

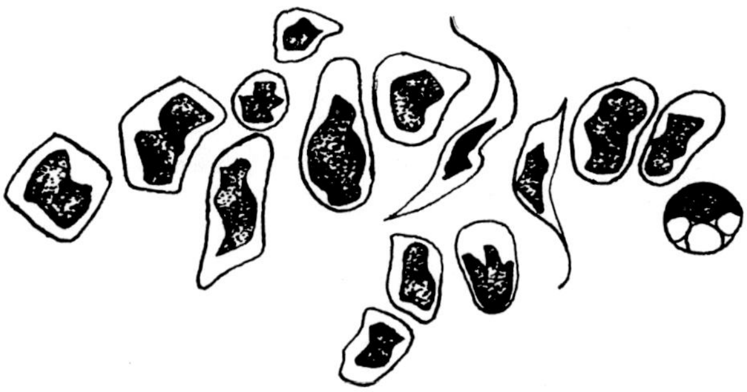

Zytologie *(Abb. 111)*: Vorwiegend runde oder ovale Krebszellen sowie Plattenepithelkrebszellen.

Zytogenetik: Aneuploidie.

Prospektive Bedeutung: Vorläufer des invasiven Karzinoms.

γ) **Keratinisiertes Carcinoma in situ**
(von manchen Autoren als *mäßige* oder *schwere Dysplasie* bezeichnet)

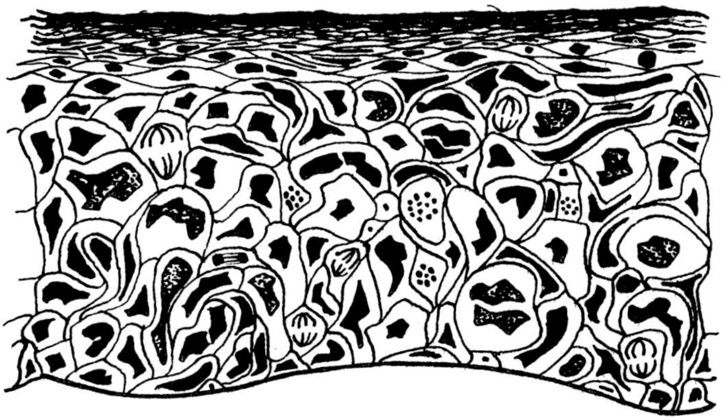

Histologie *(Abb. 114)*: Oberfläche gut differenziert und oft keratinisiert.

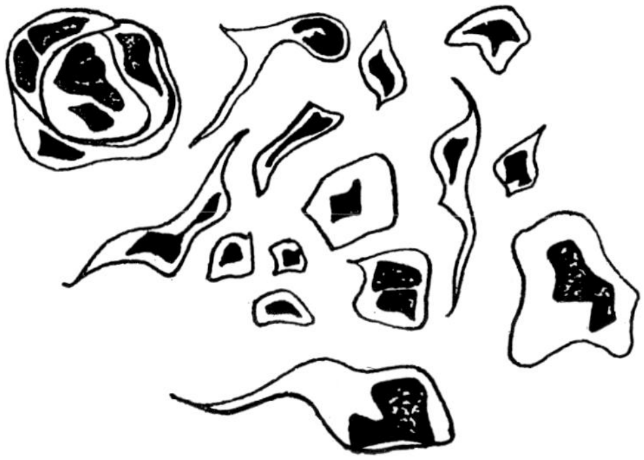

Zytologie *(Abb. 113)*: Vorwiegend keratinisierte (= mit gelbem oder orangefarbenem Zytoplasma) und nichtkeratinisierte Plattenepithelkrebszellen.

Zytogenetik: Aneuploidie.

Prospektive Bedeutung: Vorläufer des invasiven Karzinoms.

Zellen, die von einem **Carcinoma in situ mit beginnender Stromainvasion** stammen, können z. Z. noch nicht von den anderen Formen des Carcinoma in situ unterschieden werden.

Differentialdiagnostischer Hinweis:

Besonders folgende gutartige, reversible Veränderungen können zu *Verwechslungen mit Präkanzerosen* Anlaß geben:

1. Unreife Metaplasie der Endozervix (S. 104)
2. Endozervikales regeneratives Epithel (S. 104)

3. Herpes-Virus II-Infektion (S. 102)
4. Folsäuremangel (S. 105)

3. Invasives Plattenepithelkarzinom

I. Allgemeine Vorbemerkungen

Charakteristisch für den Zellausstrich bei invasivem Karzinom ist das Vorkommen von Krebszellen. Der Geübte kann die zytologische Diagnose oft bereits mit *einem* Blick durch das Mikroskop stellen, während manchmal lange gesucht werden muß, bis man Zellen mit den Kriterien der Malignität findet. Dieses gilt besonders für blutreiche Ausstriche und zerfallende Karzinome. Wird nur von nekrotischen Tumorbezirken abgestrichen, können diagnostisch verwertbare Krebszellen sogar völlig fehlen, so daß eine negative Fehldiagnose unvermeidlich wird.

Die Treffsicherheit der Zytodiagnostik beim Karzinom hängt daher entscheidend von der Abstrichtechnik des Einsenders ab.

Bei der Durchmusterung des nach Papanicolaou gefärbten Ausstrichs fallen dem Untersucher schon bei *schwacher Vergrößerung* einzeln und im Verband liegende Zellen auf, deren hyperchromatischer Kern hervorsticht. Bei *stärkerer Vergrößerung* erkennt man vor allem:

1. *Anisokaryose* und *Kernpolymorphie:* jeder dieser Kerne weicht vom anderen an Größe, Form und Chromatingehalt ab,
2. *Entrundung und Einkerbung der Kernmembran*
3. *Hyperchromasie:* Vermehrung, unregelmäßige Anordnung und grobe Verklumpung des Kernfarbstoffs
4. *Anisozytose:* unterschiedliche Zytoplasmaformen.

Während die Kerne aller Krebszellen einander weitgehend in ihren Atypien ähneln, kann man nach dem *Verhalten des Zytoplasmas* verschiedene Gruppen unterscheiden *(Abb. 117)*:

1. **Entdifferenzierte Krebszellen** *(Tafel VII, Bild 14)*
   zeigen mehr oder minder starke Auflösung des Zytoplasmas unter Verlust der Zellgrenzen
2. **Basaloide Krebszellen**
   sind durch einen gut begrenzten schmalen Saum zyanophilen Zytoplasmas gekennzeichnet
3. **Krebszellen,**
   die in ihrem Differenzierungsgrad den Intermediärzellen entsprechen, besitzen ein polymorphes, aber deutlich begrenztes schwach zyanophiles Zytoplasma, das Glykogen enthalten kann
4. **Krebszellen,**
   mit einem Differenzierungsgrad, der den Oberflächenzellen entspricht, weisen ein polymorphes gut begrenztes Zytoplasma mit Farbumschlag von zyanophil zu eosinophil auf *(Tafel VIII, Bild 16)*, wobei gleichzeitig der atypische Kern pyknotisch schrumpfen kann. Nach der Zytoplasmaform fallen 3 Zellarten besonders auf:

a) **Spindelzellen** *(Tafel VIII, Bild 16 und Tafel IX, Bild 17):* mit schlankem Zytoplasma und oft pyknotischem, spindelförmigem Kern. Sie treten oft in Bündeln auf und gehen dabei wie Finger auseinander. Differentialdiagnose: 1. Pseudo-Spindelzellen *(Abb. 56)*, 2. Fibrozyten (S. 65), 3. Muskelfasern (sehr selten)

b) **Kaulquappenzellen** *(Tafel VIII, Bild 15):* mit breitem „Kopfende", das in einem Zytoplasmasaum den oft bereits pyknotischen atypischen Kern enthält, und lang ausgezogenem, oft gebogenem Zytoplasmaschweif. Differentialdiagnose: Degenerative und entzündliche Zytoplasmaformveränderungen (S. 103)

c) **Runde differenzierte Krebszellen** *(Tafel VIII, Bild 15):* mit oft eosinophilem Zytoplasmasaum von der Breite des Kerndurchmessers und großem, oft pyknotischem, hyperchromatischem Kern. Differentialdiagnose: 1. dysplastische (dyskaryotische) Parabasalzellen: besitzen ein zyanophiles Zytoplasma und zeigen keine Pyknose, 2. basaloide Krebszellen: zeigen stärkere Zyanophilie des nur schmalen Zytoplasmasaums und keine Pyknosen.

Das *Auftreten derartig differenzierter Krebszellen* sichert die Diagnose „Plattenepithelkarzinom". Elemente derartigen Aussehens kommen beim Adenokarzinom und beim Sarkom nicht vor.

Dysplastische (dyskaryotische) Zellen, wie sie beim Carcinoma in situ häufig gefunden werden (S. 120), treten beim invasiven Karzinom seltener auf. Sie sind dann meist von präinvasiven Randzonen oder gut erhaltenen reiferen Formen abgeschilfert worden.

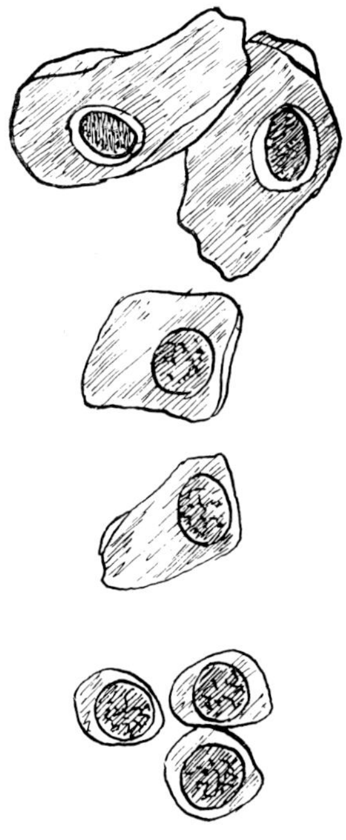

Dysplastische (= dyskaryotische) *Oberflächenzellen* (mit Pyknose und perinukleärem Hof)

Dysplastische (= dyskaryotische) *Intermediärzellen*

Dysplastische (= dyskaryotische) *Parabasalzellen*

Abb. 115. Dysplastische (= dyskaryotische) Zellreihe

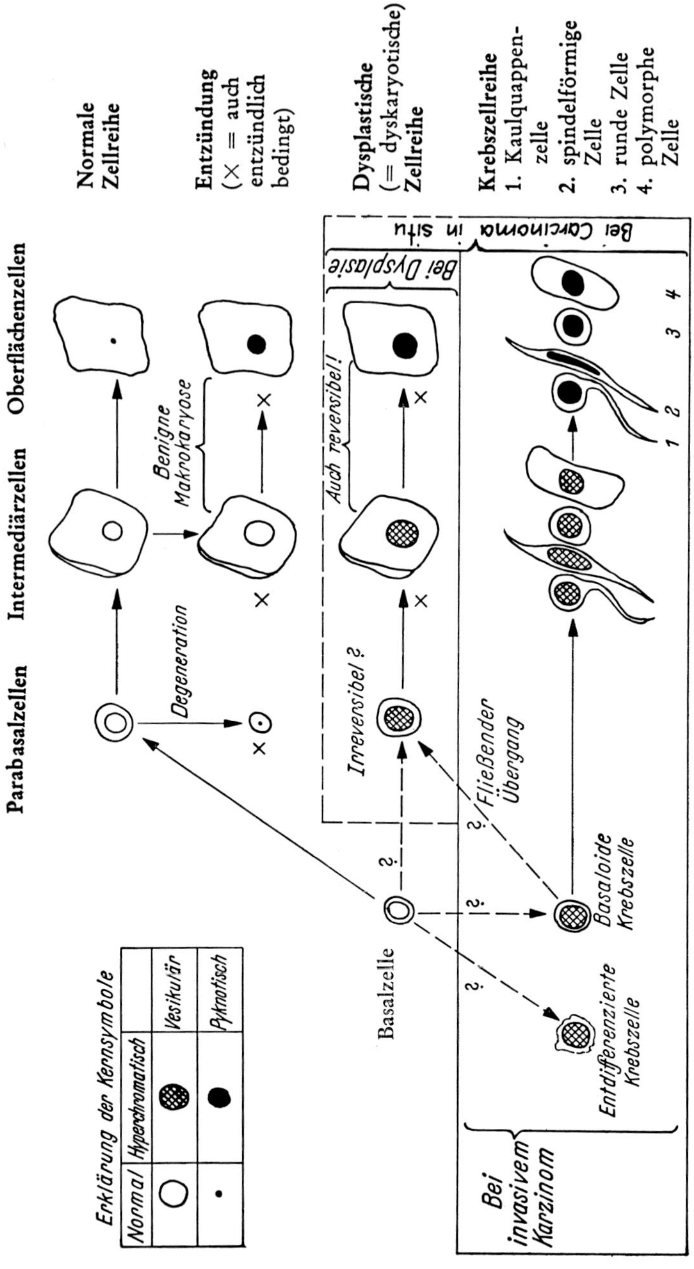

Abb. 116. Überblick über die normale Zellreihe und die Zelltypen bei Entzündungen, Dysplasie, Carcinoma in situ und invasivem Karzinom

Abb. 117. Zelltypen bei invasivem Plattenepithelkarzinom:

1. entdifferenzierte Krebszellen
2. Spindelzellen
3. Kaulquappenzellen
4. runde Krebszellen

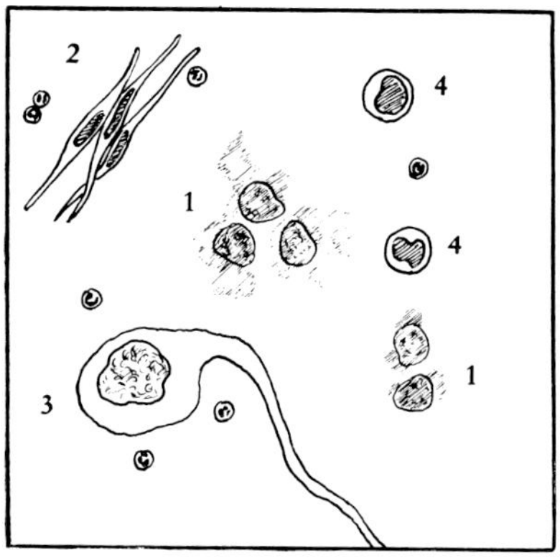

Besonders bei fortgeschrittenen Karzinomen finden sich zahlreiche *Erythrozyten, Leukozyten* und *Zelltrümmer* in entzündlichem Exsudat („Tumorbegleitzellbild", s. u.). „Saubere" Ausstrichbilder und DÖDERLEIN-Flora sind noch seltener als beim Oberflächenkarzinom und nur bei kleinen, beginnend invasiven Karzinomen anzutreffen. Erythrozytenreiche Ausstriche außerhalb der Menstruation oder puerperaler Vorgänge sind daher besonders sorgfältig auf das Vorkommen von Krebszellen zu durchmustern.

Negative Fehldiagnosen kommen oft dadurch zustande, daß in einem blutreichen Ausstrich die wenigen oft bereits degenerierten Krebsepithelien übersehen werden.

Zusammenfassung:

> Die wichtigsten zytodiagnostischen Kriterien eines Karzinoms sind Anisokaryose, Kernpolymorphie, Entrundung und Einkerbung der Kernmembran, Hyperchromasie und Anisozytose. Daß es sich dabei um ein Plattenepithelkarzinom handelt, wird durch das Vorkommen höher differenzierter Zellen (Spindel-, Kaulquappen-, runder differenzierter Krebszellen) gesichert.

II. Zytologie der einzelnen Formen*

a) Mikrokarzinom

ergibt Zellbilder wie beim Carcinoma in situ, beim invasiven Karzinom oder die Kombination beider Bilder. Zum Unterschied gegenüber dem invasiven Karzinom fehlt gewöhnlich das *Tumor-Begleitzellbild***.

* Darstellung nach der Terminologie-Konferenz der Deutschen Gesellschaft für Zytologie, Köln, 6.–7. 11. 70.

** **Tumorbegleitzellbild:** Bei invasiven Karzinomen oft Zelldetritus, entzündliches Exsudat, veränderte und frische Blutzellen, Verlust der normalen DÖDERLEIN-Flora. Dieses Bild fehlt oft bei früher Invasion sowie bei Carcinoma in situ und Dysplasie.

b) Invasives Plattenepithelkarzinom

α) Verhornendes Plattenepithelkarzinom

Überwiegend relativ große abnorme Zellen mit hochgradiger Pleomorphie (geschwänzten und ausgezogenen Formen), Chromatinstruktur grobkörnig, unregelmäßig, mit dichten Chromozentren unterschiedlicher Form und Größe. Kernsubstanz lichtundurchlässig. Zytoplasma z. T. sehr reichlich, oft eosino- oder orangeophil. Das *Tumorbegleitzellbild* kann fehlen.

β) Großzelliges, nicht verhornendes Plattenepithelkarzinom

Isolierte, relativ große zyanophile Zellen sowie synzytiale Konglomerate. Chromatinstruktur wie bei α. Prominente Makronukleoli. Zellformen neigen zu Uniformität mit nur geringen Varianten. Zur Differentialdiagnose zum Carcinoma in situ dient das *Tumor-Begleitzellbild.*

γ) Kleinzelliges, nicht verhornendes Plattenepithelkarzinom

Vorwiegend relativ uniforme, kleine, zyanophile Zellen mit stark gestörter Kern-Plasma-Relation. Chromatinstruktur und Makronukleoli wie β. Das *Tumorbegleitzellbild* ist gewöhnlich vorhanden.

III. Differentialzytologie

Als diagnostischer Parameter für die prospektive Zuordnung eines zytologischen Bildes zu den verschiedenen Vor- und Frühstadien des Kollumkarzinoms dient das Vorkommen der **dysplastischen Zellen** (früher **„dyskaryotischen“** Zellen).

Die Kennzeichen der *Krebszellen* sind auf den Seiten 106, 107, 108 und 109 beschrieben. Sie zeigen Kern- **und** Plasmaanomalien.

Dagegen zeigen *dysplastische Zellen* (= dyskaryotische Zellen) Kernanomalien in einem offenbar normal differenzierten Zytoplasma, also **nur** Kern- *ohne deutliche Plasmaanomalien.*

Nach der Definition von Papanicolaou[1] sind sie „durch deutliche Kernanomalien charakterisiert, die den allgemein akzeptierten Kriterien der Malignität entsprechen, obwohl die Zellen als Ganzes keine deutliche Abweichung von ihrem normalen Standardtyp erkennen lassen“. Histochemisch findet sich ein *funktionell unreifer und morphologisch atypischer Kern in offenbar normal differenziertem Zytoplasma* (Boschann[2]).

Je nach der Zytoplasmadifferenzierung findet man *(Abb. 115)*

a) **dysplastische (= dyskaryotische) Parabasalzellen**
b) **dysplastische (= dyskaryotische) Intermediärzellen**
c) **dysplastische (= dyskaryotische) Oberflächenzellen**

Dysplastische (= dyskaryotische) *Intermediärzellen* enthalten wie normale Intermediärzellen soviel Glykogen, daß sie von Döderlein-Bazillen zytolysiert werden können. Dysplastische (= dyskaryotische) *Oberflächenzellen* zeigen in ihrem Zytoplasma den Farbumschlag von zyanophil zu eosinophil, wie er von der Differenzierung der normalen Oberflächenzellen her bekannt ist. Im

[1] Papanicolaou, G. N.: Acta cytologica 1, 23 (1957).
[2] Boschann, H.-W.: Acta cytologica 1, 30 (1957).

eosinophilen Zytoplasma finden sich oft pyknotisch gewordene „maligne" Kerne, deren ursprüngliche Größe an einem hellen perinukleären Hof zu erkennen ist.

Die Bedeutung der dysplastischen (= dyskaryotischen) Zellen besteht darin, daß der geübte Untersucher aus ihrem Vorkommen Rückschlüsse auf die histologische Struktur der Epithelatypie ziehen kann:

Dysplastische (= dyskaryotische) *Oberflächenzellen* und dysplastische (= dyskaryotische) *Intermediärzellen* finden sich bei der **leichten Dysplasie** (vgl. S. 109). Sind auch dysplastische (= dyskaryotische) Parabasalzellen vorhanden, so sind bereits **mäßige** oder **schwere Dysplasie** zu erwarten.

Ausschließlich dysplastische (= dyskaryotische) Zellen ohne gleichzeitiges Vorkommen von Krebszellen kennzeichnen also die **Dysplasie.**

Hinzukommen von Krebszellen aber spricht für ein **Carcinoma in situ.**

Ausnahmen von dieser Regel kommen vor: Dysplasie und Carcinoma in situ finden sich auch im gleichen Präparat nebeneinander. Bei invasiven Karzinomen kommen dysplastische (= dyskaryotische) Zellen besonders dann vor, wenn sie präinvasive Randbezirke besitzen. Andererseits können dysplastische (= dyskaryotische) Zellen bei histologisch sicherem Carcinoma in situ fehlen.

Eine schematisierte Darstellung des Prinzips der Differentialzytologie gibt D. WAGNER (Geburtsh. u. Frauenheilk. **28,** 445 (1968) *Abb. 118:*

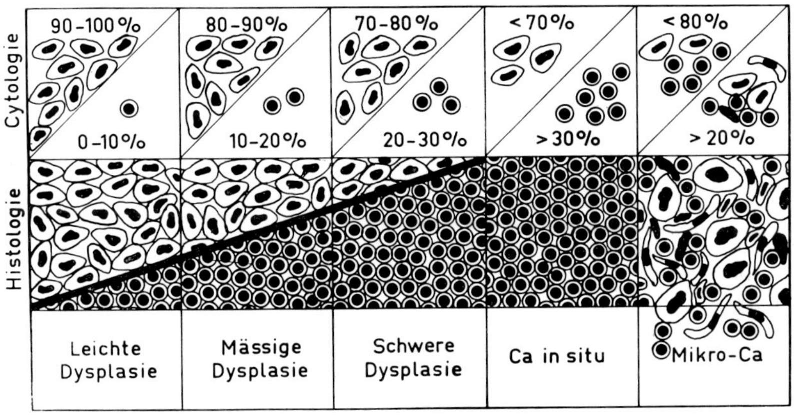

Abb. 118. Prinzip der Differentialzytologie (D. WAGNER): Zytologisch-histologische Korrelationen bei Entstehung des Zervixkarzinoms

Auf die unterschiedlichen Zellbilder bei den verschiedenen Formen der Dysplasie, des Carcinoma in situ und des invasiven Plattenepithelkarzinoms ist auf den Seiten 109 bis 120 hingewiesen worden.

Die *Treffsicherheit* der prospektiven zytologischen Differentialdiagnose zwischen Dysplasie bzw. Carcinoma in situ und invasivem Karzinom wird mit 75–80 % angegeben.

4. Adenokarzinom (Zervix, Korpus*, Tube, Ovar)

Drüsige Karzinome sind im allgemeinen zytologisch *schwieriger zu erkennen* als Plattenepithelkarzinome. Hierfür gibt es vor allem folgende Gründe:

1. Die *Materialgewinnung* ist schwieriger, da drüsige Karzinome gewöhnlich weniger gut zugänglich sind (Zervixhöhle, Cavum uteri, Tube, Ovar) als Plattenepithelkarzinome (Vulva, Vagina, Portiooberfläche und angrenzende Zervixhöhle)
2. Adenokarzinome schilfern oft im Vergleich zu Plattenepithelkarzinomen *weniger Zellen* ab
3. Besonders bei höher differenzierten Formen ist der *Unterschied zwischen normalen und Tumorzellen* beim drüsigen Karzinom weniger deutlich als beim Plattenepithelkarzinom
4. Zylinderepithelien neigen stark zur *Zytoplasmadegeneration,* so daß oft im Ausstrich nur freie Kerne vorliegen, deren Identifizierung schwierig ist
5. Adenozellen haben, besonders wenn sie von sezernierenden Drüsen abstammen, oft einen vermehrten Gehalt von Kernchromatin, das in unregelmäßigen Klümpchen angeordnet sein kann. Bei der Plattenepithelzelle sprechen diese *Anomalien der Kernstruktur* für Malignität, bei der Adenozelle für sekretorische Aktivität.
6. Die Kerne der Zylinderepithelien *ähneln* oft weitgehend denen der aus dem Bindegewebe stammenden *Histiozyten.* Manche Kernstrukturen, die bei Plattenepithelien bereits für Malignität sprechen, können bei Drüsen- und Bindegewebszellen noch als normal angesehen werden.

Für den Einzelfall gelten für die Erkennung des Adenokarzinoms die gleichen Grundsätze wie für die Diagnostik des Plattenepithelkarzinoms: *Anisokaryose* (ungleiche Größe) und *Polymorphie* (ungleiche Form) der Kerne, *Hyperchromasie* (Vermehrung, unregelmäßige Anordnung und grobe Verklumpung des Kernfarbstoffs), *Anisozytose* (ungleiche Form und Größe der ganzen Zelle) *(Tafel IX, Bild 18 und Tafel X, Bild 19).*

Die **Identifizierung als drüsiges Karzinom** und *Abgrenzung vom Plattenepithelkarzinom* gelingt durch die Beachtung folgender Charakteristika:

1. Die für das Plattenepithelkarzinom typischen Elemente fehlen (Spindelzellen, Kaulquappenzellen, runde differenzierte Krebszellen, S. 117, dysplastische [= dyskaryotische] Plattenepithelien S. 117).
2. Es finden sich statt dessen Zellen, die entweder bereits einzeln oder aus ihrer Anordnung im Verband ihre drüsige Herkunft erkennen lassen. Anordnung in Reihen, in Rücken-an-Rücken-Stellung, in Rosettenform, mit starker Übereinanderlagerung der einzelnen Kerne *(Tafel VI, Bild 11)* spricht für drüsige Herkunft, bei der Einzelzelle die exzentrische Lage des Kerns und die häufig vorhandene Vakuolisierung des Zytoplasmas.

Finden sich im Ausstrich *nebeneinander Plattenepithel- und Adenokarzinomzellen,* so kann es sich handeln:

1. um ein *Doppelkarzinom,* d. h. um gleichzeitiges Bestehen eines Plattenepithel- und eines Adenokarzinoms

* Symposium on Endometrial Cancer Cytology, Acta Cytol. **2,** 481 (1958); Reagan, J. W. and NG, A. B. P.: The Cells of Uterine Adenocarcinoma. Baltimore, The Williams and Wilkins Company, 1965.

2. um ein *Adenoakanthom,* d. h. um ein Adenokarzinom, bei dem plattenepithelähnliche Differenzierungsstufen auftreten (z. B. in hornperlenähnlicher, zwiebelschalenförmiger Anordnung)

Finden sich *nur entdifferenzierte Tumorzellen* und erlauben die oben angegebenen Unterscheidungsmerkmale keine Zuordnung zum Plattenepithel- oder Adenokarzinomtyp, so begnügt man sich mit der Rubrik 4 oder 5 der Diagnostik nach PAPANICOLAOU (S. 129).

Differentialdiagnostisch müssen vom Adenokarzinom abgetrennt werden:

1. der Korpusschleimhautpolyp:
   nur mäßige Anisokaryose und Anisozytose. Zur Unterscheidung dient die gewöhnlich sehr gleichmäßige Anordnung des kaum vermehrten Kernchromatins.
2. die glandulär-zystische Hyperplasie:
   mäßige Anisokaryose und Anisozytose, Kernchromatin leicht vermehrt („aktive Kerne"), aber relativ gleichmäßig granuliert angeordnet.
3. die atypische Hyperplasie des Endometriums

Zellform:	typisch zylindrisch
Kerne:	vergrößert, mäßig hyperchromatisch, gelegentlich unregelmäßig begrenzt
Chromatingerüst:	regelrecht, gelegentlich leicht unregelmäßig
Zytoplasma:	fein oder grob vakuolisiert

Die Unterscheidung von niedrig differenzierten Formen des *Sarkoms* ist oft nicht möglich. Ebenso kann aus dem Zellbild nicht darauf geschlossen werden, ob ein Karzinom im Zervixkanal, in der Uterushöhle, in der Tube oder im Ovar lokalisiert ist.

In typischen Fällen finden sich folgende Zellbilder*:

a) *Adenokarzinom des Endometriums*

Kerne:	gewöhnlich in ihrer Größe einheitlich, nur gelegentlich pleomorph. Rund oder oval, selten durch Zytoplasmavakuolen verdrängt
Chromatin:	fein granuliert
Nukleoli:	meist deutlich erkennbar, in weniger differenzierten Formen multipel, oft groß und unregelmäßig gestaltet (Makronukleoli)

Die Zellen werden gehäuft oder isoliert angetroffen und sind gewöhnlich größer als die normalen Zylinderepithelien des Endometriums.

Je größer die Kerne und Nukleoli sind und je deutlicher die Zytoplasmazyanophilie ausgeprägt ist, desto weniger differenziert pflegt der Tumor zu sein. Bei differenzierten Tumoren fehlen gewöhnlich multiple Nukleoli und Makronukleoli.

b) *Adenokarzinom der Endozervix*

Zytoplasma:	neigt eher zur Eosinophilie als zu Zyanophilie oder unbestimmter Anfärbung. Granuliert mit gelegentlich feinen Vakuolen, während große Vakuolen selten vorhanden sind

* Darstellung nach der Terminologiekonferenz der Deutschen Gesellschaft für Zytologie, Köln, * 6.—7. 11. 70.

Kern:	groß
Chromatin:	feingranuliert, keine Pyknose
Nukleoli:	stets vorhanden, gewöhnlich multipel, Makronukleoli

c) *Mukoepidermoid- oder adenosquamöses Karzinom (Adenoakanthom)*
Gleichzeitig glanduläre Zellen endozervikaler Herkunft und maligne Plattenepithelzellen

d) *Gartnergang-Karzinom der Zervix*
Nicht unterscheidbar von anderen Formen des Zervixkarzinoms

e) *Mesodermaler Mischtumor*
Karzinomzellen zusammen mit Spindelzellen (unscharf begrenzt, mit elongiertem, stark hyperchromatischem Kern und charakteristisch quergestreiftem, eosinophilem Zytoplasma – selten zu finden!)

f) *Chorionkarzinom*

Kerne:	unregelmäßige Membran, in Abkömmlingen des synzytialen Trophoblasten anisokaryotisch
Chromatin:	grob, unregelmäßig verteilt
Nukleoli:	deutlich erkennbar, oft multipel
Begleitzellbild:	vorherrschend veränderte Blutzellen
Zytohormonales Bild:	oft hoher Aufbau (Östrogeneffekt) (vgl. S. 77)

Ebenso wie beim Plattenepithelkarzinom wird die **Treffsicherheit** der Diagnostik beim Adenokarzinom **entscheidend von der Abstrichtechnik** des Einsenders **beeinflußt.** Wegen der Degenerationsneigung der Drüsenzellen und der Möglichkeit der Verlegung des inneren Muttermundes *(Abb. 12)* sind Abstriche aus dem Scheidengewölbe, von der Ekto- und aus der Endozervix weniger gut brauchbar. Ihr *negativer Ausfall erlaubt niemals den Ausschluß eines Korpuskarzinoms.* Bessere Ergebnisse bringt die **Endometriumaspiration** (S. 13 bis 16). Bei jedem klinischen Verdacht muß eine **getrennte Kollum-Korpus-Kürettage** vorgenommen werden.

5. Sarkom

Bei dem seltenen Sarkom der Uterusschleimhaut finden sich im Ausstrich einzelne und im Verband liegende Elemente, die weder mit Platten-, noch Zylinderepithelien Ähnlichkeit haben, am nächsten den Stromazellen kommen und die Merkmale von Tumorzellen aufweisen: Anisokaryose, Hyperchromasie, Anisozytose. Riesenzellen werden beobachtet.

Entdifferenzierte Formen sind von entdifferenzierten Karzinomen kaum zu unterscheiden.

Höher differenzierte Formen lassen die Abstammung vom Stroma erkennen. Bei Spindelzellsarkomen finden sich manchmal fischzugartige Verbände spindeliger Zellen mit ebenfalls spindelförmigem, hyperchromatischem Kern.

6. **Peritonealkarzinose** (Tafel XII, Bild 24)

Über die Materialgewinnung ist auf Seite 17 und 18 berichtet worden. *In Sedimentausstrichen* aus Punktaten bei Peritonealkarzinose finden sich

1. Erythrozyten (fast immer)
2. Lymphozyten (überwiegen bei Karzinom gewöhnlich über die Granulozyten)
3. Granulozyten (können fehlen)
4. Histiozyten und Übergangsformen zu 5
5. Mesothelzellen: stark variable, rundliche Zellen mit mittelständigem, rundem, feingranuliertem Kern mit einem oder mehreren Nukleolen. Der Kern kann durch Vakuolisierung an den Zellrand gedrängt worden sein und sichelförmig aussehen („Siegelringzelle") sowie in Mehrzahl vorliegen. 4 und 5 sind oft schwer voneinander und von Tumorzellen zu differenzieren.
6. Tumorzellen: abhängig vom Primärtumor (meist Adenokarzinomzellen).

Die *Erkennung von Tumorzellen* erfolgt nach den üblichen zytodiagnostischen Kriterien der Malignität (S. 106). Am wichtigsten sind auch hier Anisokaryose (mit Kernpolymorphie, -vergrößerung und Vielkernigkeit) und Hyperchromasie. Die Vakuolisierung des Zytoplasmas ist stärker ausgeprägt als bei den normalen Mesothelzellen. Bei Phasenkontrastbetrachtung sind oft Zilien nachweisbar (H. Ebner).

Da die Abgrenzung bösartiger Zellen von gutartigen Mesothelzellen viel schwerer als die Unterscheidung gutartiger von bösartigen Plattenepithelien ist, kann die Diagnose aus der Aszitesflüssigkeit nicht die Treffsicherheit der Vaginalzytologie erreichen. Dennoch erweist sie sich oft als wertvolle diagnostische Hilfe für den Kliniker.

7. **Zytodiagnostik bei Mammaerkrankungen**[2]

Die Problematik der Zytodiagnostik der Mammaerkrankungen liegt weniger in der Interpretation als in der Gewinnung adäquaten Zellmaterials. Das Verfahren ist dann besonders wertvoll, wenn der Kliniker sonst auf jedes morphologische Substrat verzichten müßte, z. B. bei Mammazystenpunktionen und bei sezernierender oder blutender Mamma ohne sonstige Anhaltspunkte (negativem Tast-, Mammographie- oder Galaktographiebefund). Der Aussagewert ist dadurch eingeschränkt, daß auch *wiederholt negative Ausstriche keinen sicheren Ausschluß malignen Wachstums erlauben,* weil es im Gegensatz zur Portio oft nicht möglich ist, geeignetes Zellmaterial zu gewinnen.

Indikationen:

1. Veränderungen der Brustwarze 2. sezernierende und blutende Mamma	direkter Abstrich
3. Mammazysten 4. solide palpable Veränderungen	Punktionsausstrich

[1] Ebner, H.: Zschr. Krebsforsch. **59**, 581 (1953).
[2] Boschann, H.-W.: Fortschr. Med. **88**, 1003 (1970) (mit Literaturübersicht).

Materialentnahme s. S. 23 *(Abb. 21, 22)*

Fixierung und Färbung

Naßfixierung unmittelbar nach der Entnahme ist vorzuziehen, da nach Lufttrocknung irreversible Artefakte auftreten, die eine Darstellung der Chromatinstruktur des Kerns weniger gut oder für die Diagnostik unzureichend zulassen. *Zur* Fixierung genügen Fixierungsspray, 95 %iger Äthylalkohol mit Äther āā oder Isopropylalkohol. Bei *Blutbeimengung* empfiehlt sich ein Zusatz von 3 % Essigsäure (vgl. S. 27). Hierdurch werden die Erythrozyten hämolysiert.

Da das Zellmaterial wegen seines großen Flüssigkeitsgehalts leicht abschwimmt, empfehlen Soost u. Ries (1968, 1969), den Objektträger möglichst nicht einzutauchen, sondern den waagerecht liegenden Objektträger z. B. durch Aufsprühen eines Polyäthylen-Glykol-Fixierungssprays zu fixieren.

Die übliche Papanicoaou-*Färbung* bewährt sich gut.

Beurteilung

a) Normale Exfoliativzytologie der Mamma

Im normalen Sekret sind zytologisch *nur wenige Zelltypen* zu finden. Sie stammen aus den *Gängen* und den *Alveolen,* die histologisch von einem einfachen kubischen bis zylindrischen Epithel ausgekleidet sind. In den Alveolen sind Zellgröße und Form von der sekretorischen Tätigkeit abhängig.

Zellen:	variieren in Größe und Form, liegen einzeln oder in kompakten Verbänden
Zellkerne:	relativ groß, manchmal geschrumpft (Fixierungsartefakt?), oft exzentrisch gelegen. Gelegentlich Zwei- und Mehrkernigkeit bei erhaltener Kern-Plasma-Relation in Riesenzellen
Zytoplasma:	gewöhnlich vakuolisiert (**„Schaumzellen“**) *(Tafel XI, Bild 21 und Tafel XII, Bild 23)*

Die kleineren Zellen in kompakten Verbänden sind wahrscheinlich Gangepithelien. Die meisten größeren Zellen ähneln wegen ihres schaumigen Zytoplasmas, ihrer exzentrischen und gelegentlich nierenförmigen Kerne und ihrer lockeren Anordnung den *Histiozyten* des Vaginalausstrichs. Ihre Vermehrung bei *chronischer Mastitis* ist ein Argument für ihre histiozytäre Natur. Bei der *blutenden Mamma* können sie Hämosiderinkörnchen enthalten. Die Herkunft der Schaumzellen von Gangepithelien ist wahrscheinlich (Koss, Papanicolaou und Maddi 1959). Der Lipoidnachweis in Vakuolen größerer Zellen und zyklische Veränderungen sprechen dafür, daß es auch sekretorische Zellen dieser Struktur gibt (Papanicolaou 1954). Vielleicht differenzieren sich die kleinen Zellen in zwei morphologisch nicht unterscheidbare, aber funktionell unterschiedliche Typen: sekretorische bzw. phagozytäre Zellen.

Die *relative Einförmigkeit der normalen Mammazytologie* ist differentialdiagnostisch besonders zur Abgrenzung gegen das Karzinom wichtig.

b) Atypische Mammazytologie ohne Malignitätskriterien

1. Intraduktales Papillom

Neben Einzelzellen und Zellgruppen gelegentlich kleine Fragmente von den Spitzen papillärer Vorsprünge. Die Zellen können, wie es sonst beim Karzinom vorkommt, vergrößert sein, andere Zellen als Zeichen hohen Wachstumsdrucks umschließen und extrem vakuolisiert sein („Schaumzellen“). Doppelkernigkeit, Pseudohyperchromasie infolge Pyknose und, besonders bei blutender Mamma, Phagozytose von Erythrozyten und Hämosideringranula werden beobachtet.

Für Gutartigkeit spricht die Gleichförmigkeit der Zell- und Kernstruktur sowie der Zellanordnung innerhalb der Gruppe.

Grenzfälle, besonders bei **atypischer Papillomatose,** können durch Anisokaryose, Hyperchromasie und unregelmäßige Anordnung diagnostische Schwierigkeiten hervorrufen und müssen histologisch geklärt werden.

Ähnliche Bilder kommen in der *frühen Postpartalperiode* auch ohne Gangpapillom vor.

2. **Gutartige Gangzysten und zystische Fibroadenomatose**

Das Punktat enthält *oft kein Zellmaterial.* Gelegentlich aber kann aus Zellen auf die Zystenwandauskleidung geschlossen werden. Sie sind eosinophil, auch zyanophil und oft läppchenförmig angeordnet. Die meist kugeligen vesikulären Kerne können Größenunterschiede zeigen. Doppelkernigkeit, Pyknose und Kernschwund kommen vor.

Für Gutartigkeit spricht die Gleichförmigkeit des Zellbildes, während gelegentlich bei Fragmenten aus papillären Vorsprüngen eine gewisse Hyperchromasie den proliferativen Charakter erkennen läßt und zu besonderer Vorsicht mahnt. In diesen Fällen sollte die histologische Untersuchung nach Exzision die Entscheidung bringen.

Wenn nach der Punktion knotige Resistenzen bestehen bleiben, sollte auch nach negativem zytologischem Befund die Probeexzision nicht unterlassen werden, da neben einer Zyste oder in ihrer Wand ein Karzinom vorhanden sein kann.

3. **Fibroadenom**

Die endgültige Diagnose kann nur histologisch gestellt werden.

Wenn das Punktat wiederholt unverdächtige Zellen enthält, ist bei entsprechendem Tastbefund ein Fibroadenom wahrscheinlich.

Für Gutartigkeit sprechen freie ovale Kerne (die offenbar von Myoepithelien stammen, Zajicek, 1969).

4. **Mastitis**

Bei *chronischer Mastitis* sind Histiozyten bzw. große Schaumzellen mit Phagozytose von Blutbestandteilen anzutreffen, bei *akuter Mastitis* seltener Histiozyten und Lymphozyten als reichlich polymorphkernige Leukozyten (Papanicolaou, 1954).

c) **Atypische Mammazytologie mit Malignitätskriterien** *(Tafel XI, Bild 22 und Tafel XII, Bild 23)*

Die *Malignitätsdiagnose* beruht wie bei der gynäkologischen Zytodiagnostik auf *Kernkriterien:* Vergrößerung, Hyperchromasie, unregelmäßiger Chromatinverklumpung, Kernpolymorphie, Entrundung der Kernmembran sowie bei Zellverbänden zusätzlich auf der unregelmäßigen Anordnung und dem Verlust der Zellindividualität. Abnorme freie Kerne sind häufig, Mitosen eher in metastatischen Ergüssen als im Mammaabstrich anzutreffen. Schaumzellen phagozytieren nekrotische Zellen. Oft sind guterhaltene Zellen von einer anderen Zelle umschlossen, wobei es sich wahrscheinlich eher um den Druck wachsender Zellen als um Phagozytose handelt (vgl. intraduktales Papillom).

Bei M. Paget finden sich (nicht immer!) oberflächlich keratinisierte Zellen mit abnormen Kernen.

Treffsicherheit und Bewertung

Positive Ausstriche	bei Sekretausstrichen und Punktaten sprechen hochsignifikant für ein Karzinom. Fehldiagnosen: Am häufigsten durch intraduktale Papillome
Verdächtige Abstriche	kommen meist bei intraduktalen Papillomen (atypischer Papillomatose) vor, sonst etwa gleichhäufig beim Karzinom, bei zystischer Mastopathie und bei anderen gutartigen Erkrankungen
Negative Ausstriche	schließen weder Karzinome noch intraduktale Papillome aus:

> Bei verdächtigem Tast- oder Mammographiebefund ist – auch bei Fehlen zytologischer Malignitätskriterien – histologische Klärung erforderlich.

Gegenindikation

Daß die Punktion eine hämatogene oder lymphogene Streuung begünstigt, wurde von amerikanischen Autoren verneint (Berg, Robbins). Sie fanden nach 10 Jahren keine Unterschiede in der Überlebenszeit zwischen präoperativ punktierten und nicht punktierten Karzinompatientinnen mit radikaler Mastektomie.

Komplikationen

Wir sahen bei rund 1400 Punktionen seit 1959 keine Nachblutungen, Infektionen oder subjektiv unangenehm empfundene Nachwirkungen.

8. Klassifikation der Befunde

Manche Zytologen halten für die Beurteilung des Ausstrichs *zwei Gruppen* für ausreichend:

1. „Negativ“: wenn keine Tumorzellen gefunden werden,
2. „Positiv“: wenn Tumorzellen vorhanden sind.

Andere Laboratorien räumen den *zweifelhaften Fällen* eine besondere Rubrik ein:

1. „Negativ“ 2. „Verdächtig“ 3. „Positiv“

Papanicolaou benutzte 5 Gruppen:

1. **„Unverdächtig“:**
   nur normale Bestandteile im Ausstrich.
2. **„Atypisch, aber nicht verdächtig“:**
   atypische Bestandteile im Ausstrich, die zwar nicht zum normalen Bild gehören, aber nicht verdächtig sind, z. B. junge Plattenepithelien mit Kern- und Zytoplasmaabweichungen bei Metaplasie (S. 104) und Herpes-Virus-Infektion (S. 102), Plattenepithelien mit Kernhyperchromasie bei Entzündung (S. 103), Trophoblastzellen bei Abort (S. 92), Langhanssche Riesenzellen bei Tuberkulose (S. 66), Anisokaryose und Anisozytose bei Atrophie (S. 97).

Diese Rubrik soll den Einsender zu *erhöhter Aufmerksamkeit* in der weiteren Beobachtung auffordern. Daher wird sie oft durch die Angaben:

„Einmalige Wiederholung erbeten"

oder

„Dauerkontrolle erforderlich"

ergänzt. Gewöhnlich verlangt die Rubrik 2 eine *nähere Erläuterung im Text durch den Zytologen.*

3. **„Krebsverdächtig, aber unsicher"**
muß diagnostiziert werden, wenn die gefundenen Kern- und Zytoplasmaanomalien für normale Abstriche ungewöhnlich sind, aber nicht genügend Malignitätskriterien vorliegen, um eine Diagnose nach den Rubriken 4 und 5 zu rechtfertigen.

Diese Diagnose ist *besonders verantwortungsvoll,* da auf der einen Seite eine Beunruhigung der Patientin vermieden und der Einsender nicht zu unnötigen Probeentnahmen für histologische Untersuchungen veranlaßt werden soll, andererseits aber nicht ein Malignom übersehen werden darf, von dem zufälligerweise nur uncharakteristische Zellen in den Abstrich gelangt sind. Durch *Wiederholung des Abstrichs,* manchmal durch *Dauerkontrolle* und *Aufhellungsbehandlung* (S. 133), muß geklärt werden, ob sich das Zellbild schließlich als gutartig oder bösartig deuten läßt.

4. **„Stark krebsverdächtig"**
darf nur diagnostiziert werden, wenn die gefundenen Zellen unvereinbar mit einem normalen Epithelbefund sind, aber entweder typische Krebszellen wie Spindel- und Kaulquappenformen fehlen oder in zu geringer Anzahl vorhanden sind, um die Diagnose zu sichern. Manche Autoren sprechen in der Rubrik 4 daher von „einzelnen sicheren Krebszellen" und sehen den Unterschied zur Gruppe 5 eher im Quantitativen als im Qualitativen. *Wiederholung des Ausstrichs,* bei gleichem Ausfall histologische Klärung sind erforderlich.

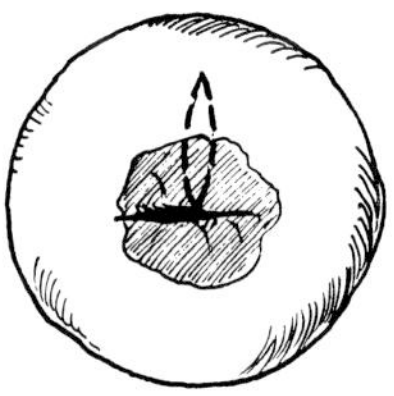

Abb. 119. Keilförmige Probeexzision

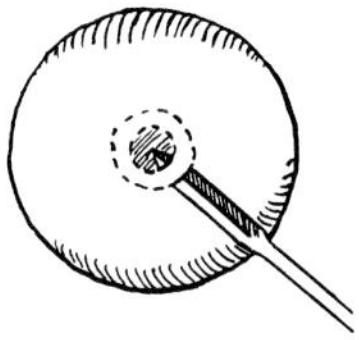

Abb. 120. Ringförmige Probeexzision

5. **„Ausstrich spricht für Krebs":**
im Ausstrich in reicher Zahl typische sichere Tumorzellen. Ein *Zweifel* an der Diagnose muß *ausgeschlossen* sein. **Fällt der histologische Befund negativ aus, so ist die Gewebeentnahme an der falschen Stelle erfolgt.** Wiederholung der Probeexzision, besser noch ringförmige Exzision des Epithels an der Plattenepithel-Zylinderepithel-Grenze oder Konisation ist erforderlich *(Abb. 119, 120, 121).*

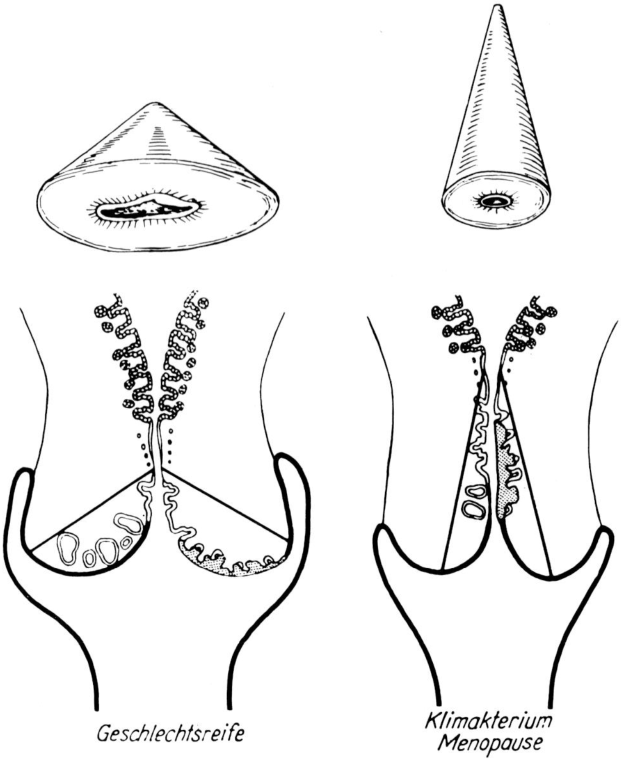

Abb. 121 a. *Abb. 121 b.*

Konisation (aus G. Kern: Carcinoma in situ. Springer-Verlag Berlin–Göttingen–Heidelberg–New York 1964).
Die Schnittführung richtet sich nach der Lokalisation der Plattenepithel-Zylinderepithel-Grenze, die sich vom Klimakterium an höher in den Zervikalkanal zurückzieht (121 b)

Die Diagnosen 4 und 5 dürfen *nur bei sicherem zytologischem Befund* ausgesprochen werden, da sie beim Einsender veranlassen müssen, daß mittels Probeentnahmen das dem Zellbefund entsprechende atypische Epithel gesucht wird. Eine fälschlich ausgesprochene zytologische Malignitätsdiagnose verschuldet unnötige diagnostische Eingriffe, beunruhigt Arzt und Patientin und bringt das zytodiagnostische Verfahren in Mißkredit. Bestehen Zweifel an der Natur der gefundenen atypischen Zellen, ist daher die Rubrik 3 anzuwenden.

Anstelle der 5-Klassen-Einteilung von Papanicolaou wird eine **mehr auf das histologische Substrat ausgerichtete Klassifizierung** (vgl. S. 143) diskutiert, z. B. nach Wied*:

* "Are the Papanicolaou Classifications obsolete?" An Invitational Symposium. Lying-In: The Journal of Reproductive Medicine, I No. 6, 1968, 543–557.

1. Nur normale Epithelzellen
2. Entzündliche Zellveränderungen
3. Metaplastische Zellveränderungen
4. Offenbar leicht dysplastische Veränderungen
5. Offenbar mäßig dysplastische Veränderungen
6. Offenbar deutlich dysplastische Veränderungen
7. Offenbar Carcinoma in situ
8. Offenbar invasives Karzinom

Darüber hinaus können gegebenenfalls *spezielle Empfehlungen* gegeben werden, z. B.
„Histologische Klärung“
„Wiederholung nach entzündungswidriger Behandlung“
„Wiederholung nach Östrogenzufuhr“
„Ausschluß eines Endometriumkarzinoms durch Kürettage“

9. Verhalten bei fraglicher Malignität

a) Nachkontrolle

Für die Praxis empfiehlt sich folgendes Vorgehen:

I. **Zytologie negativ**

a) *makroskopischer Befund und Kolposkopie negativ:*
Bei Übereinstimmen aller Befunde besteht z. Z. mit an Sicherheit grenzender Wahrscheinlichkeit **keine maligne Epithelveränderung.** *Halbjährliche Kontrolle* sichert vor dem Übersehen neu auftretender Neoplasien.

b) *makroskopischer und (oder) kolposkopischer Befund verdächtig:*
Abstrich wiederholen, **möglichst unter Leitung des Kolposkops (gezielter Abstrich).** Falls dieser Ausstrich wieder nur normale Zellelemente enthält, zytologische Kontrolle alle 4 Wochen, bis sich der makroskopische und kolposkopische Befund normalisiert haben oder die Zytologie positiv wird (dann Verhalten nach Abschnitt II a.) Dieses gilt besonders für die *Erosion* und ihre Heilungsstadien. Abweichendes Verhalten erscheint bei einer **Leukoplakie** geboten. Hier können zwar von der Oberfläche normale Epithelien oder kernlose orangeophile Schollen abgeschilfert werden, jedoch können sich unter der Leukoplakie eine Dysplasie, ein Carcinoma in situ oder ein beginnendes invasives Karzinom verbergen. Daher ist in einem derartigen Fall auch bei negativem zytologischem Befund eine Probeexzision anzuraten (Ausnahme: leicht abstreifbare Leukoplakie mit kolposkopisch unverdächtigem Epitheluntergrund).

II. **Zytologie positiv** (Grad 4 oder 5 nach Papanicolaou)

a) *Makroskopischer und (oder) kolposkopischer Befund verdächtig:*
1. Ist *makroskopisch eine Ulzeration oder ein auf invasives Karzinom verdächtiger Bezirk* zu erkennen:

Probeexzision *(Abb. 119)*
mit Erfassung des Übergangs vom pathologischen zum normal erscheinenden Epithel. Danach Entscheidung der Therapie: therapeutische Konisation *(Abb. 121)* bei Dysplasie oder Carcinoma in situ, Radikaloperation mit oder ohne Vor- und Nachbestrahlung bei invasivem Karzinom.

Bei negativem Ausfall der Probeexzision ist bei einwandfreier zytologischer Diagnose mit hoher Wahrscheinlichkeit an der falschen Stelle Gewebe entnommen worden. Die Probeexzision muß wiederholt oder besser durch eine **ringförmige Exzision** (diagnostische Konisation) *(Abb. 120)* der Gegend der Plattenepithel-Zylinderepithel-Grenze ergänzt werden.

Die *keilförmige Probeexzision (Abb. 119)* kann versagen, wenn das Karzinom noch so klein ist, daß es von seiner Ausgangsstelle noch nicht ringförmig um den Zervikalkanal herumgewachsen ist und die Keilexzision zufällig nur einen normalen Gewebesektor erfaßt. In derartigen Fällen empfiehlt sich die *ringförmige Exzision* eines etwa 1 mm tiefen Streifchens Epithel, das den Übergang vom Zylinder- zum Plattenepithel erfaßt *(Abb. 120)* (diagnostische Konisation). Bei dessen Aufarbeitung (gegebenenfalls in Stufenschnitten) findet sich dann der Epithelbezirk, von dem der pathologische Abstrich stammt.

2. Ist makroskopisch oder kolposkopisch eher eine Dysplasie oder ein Carcinoma in situ als ein invasives Karzinom zu vermuten, so wird eine

   therapeutische Konisation *(Abb. 121)*

   vorgenommen. Sie stellt die endgültige Diagnose *und* gleichzeitige Therapie dar, falls histologisch in Stufenschnitten invasives Wachstum ausgeschlossen werden und bestätigt werden kann, daß der pathologische Epithelbefund (Dysplasie oder Carcinoma in situ) im Gesunden entfernt worden sind (jeweils auf der Portiooberfläche im normalen Plattenepithel und im Zervikalkanal innerhalb des normalen Drüsenepithels).
3. Ferner ist bei *negativem Ausfall der Probeexzision und der Konisation* an eine *Neoplasie in höheren Genitalabschnitten* zu denken: z. B. in der Zervixhöhle, im Cavum uteri, in Tube oder Ovar *(Abb. 122)*. In diesem Fall ist eine

   diagnostische getrennte Kollum-Korpus-Kürettage anzuraten.

b) *Makroskopischer und (oder) kolposkopischer Befund negativ (Tafel VII):*
Bei sicherem zytologischem Befund ist in diesem Fall anzunehmen, daß die Läsion entweder zu klein ist oder an einem für Auge und Kolposkop unzugänglichen Ort sitzt. Erforderlich sind *Ringexzision* (s. o.), *Konisation* und *getrennte Kollum-Korpus-Kürettage.* Bei deren sicher negativem Ausfall (von dem nur nach Stufen- bzw. Serienschnittverarbeitung des histologischen Materials gesprochen werden kann) *Dauerkontrolle* des zytologischen Befundes. Bleibt der Zellbefund positiv, sollte der weniger Erfahrene seine Präparate einem erfahrenen Zytodiagnostiker übersenden.

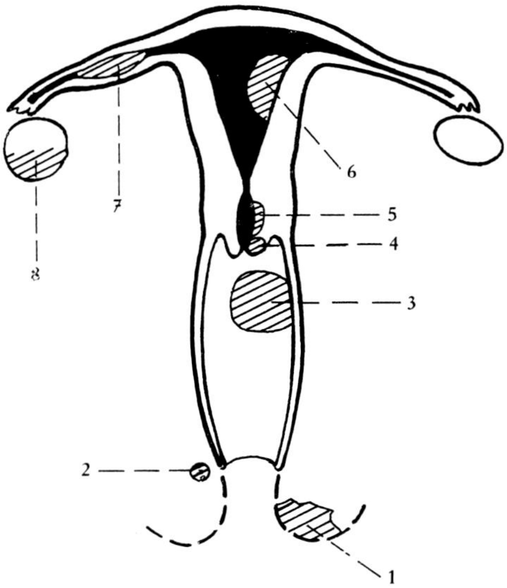

Abb. 122. Lokalisation des Genitalkarzinoms und zytodiagnostische Möglichkeiten
1 Vulvakarzinom: direkter Abstrich
2 Karzinom der BARTHOLINschen Drüse: Punktion, Aspiration
3 Vaginalkarzinom: direkter Abstrich
4 Portiokarzinom: direkter Abstrich sowie Abstrich von der Portio-Oberfläche und aus dem Zervikalkanal
5 Zervixhöhlenkarzinom: Endozervixabstrich mittels Platinöse oder Watteträger
6 Korpuskarzinom: Intrauterinaspiration
7 Tubenkarzinom: Intrauterinaspiration, Punktion
8 Ovarialkarzinom: Punktion, Aszitespunktion

III. **Zytologie zweifelhaft** (Grad 3 nach PAPANICOLAOU)

a) *Makroskopische und (oder) kolposkopischer Befund negativ:*
Dauerkontrolle, am besten unter *Aufhellungsbehandlung* (s. u.).

b) *Makroskopischer und (oder) kolposkopischer Befund suspekt:*
Probeexzision, Ringbiopsie, Konisation bzw. diagnostische getrennte *Kollum-Korpus-Kürettage.*
Dauerkontrolle, bis der zytologische Befund entweder normalisiert ist oder ein entsprechendes histologisches Ergebnis vorliegt.

b) Aufhellungsbehandlung

Wenn in einem Ausstrich nicht erkannt werden kann, ob es sich um entzündlich bzw. durch Hormonmangel bedingte degenerative Zellveränderungen oder um Tumorzellen handelt, empfiehlt es sich, zunächst keine Diagnose zu stellen, sondern Wiederholung des Ausstrichs nach einer sog. „Aufhellungsbehandlung" zu veranlassen.

α) Entzündungswidrige Behandlung

besteht z. B. darin, daß Antibiotikumtabletten vor die Zervix gelegt werden (oder als Pulver in die Vagina eingestäubt werden). Entzündungsbedingte Zellabweichungen und schwer zu identifizierende histiozytäre Elemente verschwinden mit dem Abklingen der Entzündung und machen einem normalen Zellbild Platz. *Tumorzellen aber treten um so deutlicher* mit ihren charakteristischen Merkmalen *hervor.*

β) **Aufhellung mit Hormonen**

empfiehlt sich dann, wenn bei *Frauen nach der Menopause* nicht deutlich erkennbar ist, ob es sich um Anomalien bei Epithelatrophie oder um Tumorzellen handelt *(Abb. 123).* Nach einem Vorschlag von PAPANICOLAOU gibt man Östrogen, das nur auf normale Zellen, nicht aber auf Tumorzellen einwirkt. Nach der Injektion von 5 bis 10 mg Östradiolbenzoat i. m. (z. B. Progynon B oleosum forte) oder Einlage einer östrogenhaltigen Vaginaltablette sowie nach peroraler Östrogeneinnahme verschwinden innerhalb von 3 bis 5 Tagen die auf Östrogenmangel beruhenden Atypien bei Atrophie, so daß dann im Zellbild nur noch normale Intermediär- und Oberflächenzellen erkennbar sind *(Abb. 124).* Besteht neben der Atrophie aber ein Karzinom, so sind zwischen den normalen proliferierten Zellen die *Tumorzellen jetzt um so deutlicher* erkennbar *(Abb. 125).*

Viele Fehldiagnosen können durch Veranlassung einer Aufhellungsbehandlung vermieden werden.

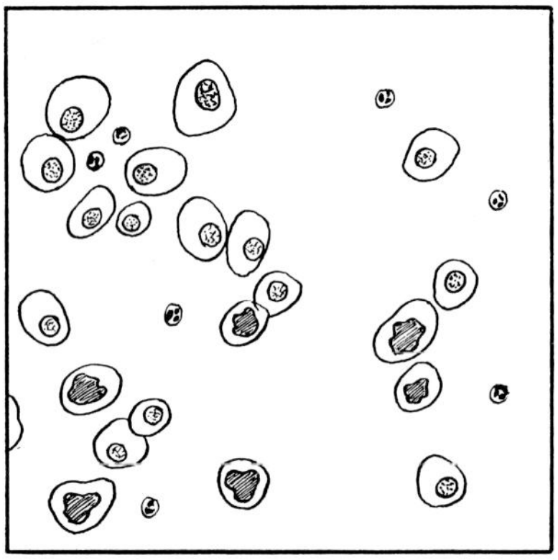

Abb. 123. Atrophischer Ausstrichtypus mit verdächtigen Zellelementen

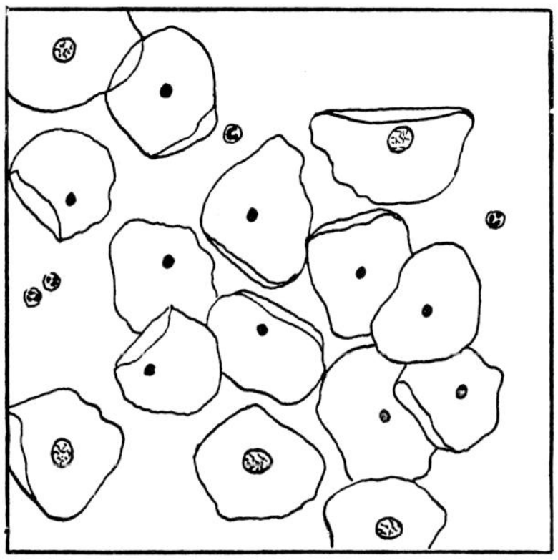

Abb. 124. **Aufhellungsbehandlung** nach PAPANICOLAOU: Nach Östrogenbehandlung sind die verdächtigen Zellelemente verschwunden. Es hat sich demnach um Atypien bei *Atrophie infolge Hormonmangels* gehandelt

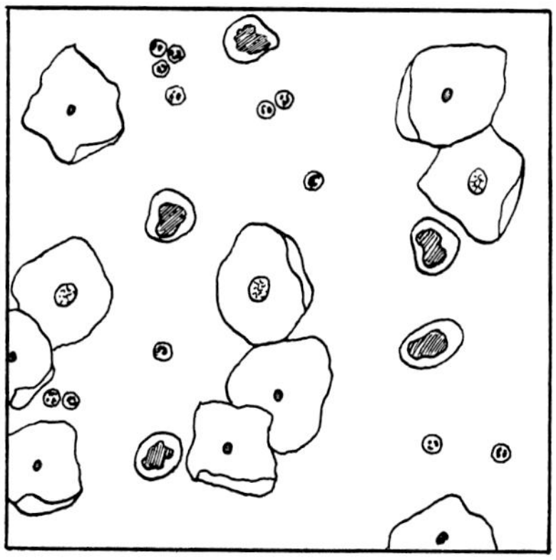

Abb. 125. **Aufhellungsbehandlung** nach PAPANICOLAOU: Nach Östrogenbehandlung finden sich an Stelle der Parabasalzellen Oberflächenzellen. Die atypischen Zellen sind unverändert geblieben („hormontaub"). Es handelt sich um *tumorbedingte Atypien*

F. Diagnostik der Bestrahlungsveränderungen

1. **Normales Epithel** (Tafel X, Bild 20)

Die Kenntnis der Bestrahlungsveränderungen ist unerläßlich, da zytologische Abstriche auch von röntgen- und radiumbestrahlten Patientinnen beurteilt werden müssen, wobei die Frage gestellt wird, ob ein *Rezidivverdacht* besteht. Wem Bestrahlungsveränderungen am normalen Epithel nicht geläufig sind, wird oft fälschlicherweise Tumorzellen diagnostizieren.

Ähnliche Wirkungen, aber *weniger ausgeprägt*, haben **Zytostatika** (S. 105).

Je nach dem Differenzierungsgrad der *normalen* Plattenepithelzelle sind die Strahlenfolgen verschieden.

a) Parabasalzellen

reagieren als erste und zeigen folgende Veränderungen:

1. *Änderungen der Anfärbbarkeit*
   Anstelle der blauen Farbe zeigt das Zytoplasma alle *Zwischenstufen über braun zu einem Rot,* wie es sonst bei Oberflächenzellen gefunden wird.

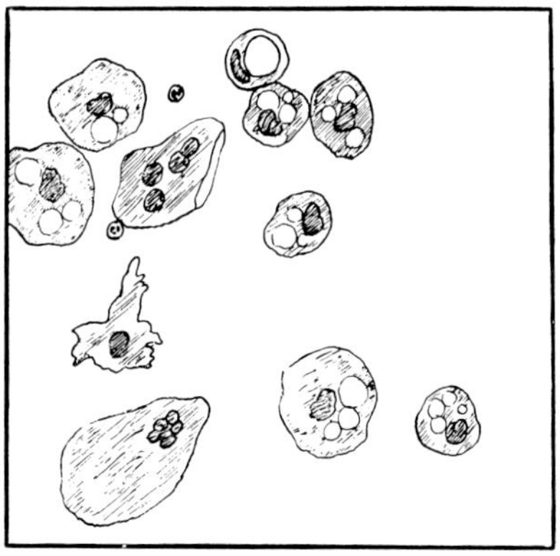

Abb. 126. Bestrahlungsfolgen am normalen Plattenepithel: Vakuolisierung des Zytoplasmas, Mehrkernigkeit, Zellvergrößerung bei erhaltener Kern-Zytoplasma-Relation

2. *Änderungen in der Zytoplasmastruktur*
   Zwischen 2. und 9. Tag nach Bestrahlungsbeginn treten feine *Vakuolen* im Zytoplasma auf *(Abb. 126)*.
3. *Änderungen in der Zellgestalt*
   Die Parabasalzellen zeigen anstelle eines runden oder ovalen Zelleibs *unregelmäßige Formen,* wobei das Zytoplasma oft lang ausgezogen ist. Im späteren Verlauf treten auch monströse Formen auf *(Abb. 126)*.
4. *Kernveränderungen*
   Häufig treten *Kernschrumpfung und Kernzerfall* auf.
5. *Zellvergrößerung mit entsprechender Kernvergrößerung oder -vermehrung*
   Etwa vom 12. Tage nach Bestrahlungsbeginn an treten Zellen mit der *dreibis vierfachen Größe des Normalen* auf (Zytomegalie). Die Kern-Plasma-Relation bleibt aber im Gegensatz zur Vergrößerung bei Tumorzellen erhalten, da sich der Kern entweder ebenfalls vergrößert (Karyomegalie) oder sich so oft teilt, wie es der Größe des Zelleibs entspricht. Das Kernchromatin bleibt dabei fein granuliert *(Abb. 126)*.

b) Oberflächenzellen

Etwa vom 15. Tage nach Bestrahlungsbeginn an, also später als die ersten Effekte an der Parabasalzelle, zeigen Oberflächenzellen die ersten Veränderungen: *Vergrößerung des Zelleibs* mit entsprechender *Vergrößerung des Kerns oder Vielkernigkeit (Abb. 126)*. Vesikuläre Kerne schrumpfen häufig zusammen, wobei ein hellerer Hof die ursprüngliche Größe zeigt. Außerdem treten *Vakuolen* auf. Vom 10. bis 31. Tag, am häufigsten aber etwa vom 20. Tag an, finden sich *im Zytoplasma Leukozyten* (Leukotaxis). Da dann oft kein Kern mehr nachweisbar ist, kann dieses Zeichen als Phagozytose der geschädigten Zelle durch die Leukozyten gedeutet werden.

c) Zylinderepithelien

a) *Endozervixzellen*
   zeigen *Vergrößerung* von Kern und Zytoplasma, ohne daß sich die Kern-Plasma-Relation ändert, *Farbveränderungen* und starke *Vakuolisierung*.
b) *Endometriumzellen*
   reagieren entsprechend den Veränderungen der Endozervixzellen.

Oft können Abstriche kurz nach Röntgen- oder Radiumbestrahlung wegen ihres Leukozytenreichtums nicht näher beurteilt werden.

2. Bestrahlungsveränderungen an der Tumorzelle

Ähnlich den Veränderungen an der normalen Zelle finden sich auch hier *Veränderungen der Färbbarkeit* (mißfarbenes Zytoplasma), *Vergrößerung der Kerne und des Zelleibs* sowie starke *Vakuolisierung*. Im Gegensatz zu den normalen Zellen zeigt das Kernchromatin grobe unregelmäßige Verklumpungen. Oft finden sich monströse Formen. **Entscheidend für die Diagnose ist jedoch die Chromatinstruktur.**

G. Erkennung des Lokalrezidivs

1. Nach Operation

Nach *Radikaloperationen und Totalexstirpationen* des Uterus wird aus dem Scheidenstumpfende, nach *Portioamputation* aus dem verbliebenen Zervikalkanal abgestrichen.

Hierfür wird die **Platinöse** benutzt. Sie erlaubt, getrennt, z. B. aus dem linken Winkel, der Mitte und dem rechten Winkel des Stumpfendes abzustreichen: Die jeweilige Herkunft des Zellmaterials muß auf dem Einsendeformular angegeben werden. Auf diese Weise gelingt es, auch winzige, dem Auge noch nicht sichtbare Rezidive zu erkennen *und* zu lokalisieren. Bei trockener Schleimhaut erfolgt die Materialgewinnung mit dem angefeuchteten Watteträger.

Die zytologische Diagnose des **Rezidivs** *ist schwierig.* Kurz nach der Operation herrscht im Ausstrich starke *Leukozytose,* die eine Auswertung erschwert. Zugleich treten zahlreiche *Histiozyten* und vielkernige Riesenzellen als Zeichen stattfindender Aufräumungsvorgänge auf. Besonders die Bindegewebselemente, die vom Granulationsgewebe abgeschilfert werden, können als Tumorzellen eines Rezidivs fehlgedeutet werden. Kernstruktur und Zytoplasmaanomalien können denen der Tumorzelle ähneln. Vor der Fehldiagnose schützt die mehrmalige zytologische Kontrolle nach Anwendung entzündungswidriger Behandlungsmethoden. Sichtbares Granulationsgewebe wird mit dem scharfen Löffel abgetragen und histologisch untersucht. *Nach Portioamputationen* kann beim Unerfahrenen dadurch fälschlicherweise ein Rezidiv angenommen werden, daß er *Endometriumzellen* mit Tumorzellen verwechselt. Infolge der Verkürzung des Zervikalkanals nach Portioamputation gelangt die Platinöse oft in das Cavum uteri, so daß man in derartigen Ausstrichen immer mit dem Vorkommen von Endometriumzellen rechnen muß.

2. Nach Bestrahlung

Da nach Röntgen- und (oder) Radiumbestrahlung auch normale Zellen infolge Schädigung der Keimschicht[1] Veränderungen aufweisen können, die sie einer Tumorzelle ähneln lassen, darf die Diagnose eines Rezidivs nur mit besonderer Vorsicht gestellt werden, zumal diese Anomalien *über Jahrzehnte* andauern können. **Für ein Rezidiv beweisend sind Zellen mit den eindeutigen Merkmalen der entdifferenzierten Tumorzelle.** Monströse Formen mit Kernabweichungen und gut begrenztem Zytoplasmaleib aber können auch *geschädigte normale Elemente* sein (vgl. S. 135).

[1] Patten, S. F., Jr., Reagan, J. W., Obenauf, M., and Ballard, L. A.: Postirradiation Dysplasia of Uterine Cervix and Vagina: An Analytical Study of Cells. Cancer **16**, 173–182 (1963).

Meist treten die oben genannten Schwierigkeiten jedoch nicht auf. Der negative Ausfall des Abstrichs ist dann ein Zeichen, daß kein oberflächliches Rezidiv besteht. Verändert sich ein vorher normaler Abstrich aber dergestalt, daß entdifferenzierte oder sonstige eindeutige Tumorzellen auftreten, so ist ein örtliches Rezidiv anzunehmen, *auch wenn es mit bloßem Auge noch nicht sichtbar ist.*

Daß nur Lokalrezidive, nicht aber z. B. parametrane Rezidive oder Fernmetastasen zytodiagnostisch aus dem Scheidenstumpfabstrich erkannt werden können, ist selbstverständlich. Um Fehlbeurteilungen der zytologischen Diagnose durch den einsendenen Arzt zu vermeiden, sollte nicht geschrieben werden „Kein Anhalt für Rezidiv“, sondern stets:

„Kein Anhalt für Lokalrezidiv“.

IX. KATALOGISIERUNG UND AUFBEWAHRUNG

Der zytologische Befund wird katalogisiert, so daß er bei späteren Nachfragen rasch wieder aufgefunden werden kann. Die Aufbewahrung der zytologischen Präparate soll so erfolgen, daß sie bei späteren Einsendungen von der gleichen Patientin **noch nach Jahren als Dokument** zur Verfügung stehen und rasch erreichbar sind.

Ein Laboratorium, das seine Abstriche nicht aufbewahrt, kann seine Diagnosen später nicht belegen, falls es zu forensischen Streitfällen kommt.

A. Katalogisierung

beginnt nach dem Eingehen der Präparate. Die Nummern auf den Objektträgern werden mit denen im Begleitformular verglichen. Nach Färbung und Befundung wird folgendermaßen vorgegangen:

1. Die Diagnose wird auf das Begleitformular geschrieben.
2. Die Begleitformulare erhalten die laufende Kontrollnummer des Labortagebuchs.

Auf das **Formular** wird die Kontrollnummer geschrieben. Sie ist für Rückfragen und künftige Einsendungen der gleichen Patientin wichtig.

In das **Labortagebuch** werden eingetragen:

1. Laufende Kontrollnummer
2. Eingangsdatum
3. Zuname, Vorname, Alter der Patientin
4. Einsender
5. Datum der Abstrichentnahme
6. Klinische Angaben:
   a) Regelanamnese: Datum der letzten Menstruation; Menopause: seit wann
   b) Vorausgegangene Hormonbehandlung
   c) Vorausgegangene Bestrahlungen (Radium, Röntgen)
   d) Klinische Diagnose (evtl. mit kolposkopischem Befund)
7. Nummer des Objektträgers des Einsenders
8. Zytologischer Befund (verschlüsselt oder mit Text)
9. Vermerk, wo das Präparat aufbewahrt wird (Präparatschranknummer), gegebenenfalls Sonderkarteinummer (Krebskartei, Hormonkartei, Lehrkartei) oder im Falle des Verleihens: wann? an wen? zurückgegeben: wann?

Auf den **Objektträger** wird die Laborbuch-Kontrollnummer mit Schreibdiamant geschrieben, so daß er schließlich 2 Nummern aufweist *(Abb. 7)*:

1. die vom Einsender erteilte Nummer
2. die Labortagebuch-Kontrollnummer

Zu diesem Zweck werden die Objektträger am besten auf eine dunkle Unterlage gelegt, so daß die Diamantschrift gut lesbar erscheint.

B. Aufbewahrung

Jetzt werden die Objektträger geteilt:

1. *Normale Ausstriche*
   kommen in **Aufbewahrungsschränke,** die man sich fertig (evtl. aus einzelnen Elementen nach dem Baukastenprinzip) bestellt oder nach eigenen Erfordernissen anfertigen läßt.

   Die Objektträger müssen bequem eingestellt werden können, so daß die Einhaltung genauer Maße erforderlich ist. Beim Hervorziehen der einzelnen Schubladen darf die Kante der Objektträger nicht beschädigt werden.

   Steht kein Aufbewahrungsschrank zur Verfügung, so können die Objektträger provisorisch in *Präparatkästen* für 100 und mehr Präparate oder in flachen Mappen aufbewahrt werden, die in 2, 3 oder 4 Reihen Platz für 20 und mehr Präparate der Größe 76 × 26 mm enthalten. Die Kästen werden nach Jahrgängen und Monaten geordnet.

   Ebenso können aus Pappe *Karteikarten* mit einer Heftmaschine so hergerichtet werden, daß sie übersichtlich die hineingeschobenen Objektträger enthalten. Auf diese Weise können auch die klinischen Daten gleich beim Präparat übersichtlich angebracht werden.

2. *Atypische Ausstriche*
   kommen in kleinen und mittleren Laboratorien in *Sonderkarteien* (was im Laborkontrollbuch vermerkt wird). Sie werden in einer **Karteikarte** aufbewahrt, die eine besonders leichte Kontrolle und Übersichtlichkeit gewährleistet. Die Karteikarten zeigen

   auf der Vorderseite: Namen, Vornamen, Geburtsdatum, letzten Menstruationstermin, klinische Diagnose, Therapie (z. B. Art der Operation oder Strahlendosis), besondere Angaben (z. B. über zur Mikrophotographie geeignete Stellen)

   auf der Rückseite: Zytologische und histologische Diagnose und Namen des verantwortlichen Untersuchers (für jeden der in der Karteikarte aufbewahrten Abstriche).

   Zusammen mit den atypischen Ausstrichen wird, falls möglich, das histologische Präparat (Belegschnitt) aufbewahrt.

   Der obere Rand der Karteikarte kann durch besondere Felder für Untergruppierungen hergerichtet werden.

3. Für *Lehrzwecke* besonders geeignete Abstriche
   werden in Karteikarten, die alle notwendigen Angaben enthalten, in einer besonderen **Lehrkartei** aufbewahrt.

4. Die *Namenskartei*
   erleichtert das Wiederauffinden älterer Befunde und Präparate, wenn die Laborkontrollbuchnummer des früheren Abstrichs vom Einsender nicht angegeben worden ist.

5. Die *Rückfragekartei*
   enthält alle ungeklärten Fälle, z. B. wenn eine Aufhellungsbehandlung beim Einsender veranlaßt worden ist oder der histologische Befund oder der Belegschnitt noch ausstehen.

X. BENACHRICHTIGUNG DES EINSENDERS

Für eine erfolgreiche Zusammenarbeit zwischen Arzt und zytologischem Laboratorium ist es erforderlich, daß der Einsender möglichst bald Antwort auf seine an den Zytologen gestellten Fragen erhält und daß der Einsender dem Zytologen alle Angaben mitteilt, die für seine Diagnostik unerläßlich sind.

Beides geschieht am besten mit Hilfe eines vorgedruckten *Begleitformulars*, das der Einsender ausfüllt und das ihm vom Laboratorium zurückgeschickt wird, damit es in die Patientenkartei des einsendenden Arztes oder in das Krankenblatt eingeordnet werden kann.

Mit **Computern** arbeitende Laboratorien benutzen ihrem Programm entsprechende Formulare.

Die folgenden Ausführungen beziehen sich daher auf kleine und mittlere Laboratorien, denen keine elektronische Datenverarbeitung zur Verfügung steht.

A. Begleitformular

enthält folgende Angaben für das Laboratorium *(Abb. 127):*

1. **„Name und Vorname der Patientin"**
2. **„Alter der Patientin"**
   Es ist z. B. wichtig, zu wissen, ob ein atrophischer Ausstrich von einer Greisin oder einem Kleinkind stammt und somit als physiologisch zu betrachten ist, oder z. B. von einer 20jährigen Patientin gewonnen wurde, bei der dann der Verdacht auf Gonadendysgenesie geäußert werden muß.
   Ebenso muß man bei hochproliferiertem Epithel wissen, ob die Patientin im ovaraktiven Alter ist und dieser Ausstrichtyp normalerweise zu erwarten ist, oder ob es sich jenseits des Klimakteriums um künstliche Hormonzufuhr oder den Einfluß eines hormonbildenden Tumors handelt. Daher sind auch die folgenden Angaben unerläßlich:
3. **„Hormonbehandlung"**
   Hierbei kann auch genauer gefragt werden: z. B.
   Ovulationshemmer?
   Sonstige Hormonbehandlung?
   (vgl. das Formular der Krankenkassen auf S. 148).
4. **„Gynäkologische Operationen"**
   Hier ist anzugeben, wenn der Uterus und/oder die Ovarien entfernt worden sind.
5. **„Letzte Regel: Vor . . . Tagen"**
   Wenn die letzte Regel vor z. B. 25 Tagen begonnen hatte und es findet sich ein der Proliferationsphase entsprechendes Bild, so spricht dieser Befund für einen anovulatorischen Zyklus (S. 86).

   Wenn die letzte Regel über 4 Wochen bei sonst regelmäßigem vierwöchentlichem Zyklus zurückliegt und die Abstriche wiederholt unverändert das Bild der Lutealphase zeigen, so spricht der Ausstrich für *Schwangerschaft.* Zeigen die Abstriche aber das Bild des Östrogeneffekts, so ist eine Follikelpersistenz wahrscheinlicher (S. 86).

Zeigt das Zellbild regelmäßigen Wechsel zwischen Proliferations- und Sekretionsphase, obwohl kein Menstruationszyklus besteht, so spricht dieser Befund für einen *unterschwelligen Zyklus* oder eine *uterine Amenorrhoe* bei erhaltenem Ovarialzyklus, z. B. nach Fehlgeburt, wenn das ganze Endometrium mit der Kürette entfernt worden war (Abb. 80, S. 88).

6. **„Menopause: Vor . . . Jahren"**
Kurz nach Beginn der Menopause können noch normale zyklische Abstrichveränderungen gesehen werden (sog. Postmenopause-Zyklus nach Papanicolaou). Sie beruhen darauf, daß das Ovar unterschwellig, aber noch rhythmisch arbeitet. Nach mehreren Jahren aber spricht dieser Befund eher für einen *hormonbildenden Tumor* (S. 59).

7. **„Radium-, Röntgen- oder Betatrontherapie"**
Manche Veränderungen, die bei unbestrahlten Frauen als verdächtig bezeichnet werden müßten, sind nach Bestrahlung noch als normal zu betrachten (S. 135).

8. **„Entnahmetechnik von gynäkologischem Material":**
a) Fornix vaginae bzw. Vaginalwand: Nr.
b) Portiooberfläche: Nr.
c) Zervikalkanal: Nr.
d) Intrauterinaspiration: Nr.
e) Punktat: Nr.
Die genaue Bezeichnung der Herkunft eines Abstrichs ist wichtig. Hormondiagnosen sollten z. B. nur aus dem Vaginalabstrich, nicht aber aus dem Portio- und Endozervixabstrich gestellt werden. Nach dem Vorkommen der Tumorzellen kann gegebenenfalls Lokalisation des Tumors erfolgen. Angaben über die Herkunft von Punktaten (z. B. Vaginalzyste, Adnex, Douglasraum, Mamma) sind erforderlich.

9. **„Bei Wiederholung: Vorherige Kontroll-Nr."**
Hierdurch wird das Wiederauffinden der bisherigen Ergebnisse bei der gleichen Patientin erleichtert. Der Vergleich der Präparate ist besonders wichtig bei hormonalen Fragestellungen, verdächtigen, aber unsicheren Fällen und Nachkontrollefällen nach Krebstherapie zur Früherkennung eines Rezidivs.

10. **„Klinische Diagnose":**
Bei der Angabe: „Suspekte Erythroplakie" sind z. B. Blutbeimengungen anders zu bewerten als bei der klinischen Diagnose: „Zustand nach Abort vor 5 Tagen".

11. **„Besondere Fragestellung":**
dient zur näheren Erläuterung, worauf der Einsender besonderen Wert legt, z. B.
Anovulatorischer Zyklus?
Frühgravidität?
Gestörte Gravidität?
Hormonbildender Tumor?
Trichomonas?
Soor?
sofern nicht die immer anzukreuzenden Standardfragestellungen ausreichen:

12. „1. **Zur Krebsvorsorgeuntersuchung**
2. **Zur Diagnostik der Flora**
3. **Zur zytohormonalen Auswertung"**

13. Ein Kolposkopieschema **(Befundskizze)**
dient zur Skizzierung des makroskopischen oder besser des kolposkopischen Befundes mit den dafür üblichen Symbolen:

O: Originäre Portiooberfläche
E: Ektropium oder Ektopie des Zylinderepithels
U: Umwandlungszone
F: Felderung
G: Grund
L: Leukoplakie

14. **„Befund wird telephonisch erwünscht: Nr."**
bei besonders eiligen Befunden. Übrigens wird jeder erhobene positive Befund möglichst bald telephonisch dem Einsender mitgeteilt.
15. **„Einsender (Stempel)".**
16. **„Datum und Unterschrift des Einsenders."**

Diese Angaben werden zweckmäßigerweise auf der *Vorderseite* des Einsendeformulars angebracht, während die *Rückseite* zur Mitteilung des erhobenen Befundes dient.

Zweckmäßigerweise wird eine kurzgefaßte *Abstrichanleitung* auf jedem Formular mitgedruckt. Sie kann auch als Extradruck dem Einsender zur Verfügung gestellt werden.

Die Rückseite enthält den *zytologischen Befund (Abb. 128):*

1. Krebsdiagnostik*

1. **Nur normale Epithelzellen (PAP I)**
2. **Entzündliche Zellveränderungen (PAP II)**
3. **Metaplastische Zellveränderungen (PAP II)**
4. **Offenbar leicht dysplastische Veränderungen (PAP III)**
5. **Offenbar mäßig dysplastische Veränderungen (PAP IV)**
6. **Offenbar deutlich dysplastische Veränderungen (PAP IV)**
7. **Offenbar Carcinoma in situ (PAP V)**
8. **Offenbar invasives Karzinom (PAP V)**

Die Bedeutung der Rubriken und die Schlußfolgerungen, die sich aus ihnen für den Einsender ergeben, sind auf S. 128 ff. beschrieben.
Weiterhin sind folgende Anweisungen für den Einsender wichtig:

I. **„Einmalige Wiederholung erbeten"**
Kann beim ersten Ausstrich die Frage „Malignität oder unverdächtige Atypie" nicht geklärt werden, so empfiehlt es sich zuerst, um *einmalige Wiederholung* des Ausstrichs zu bitten. Durch diese Maßnahme gelingt es oft, Fehler auszuschalten. Besonders können positive Fehldiagnosen, z. B. die Verwechslung und irrtümliche Deutung entzündlicher Veränderungen als Tumorzellen vermieden werden.

---

* Über die Verwendung dieser Klassifikation, die auf die zu erwartende histologische Epithelstruktur hinweist, vgl. S. 130.

Name: Alter: Jahre. Anschrift:

Regelanamnese: Letzte Regel: Vor Tagen

Radium-, Röntgen- oder Betatrontherapie: Menopause: Vor Jahren

Hormonbehandlung:

Gynäkologische Operationen:

Entnahmetechnik:

a) Fornix vaginae bzw. Vaginalwand: Nr.
b) Portiooberfläche: Nr.
c) Endozervix: Nr.
d) Intrauterin-Aspiration: Nr.
e) Punktat:

Bei Wiederholung: Vorherige Kontroll-Nr.

Klinische Diagnose:

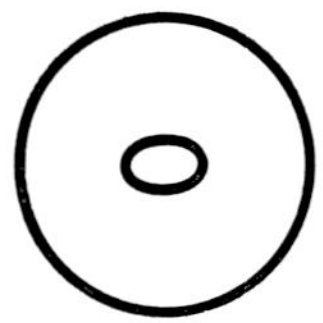

(Befundskizze)

1. Zur Krebsvorsorgeuntersuchung
2. Zur Diagnostik der Flora
3. Zur zytohormonalen Auswertung

(Zutreffendes ankreuzen)

Befund telefonisch erwünscht:
Tel.-Nr.

Besondere Fragestellung:

Einsender (Stempel)

(Datum und Unterschrift)

Die **Fixierung** der Ausstriche muß **vor** der Lufttrocknung erfolgen (in einem Gemisch aus 95 %igem Alkohol und Äther pro narcosi zu gleichen Teilen, 95 %igem Alkohol oder mit Fixierungsspray). Zur **zytohormonalen Auswertung** sind Ausstriche vom oberen Drittel der seitlichen Vaginalwand erforderlich. **Zur Krebsvorsorgeuntersuchung** wird von der Portiooberfläche und **immer** aus dem Zervikalkanal abgestrichen (Platinöse oder Watteträger, der mit physiologischer Kochsalzlösung angefeuchtet ist). Die **Intrauterinaspiration** bei Verdacht auf Korpuskarzinom wird mit gebogener geknöpfter Kanüle oder mit dünnen Polyäthylenröhrchen vorgenommen.

Die Abstrichentnahme soll möglichst **vor** der palpatorischen Untersuchung und vor jeder anderen intravaginalen Maßnahme erfolgen.

Abb. 127. Beispiel eines Einsendungsformulars: Vorderseite (wird vom Einsender ausgefüllt)

Krebsdiagnostik:

1. Nur normale Epithelzellen (PAP I)
2. Entzündliche Zellveränderungen (PAP II)
3. Metaplastische Zellveränderungen (PAP II)
4. Offenbar leicht dysplastische Veränderungen (PAP III)
5. Offenbar mäßig dysplastische Veränderungen (PAP IV)
6. Offenbar deutlich dysplastische Veränderungen (PAP IV)
7. Offenbar Carcinoma in situ (PAP V)
8. Offenbar invasives Karzinom (PAP V)

I. Einmalige Wiederholung erbeten
II. Dauerkontrolle erforderlich
III. Kontrollabstrich 3–5 Tage nach Injektion von 5 mg Östradiolbenzoat (z. B. Progynon B ol. forte) ergibt endgültigen Befund
IV. Ausstriche sind vor der Fixierung getrocknet / zu blutreich und erlauben keine Auswertung

Reinheitsgrad: I, II, III, IV

Flora:

a) Döderlein-Bazillen mit/ohne Zytolyse
b) Kokken
c) Trichomonas vaginalis
d) Candida albicans (Soor)
e) Leptothrix

Kontroll-Nr.

Zytohormonale Auswertung:

1. Befund entspricht / entspricht nicht dem Zyklustag bzw. dem Lebensalter
2. Deutlicher Östrogeneffekt
3. Mittelhoher Aufbau
4. Epithelatrophie
5. Gravidität zytologisch möglich
6. Zytohormonale Auswertung aus dem vorliegenden Material nicht möglich

Entzündliche Reaktion:

1. keine entzündliche Reaktion
2. entzündlich

Anmerkungen:

....
(Datum und Unterschrift)

Abb. 128. Beispiel eines Einsendungsformulars: Rückseite (wird vom Labor ausgefüllt)

II. **„Dauerkontrolle erforderlich"**

Diese Anweisung wird gegeben, wenn auch eine einmalige Wiederholung noch keine Klärung gebracht hat, ob es sich um *reversible* oder *irreversible* Veränderungen handelt. Diese Anweisung wird z. B. oft bei Verdachtsfällen und dann gegeben, wenn eine Klassifizierung zunächst nicht möglich erscheint.

Die Dauerkontrolle wird solange fortgesetzt, bis die Diagnose geklärt ist. Sie ist das beste Mittel, um unklare Befunde zu klären. Entzündliche und metaplastische Veränderungen verschwinden mit der Zeit, Zellveränderungen bei bösartigen Epithelproliferationen aber nehmen eher an Deutlichkeit zu.

III. **„Kontrollabstrich 3–5 Tage nach Injektion von 5 mg Östradiolbenzoat ergibt endgültigen Befund"**

Diese Rubrik ist besonders wichtig für die **Differentialdiagnose zwischen Atrophie- und Tumorzellen.** Sie dient der Ausschaltung der häufigsten positiven Fehldiagnose! (Selbstverständlich können Östrogene auch lokal oder per os zugeführt werden.)

IV. **„Ausstriche sind vor der Fixierung getrocknet / zu blutreich und erlauben keine Auswertung"**

Diese Rubrik zeigt dem Einsender, daß es infolge unzureichender Entnahme- bzw. Fixierungstechnik für den Zytologen unmöglich ist, eine Diagnose zu stellen.

Aus undeutlich dargestellter Kernstruktur darf nie eine positive oder negative Diagnose gestellt werden!

Der Zytologe muß eher die Verärgerung des Einsenders auf sich nehmen, statt den bequemeren Weg einer Diagnose zu wählen, die zwar im ersten Moment für den Einsender angenehmer, aber vom Zytologen nicht zu verantworten ist.

2. Reinheitsgrad und 3. Flora

Die Aussage wird durch folgende Angaben ergänzt:

a) **DÖDERLEIN-Bazillen** mit//ohne Zytolyse
b) **Kokken**
c) **Trichomonas vaginalis**
d) **Candida albicans (Soor)**
e) **Leptothrix**

Diese Hinweise sind für den Einsender für eine gezielte Fluortherapie und diagnostische Entscheidungen, z. B. ob eine geplante Pertubation oder Salpingographie durchführbar sind, von Bedeutung.

4. Zytohormonale Auswertung

1. **„Befund entspricht / entspricht nicht dem Zyklustag bzw. dem Lebensalter"** (S. 80 bis 99)

2. **„Deutlicher Östrogeneffekt"**

   Diese Diagnose wird ausgesprochen, wenn sich im Ausstrich vorwiegend Oberflächenzellen (mit pyknotischem Kern) finden (S. 87).

3. **„Mittelhoher Aufbau"**

   bedeutet, daß vorwiegend Intermediärzellen (mit vesikulärem Kern) vorhanden sind (S. 88), z. B. in der späten Lutealphase des Zyklus, bei Gravidität, sekundärer Amenorrhoe, langfristiger Behandlung mit niedrig dosierten Östrogenen, nach Kastration, in der Prämenarche und nach der Menopause.

4. **„Epithelatrophie“**

besagt, daß das Zellbild von Parabasalzellen, evtl. auch atrophiebedingten Degenerationserscheinungen beherrscht wird (S. 97), und zeigt an, daß keine proliferative Stimulierung des Vaginalepithels vorliegt.

5. **„Gravidität zytologisch möglich“**

kann auf entsprechende Anfrage des Einsenders diagnostiziert werden, wenn das Bild der Lutealphase über eine Reihe von Tagen anhält oder das charakteristische Bild der Schwangerschaft (mit Navikularzellen) vorliegt (mit und ohne Zytolyse) (S. 89).

6. **„Zytohormonale Auswertung aus dem vorliegenden Material nicht möglich“**

muß geschrieben werden, wenn z. B. infolge entzündlicher Veränderungen keine genaue Differenzierung möglich ist oder im Abstrich alle 3 Zelltypen (Oberflächen-Intermediär- und Parabasalzellen) enthalten sind, da sie auch durch Infektion, Metaplasie oder andere hormonunabhängige Einflüsse zustande kommen können (S. 73).

5. Entzündliche Reaktion (S. 102)

1. **„Keine entzündliche Reaktion“**

wenn nur die normale Anzahl von Leukozyten vorhanden ist

2. **„Entzündlich“**

wenn im Abstrich sehr viele Leukozyten, Lymphozyten, Histiozyten, Kokken das Bild beherrschen und entzündliches Exsudat einen „unsauberen“ Untergrund bedingt. Die zytologische Unterscheidung zwischen akuter und chronischer Entzündung auf Grund der gefundenen Blutelemente ist unsicher.

6. Anmerkungen

Hier **können Erläuterungen zum Befund**, z. B. „Fremdkörper-Riesenzellen“, „Offenbar Bestrahlungsfolgen“ usw. oder **spezielle Empfehlungen** für den Einsender gegeben werden, z. B. „Histologische Klärung“, „Ausschluß eines Adenokarzinoms durch getrennte Kollum-Korpus-Kürettage“, „Wiederholung nach entzündungswidriger Behandlung“ usw.

7. Kontroll-Nummer

wird dem Kontrollbuch entnommen und auch dem Einsender mitgeteilt, damit sie bei wiederholten Abstrichen von der gleichen Patientin angegeben werden kann und das *Auffinden der alten Befunde erleichtert* wird.

8. Datum und Unterschrift

des Zytologen, der für die Diagnose *verantwortlich* zeichnet. Bei den evtl. folgenschweren Diagnosen PAP III bis V sollte es immer die Unterschrift eines Arztes sein, während I bis II der medizinisch-technischen Assistentin mit langjähriger Ausbildung überlassen werden kann. Auch für die Entscheidung endokrinologischer Diagnosen wird das Urteil des ärztlichen Leiters unerläßlich sein.

Um die Schreibarbeit bei Vorsorgeuntersuchungen für den einsendenden Arzt und das Laboratorium zu reduzieren, wird z. Z. von den kassenärztlichen Vereinigungen ein aus vier Bogen bestehender **Überweisungsschein für eine zytologische Untersuchung** *(Abb. 129)* ausgegeben, der im *Durchschreibever-*

fahren ausgefüllt wird, Angaben zur Person, zur Anamnese, zum klinischen Befund sowie den zytologischen Befund übersichtlich nebeneinander auf einem DIN A 5-Blatt enthält. Eine Ausfertigung bleibt beim Zytologen, eine erhält der Einsender, eine – vom Einsender eingereicht –, die kassenärztliche Vereinigung. Das Deckblatt dient zur Verrechnung.

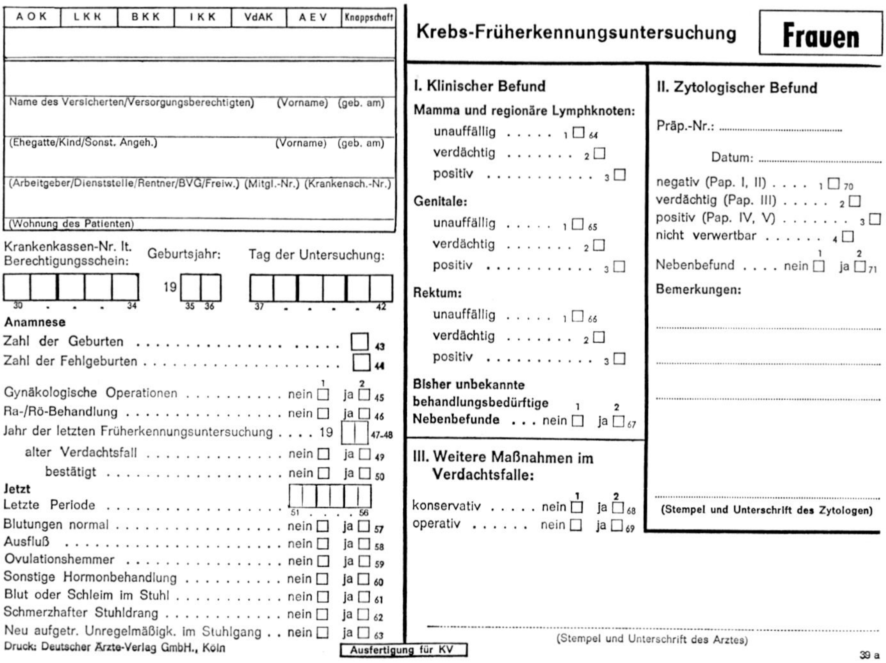

AOK | LKK | BKK | IKK | VdAK | AEV | Knappschaft

Krebs-Früherkennungsuntersuchung **Frauen**

Name des Versicherten/Versorgungsberechtigten) (Vorname) (geb. am)
(Ehegatte/Kind/Sonst. Angeh.) (Vorname) (geb. am)
(Arbeitgeber/Dienststelle/Rentner/BVG/Freiw.) (Mitgl.-Nr.) (Krankensch.-Nr.)
(Wohnung des Patienten)

Krankenkassen-Nr. lt. Berechtigungsschein: 30 . . . 34 — Geburtsjahr: 19 35 36 — Tag der Untersuchung: 37 42

Anamnese
Zahl der Geburten 43
Zahl der Fehlgeburten 44
Gynäkologische Operationen .... nein 1 ☐ ja 2 ☐ 45
Ra-/Rö-Behandlung .... nein ☐ ja ☐ 46
Jahr der letzten Früherkennungsuntersuchung .... 19 ☐☐ 47-48
alter Verdachtsfall .... nein ☐ ja ☐ 49
bestätigt .... nein ☐ ja ☐ 50
Jetzt
Letzte Periode .... 51 . . . 56
Blutungen normal .... nein ☐ ja ☐ 57
Ausfluß .... nein ☐ ja ☐ 58
Ovulationshemmer .... nein ☐ ja ☐ 59
Sonstige Hormonbehandlung .... nein ☐ ja ☐ 60
Blut oder Schleim im Stuhl .... nein ☐ ja ☐ 61
Schmerzhafter Stuhldrang .... nein ☐ ja ☐ 62
Neu aufgetr. Unregelmäßigk. im Stuhlgang . . nein ☐ ja ☐ 63
Druck: Deutscher Ärzte-Verlag GmbH., Köln

Ausfertigung für KV

I. Klinischer Befund
Mamma und regionäre Lymphknoten:
unauffällig ..... 1 ☐ 64
verdächtig .... 2 ☐
positiv .... 3 ☐
Genitale:
unauffällig ..... 1 ☐ 65
verdächtig .... 2 ☐
positiv .... 3 ☐
Rektum:
unauffällig ..... 1 ☐ 66
verdächtig .... 2 ☐
positiv .... 3 ☐
Bisher unbekannte behandlungsbedürftige Nebenbefunde ... nein 1 ☐ ja 2 ☐ 67

III. Weitere Maßnahmen im Verdachtsfalle:
konservativ ..... nein 1 ☐ ja 2 ☐ 68
operativ ...... nein ☐ ja ☐ 69

(Stempel und Unterschrift des Arztes)

II. Zytologischer Befund
Präp.-Nr.: ....
Datum: ....
negativ (Pap. I, II) .... 1 ☐ 70
verdächtig (Pap. III) ..... 2 ☐
positiv (Pap. IV, V) .... 3 ☐
nicht verwertbar ...... 4 ☐
Nebenbefund .... nein 1 ☐ ja 2 ☐ 71
Bemerkungen:

(Stempel und Unterschrift des Zytologen)

39 a

Abb. 129. Formular für die Krebs-Früherkennungsuntersuchung

B. Rückfragekartei

ist für alle Fälle ab Gruppe III nach Papanicolaou empfehlenswert. Ihre Aufgabe ist es, zu verhindern, daß fragliche Fälle nicht weiterverfolgt oder daß zytologisch sichere Fälle (Gruppen IV und V) nicht histologisch geklärt werden. Erst dann wird ein Fall der Gruppen III bis V aus der Kartei gestrichen, wenn entweder weitere zytologische Untersuchungen erwiesen haben, daß es sich um eine gutartige Veränderung handelt oder die histologische Bestätigung des positiven Befundes vorliegt.

Dadurch wird z. B. verhindert, daß bei positivem Befund an der falschen Stelle probeexzidiert und daher eine fälschlich negative Diagnose erhalten wird. In derartigen Fällen würde der Abstrich trotz negativen histologischen Befundes positiv bleiben.

XI. KONTROLLE DER EIGENEN DIAGNOSTIK DURCH DAS HISTOLOGISCHE PRÄPARAT

Jeder positive zytologische Befund der Gruppen IV und V muß eine histologische Klärung veranlassen.

Da aus dem Zellbild nicht immer erkennbar ist, ob es sich um ein präinvasives oder um ein invasives Karzinom handelt, ist es **nicht zulässig, allein auf den zytologischen Befund hin ohne histologische Sicherung zu operieren.** Der Zytologe darf seine Diagnose der Gruppen IV und V nur dann stellen, wenn er sicher ist, daß ein entsprechendes histologisches Ergebnis zu erwarten ist. In jedem dieser Fälle muß er das histologische Bild mit dem Zellbild vergleichen. So kann er erkennen lernen, welches Zellbild welchem Gewebebild entspricht und dadurch seine eigene diagnostische Sicherheit vervollkommnen. Findet er aber ein normales Gewebebild bei sicher positivem Abstrich, so ist anzunehmen, daß die Gewebeentnahme an der falschen Stelle oder mit falscher Technik (ohne Konus!) erfolgt ist. Ein derartiger Fall darf nicht abgeschlossen werden. Der Einsender muß zur Wiederholung der Biopsie veranlaßt werden, besonders wenn die nach der ersten Probeentnahme gewonnenen Abstriche unverändert positiv bleiben.

Enge Zusammenarbeit mit den pathologischen Instituten des Einsenders ist daher erforderlich. Es muß das Ziel sein, zu jedem positiven Abstrich den histologischen **Belegschnitt** zu bekommen und mit dem Abstrich zusammen in einer Karteikarte aufzubewahren. Zumindest muß auf der Karteikarte der histologische Befund mit Labornummer vermerkt sein. Fehlt das histologische Ergebnis, so muß der positive Abstrich in der Rückfragekartei warten.

Ohne histologischen Befund ist die zytologische Untersuchung mit positivem Ergebnis nicht abgeschlossen *(Abb. 130).*

Dem Kliniker sagt der positive zytologische Befund, daß entweder eine Dysplasie, ein Carcinoma in situ oder ein invasives Karzinom vorliegen. Welche der Veränderungen besteht und welche *Therapie* daher einzuschlagen ist, *wird durch den histologischen Befund entschieden* .

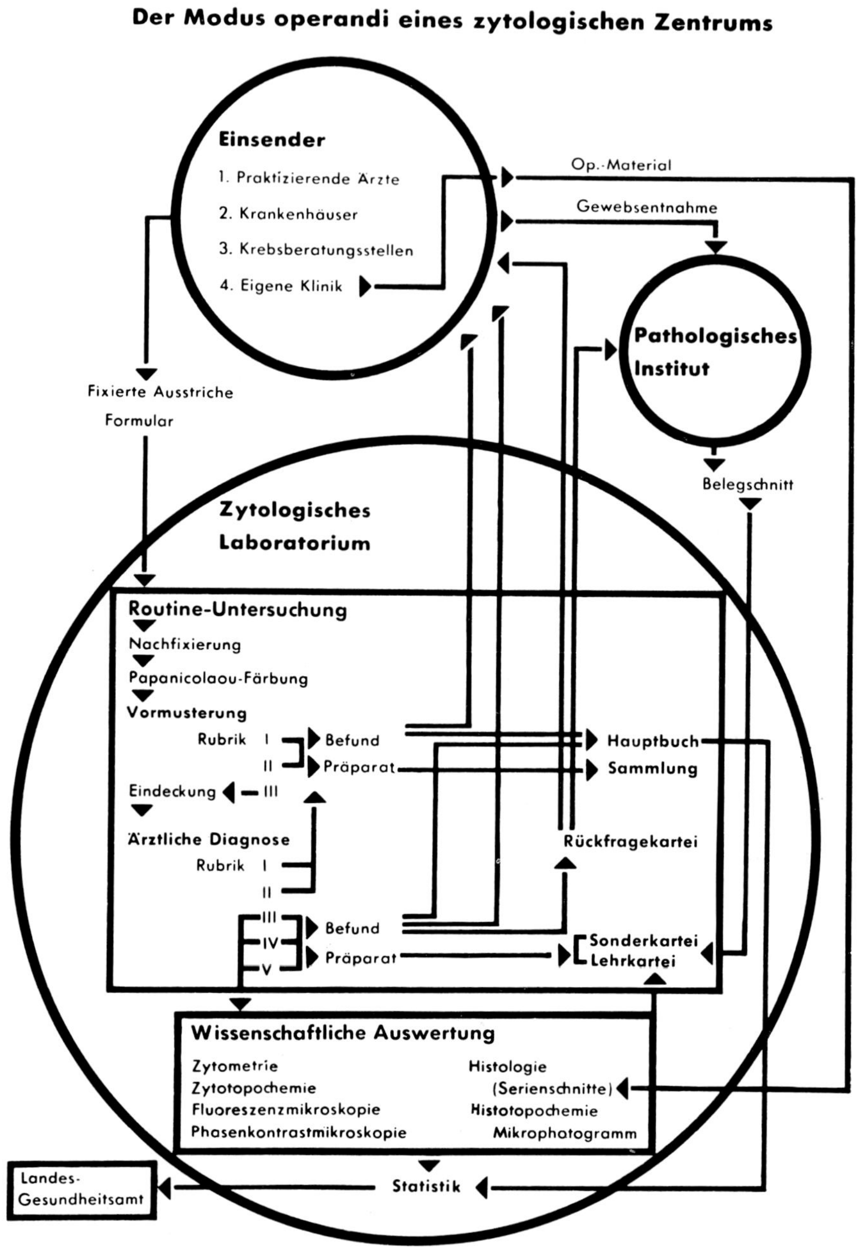
Der Modus operandi eines zytologischen Zentrums
Einsender
1. Praktizierende Ärzte
2. Krankenhäuser
3. Krebsberatungsstellen
4. Eigene Klinik
Op.-Material
Gewebsentnahme
Pathologisches Institut
Belegschnitt
Fixierte Ausstriche
Formular
Zytologisches Laboratorium
Routine-Untersuchung
Nachfixierung
Papanicolaou-Färbung
Vormusterung
Rubrik I
II
Befund
Präparat
Hauptbuch
Sammlung
Eindeckung
III
Ärztliche Diagnose
Rubrik I
II
Rückfragekartei
III
IV
V
Befund
Präparat
Sonderkartei
Lehrkartei
Wissenschaftliche Auswertung
Zytometrie
Zytotopochemie
Fluoreszenzmikroskopie
Phasenkontrastmikroskopie
Histologie
(Serienschnitte)
Histotopochemie
Mikrophotogramm
Landes-Gesundheitsamt
Statistik

Abb. 130.

XII. SPEZIELLE METHODEN

A. Phasenkontrastmikroskopie

Die Phasenkontrastmikroskopie bietet den Vorteil, **Zellen in frischem Zustand**[2] zu beobachten, ohne daß sie durch vorherige Fixierung oder Färbung verändert worden sind.

Um die Zellen sichtbar zu machen, wird ein Kontrast dadurch hervorgerufen, daß sich im Kondensor des Mikroskops ein kreisförmiger Schlitz und im Objektiv ein „Phasenring" befinden. Hierdurch entsteht ein Gangunterschied von $^1/_4$ Lichtwellenlänge. Die Wellen werden durch beugende Strukturen in der Zelle voneinander geschieden. Durch die hierbei auftretende Interferenz entsteht ein Kontrast, der die Zellstrukturen sichtbar werden läßt. Dieser Kontrast kann durch ein Grünfilter noch verstärkt werden.

Das zu untersuchende Zellmaterial wird mit der Platinöse oder dem angefeuchteten Watteträger abgestrichen und in etwas körperwarme physiologische Kochsalz- oder Ringerlösung auf einem gesäuberten Objektträger gebracht. Darüber wird ein Deckgläschen gelegt. Überschüssige Flüssigkeit wird mit Filterpapier aufgesaugt. Das Deckgläschen wird mit flüssiger Vaseline oder Paraffin umrandet, damit die Flüssigkeit nicht zu rasch verdunstet, wodurch Unruhe im Zellbild entstehen würde. Mit einem heizbaren Objekttisch gelingt es, lebende Zellen über längere Zeit zu beobachten.

Sind die Zellen bereits getrocknet, so können sie entweder ohne Fixierung mittels Phasenkontrast betrachtet oder (nach NIEBURGS) rehydriert und fixiert werden, wodurch der Kontrast zunimmt (5 Tropfen Hämatoxylin + 5 Tropfen rehydrierender Äther-Alkohol-Lösung, S. 42). Auf den Objektträger wird ein Tropfen Glyzerin, darauf ein Deckgläschen gegeben. Das Präparat ist mehrere Tage haltbar.

Abb. 130. Schema der Arbeitsweise eines zytologischen Zentrums[1]
Die Einsender schicken den fixierten Ausstrich trocken zusammen mit dem Formular zum zytologischen Laboratorium. Nachfixierung in Alkohol-Äther, Papanicolaou-Färbung, Vormusterung durch medizinisch-technische Assistentinnen. Rubrik I und II nach Papanicolaou: Befund wird nach Eintragung in das Hauptbuch dem Einsender zugeschickt, das Präparat kommt uneingedeckt in die Sammlung. III bis V: Präparat wird eingedeckt und dem ärztlichen Leiter vorgelegt. Von ihm nach I oder II eingestufte Präparate werden wie oben behandelt. Rubriken III bis V: Befund wird nach Eintragung in das Hauptbuch dem Einsender zugeschickt. Mittels Rückfragekartei wird vom Einsender bzw. seinem pathologischen Institut ein Belegschnitt erbeten. Dieser kommt zusammen mit den Präparaten der Gruppen III bis V in die Sonderkartei bzw. Lehrkartei. Zusätzlich werden aus gegebener Veranlassung wissenschaftliche Untersuchungen vorgenommen, deren Ergebnisse in die Lehrkartei kommen. Falls erforderlich, wird hierzu das Operationsmaterial vom Einsender (z. B. zur Anfertigung von Serienschnitten) angefordert. Die statistischen Ergebnisse werden der Gesundheitsbehörde mitgeteilt, da Krebsfrühdiagnostik im öffentlichen Interesse liegt.

Die Phasenkontrastmikroskopie ermöglicht dem Geübten die sofortige hormonale oder Malignitätsdiagnose ohne Fixierung und Färbung und den dadurch verursachten Zeitverlust.

Sie ist nach GUNDLACH[3] für folgende Fragestellungen geeignet:

1. Darstellung der Mikrobiologie der Vagina und des Reinheitsgrades (Fluordiagnostik)
   a) Leukozyten und Erythrozyten
   b) Bakterien
   c) Trichomonaden
   d) Pilzerkrankungen (bes. Candida-Infektion)
2. Zytohormonale Diagnostik
   a) Bestimmung des Proliferationsgrades aus dem Vaginalabstrich
   b) Rasche Erkennung typischer zytohormonaler Bilder
3. Untersuchung der Motilität von Spermien im Zervixsekret
4. Farnkrauttest
5. Fahndung nach Tumorzellen

Weiterhin sind Phasen- und Interferenzkontrastmikroskopie für die Untersuchung von Urinsedimenten und Punktionsflüssigkeiten aus Aszites oder Ovarialzysten anzuwenden.

Als *Nachteil* ist zu nennen, daß die *Präparate nicht haltbar* sind und daher spätere Vergleiche nicht erfolgen können. Dem weniger Geübten wird die Diagnose durch die Fülle der Einzelheiten der Plasma- und Kernstruktur zuerst erschwert.

---

[1] BOSCHANN, H.-W.: Acta Unio intern. cancr., Bruxelles **XIV**, 386—396 (1958).

[2] P. STOLL: *Gynäkologische Vitalcytologie in der Praxis.* Funktion-Mikrobiologie-Neoplasie. Atlas der Phasenkontrastmikroskopie. Springer-Verlag. Berlin — Heidelberg — New York 1969.

[3] GUNDLACH, H.: 2. Arbeitstagung für klinische Zytologie, 29. 3.—3. 4. 71, Wengen, Schweiz.

B. Zytometrie

wendet die durch Messung von Kern und Zytoplasma gewonnenen Maße zur hormonalen und Krebsdiagnostik an.

Die z. Z. wichtigsten Verfahren sind nach einer Aufstellung von LANGREDER[1].

Dimension		Meßverfahren	Fehlerbreite (absolut) in %
3.	(Volumen)	Kapillarrotator	1 bis 10
		Kugelberechnung	10 bis 30
2.	(Fläche)	Planimetrie	3 bis 10
		Photometrie	5 bis 15
		Vergleichsmikroskopie	5 bis 15
		Flächenberechnung	10 bis 30
1.	(Durchmesser)	Vergleichsmikrometrie	15 bis 30
		Vibrationsverfahren	15 bis 30
		Okularmikrometrie	15 bis 35

Auf die 3. Dimension wird gewöhnlich verzichtet, da die Vaginalzellen zu stark abgeplattet sind, um von der Seite her ein gut meßbares Flächenbild zu ergeben.

Die **Planimetrie** wird mit Hilfe im Handel erhältlicher Instrumente vorgenommen. Ebenso wie die anderen Verfahren zur Flächenmessung ist sie für die praktische Zytodiagnostik zu zeitraubend. Rasche Ergebnisse gibt die **Okularmikrometrie.**

Im Okular wird eine Skala angebracht. Mittels eines Testpräparates (Objektmikrometer) erhält man den Umrechnungsfaktor, mit dem das mit dem Okularmikrometer erhaltene Meßergebnis multipliziert werden muß, damit ein absoluter Meßwert resultiert. Durch geeignete Auswahl von Okular- und Objektivvergrößerung kann erreicht werden, daß keine Umrechnung mehr erforderlich ist und die Werte vom Okularmikrometer direkt verwendet werden können.

Gewöhnlich mißt man zwei senkrecht aufeinanderstehende Durchmesser, bzw. den größten und den kleinsten Durchmesser, addiert beide und teilt sie durch 2 und erhält somit den durchschnittlichen Durchmesser.

Für die Auswertung der Ergebnisse wurde von LANGREDER ein **Zytogramm** angegeben *(Abb. 131).*

Für die *zytometrische Abgrenzung normaler und maligner Prozesse* bewährt sich die von H. CRAMER angegebene Methode:

Aus Kernlängs- und -querdurchmesser entsteht als Produkt ein *relativer Flächenwert,* da es ellipsenähnliche Flächen sind. Bei Vergleichen kann die Konstante $\pi/4$ weggelassen werden.

---

[1] LANGREDER, W.: Zbl. Gynäk. **73,** 75 (1951); Arch. Gynäk. **183,** 304 (1953); in RUNGE: Gynäkologische Zytologie.

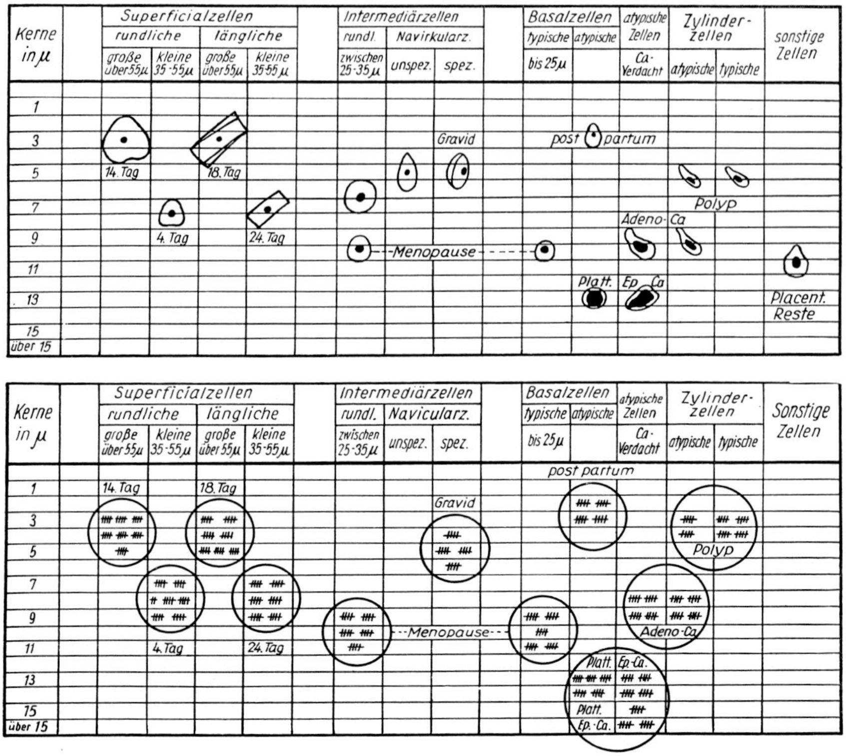

Abb. 131. Zytogramm nach LANGREDER[1] (aus IGEL, Gynäkologische Zytodiagnostik, Walter de Gruyter & Co., Berlin 1959)

Als **Ergebnisse der Zytometrie** sind folgende Zahlen wichtig:

Kerndurchmesser:	pyknotische Kerne	3 bis 5 μ
	vesikuläre Kerne	7 bis 11 μ
	Plattenepithelkarzinomkerne	extreme Schwankungen, Mittelwert bei etwa 13 bis 15 μ

Für das Karzinom spricht besonders große Schwankungsbreite der relativen Kernflächenwerte bei extrem großen Kernen. Dieses gilt für das Plattenepithelkarzinom (H. CRAMER[2]) wie für das Endometriumkarzinom (H.-W. BOSCHANN[3]). Besonders bei der oft schwierigen Entscheidung, ob es sich bei

[1] LANGREDER, W.: Arch. Gynäk. **183,** 304–309 (1953).

[2] CRAMER, H.: Medizinische, Stuttgart 1589 (1952); Arch. Gynäk. **182,** 461 (1953); Geburtsh. u. Frauenhk. **14,** 791 (1954).

[3] BOSCHANN, H.-W.: Arch. Gynäk. **189,** 376 (1957); Acta Unio internat. cancr., Bruxelles **XIV,** 372 (1958).

einem Endometriumausstrich um eine gutartige Atypie (z. B. glanduläre Hyperplasie oder Adenom) oder um ein Adenokarzinom handelt, kann die einfache Okularmikrometrie von Nutzen sein.

Technische Einzelheiten werden am besten den Originalarbeiten sowie den Gebrauchsvorschriften der Apparate (Okular- oder Schraubmikrometer, Planimeter) entnommen.

Noch nicht in ihrer Bedeutung abzusehende neue Möglichkeiten ergeben sich durch *elektronische Meßverfahren*, z. B. das T. I. C. A. S. (vgl. S. 35).

C. Zytotopochemie

Mit Hilfe zytotopochemischer Methoden können chemische Eigenschaften des Kerns, des Nukleolus und des Zytoplasmas *in situ* dargestellt werden, d. h. an der Stelle, an der sich der betreffende Stoff findet oder das betreffende Ferment wirksam wird.

Literatur

Allgemein-histochemische Werke

Glick, D.: Techniques of Histo- and Cytochemistry, New York Interscience Publ. 1949.

Gomori, G.: Microscopic Histochemistry. Principles and practice. The University Chicago Press, 1952.

Lipp, W.: Histochemische Methoden, R. Oldenbourg, München (Fortlaufend erscheinende Sammlung).

Lison, L.: Histochimie et cytochimie animales, Gauthier-Villars, Paris, 1953.

Pearse, A. G. E.: Histochemistry, Churchill, London 1954.

Romeis, B.: Mikroskopische Technik, R. Oldenbourg, München 1968.

Viele Methoden haben *eher wissenschaftlichen als praktischen Wert.* Als Ausnahme könnte die Feulgen-Reaktion genannt werden, die auch in der Praxis zur chromosomalen Geschlechtsdiagnostik verwendet wird. Sie ist auf Seite 45 beschrieben.

Die in der ersten Auflage beschriebenen folgenden Verfahren wurden weggelassen, da sie nur selten infrage kommen: Darstellung der Nukleinsäuren durch Toluidinblau und Methylgrün-Pyronin, der Polysaccharide durch Joddampf-Methode, mit BEST-Carmin und Perjodsäure-SCHIFF-Reaktion, Darstellung der Sulfhydrilgruppen (Chèvremont u. Frédéric, 1943), Darstellung von Lipiden mit Sudan-Schwarz B, Nilblaumethode (Cain, 1947), Säure-Hämatein-Test nach Baker, Darstellung der Aktivität der Phosphoamidase, Succinodehydrogenase, Supravitalfärbung (Ayre). Sie sind dort nachzulesen*.

* Über die Anwendung der **Gallocyanin-Chromalaun-Färbung** zur DNS- und RNS-Zytophotometrie s. Sandritter, W., B. L. Lobel u. G. Kiefer: J. Nat. Cancer Inst. **32,** 1221 (1964).

D. Fluoreszenzmikroskopie *Tafel V, Bild 9 und Tafel X, Bild 19*

Mittels ultravioletten Lichtes werden Zellbestandteile, die selektiv mit Fluoreszenzfarbstoffen gefärbt werden, zur Fluoreszenz gebracht und dadurch leuchtend auf dunklem Grunde sichtbar gemacht. Werden z. B. Vaginalepithelien mit einer 0,01 %igen Akridinorangelösung bei p_H 4–7 angefärbt, so ergeben sich folgende Fluoreszenzfarben:

Kern:	gelb bis grün (infolge seines Gehalts an Desoxyribonukleinsäure)
Nukleolus:	orange oder rot (infolge der in ihm enthaltenen Ribonukleoproteide)
Zytoplasma:	orange oder rot (da ribonukleinsäurehaltig)
Mukopolysaccharide:	rot

Spezifitätsnachweis

für DNS:	durch Salzsäurebehandlung wird DNS depolymerisiert. Folge: Grün- wird zu Rotfluoreszenz
für RNS:	Rotfluoreszenz erlischt nach Behandlung mit Ribonuklease, während Mukopolysaccharide ihre Rotfluoreszenz beibehalten

Da die Nukleinsäuren in allen rasch wachsenden und besonders in Tumorzellen stark vermehrt sind, fallen derartige Elemente in Abstrichen sofort durch ihre starke Fluoreszenz auf.

Die Hilfsgeräte, um ein Mikroskop zur Fluoreszenzdiagnostik benutzen zu können, sind im Handel erhältlich.

Zur Färbung ist folgende Methode geeignet: (nach L. v. Bertalanffy[1, 2, 3]).

1. Normale Fixierung in Alkohol-Äther
2. Absteigende Alkoholreihe (80 %, 70 %, 50 %)
3. Aqua dest.
4. 2 bis 3 Minuten Spülen in 1 %iger Essigsäure
5. Aqua dest.
6. Färbung in 0,01 %iger Acridinorange-Lösung 3 Minuten
7. Auswaschen in Phosphatpuffer 1 Minute
8. Differenzierung in 1/10 m $CaCl_2$ 30 Sekunden
9. Gründliches Auswaschen in Phosphatpuffer
10. Sofortige Beobachtung unter Deckglas im Fluoreszenzmikroskop

(Eine Stammlösung von 0,1 % Akridinorange wird im Dunkeln aufbewahrt und nach Bedarf mit Phosphatpuffer p_H 6 verdünnt: 11 ml 1/15 m KH_2PO_4 + 89 ml 1/15 m Na_2HPO_4; Kontrolle mit p_H-Meter.)

Für die Fluoreszenzmikroskopie ist ein völlig abdunkelbarer Raum erforderlich. Die Methode ist zuverlässig, gibt aber keine haltbaren Präparate. Bei Anwendung entsprechend langer Belichtungszeiten ist die Anfertigung von Schwarz-Weiß- und Colorphotographien ohne weitere Schwierigkeiten möglich.

Will man die Präparate als Beleg aufbewahren, so müssen sie bei Bedarf

[1] Bertalanffy, L. v.: Klin. Wschr. **37**, 469 (1959).
[2] Bertalanffy, L. v. u. F. Masin: Cancer **11**, 873 (1958).
[3] Schümmelfeder, N., E. Bontke u. G. Kern: Zbl. allg. Path. path. Anat. **102**, 318 (1960).

nachgefärbt werden, wenn sie ihre Fluoreszenz verloren haben. Der gleiche Abstrich kann auch nach PAPANICOLAOU gefärbt werden, nachdem das Acridinorange in einer aufsteigenden Alkoholreihe herausgelöst worden ist.

Mit der Fluoreszenzmethode ist eine farbschöne, aber *keine selektive* Darstellung der Krebszellen *(Tafel X, Bild 19)* möglich. Entscheidend für die Diagnostik sind auch hier nicht die färberischen, sondern wie bei der PAPANICOLAOU-Färbung die morphologischen Kriterien der malignen Zelle.

Die folgende Tabelle zeigt die **Anfärbbarkeit des Zytoplasmas** im *Vergleich zwischen Acridinorange-Fluorochromierung und* PAPANICOLAOU-*Färbung* (in Anlehnung an G. KERN: Carcinoma in situ. Springer-Verlag Berlin–Göttingen–Heidelberg–New York 1964)

Zellart	Acridinorange-Fluorochromierung	PAPANICOLAOU-Färbung
Oberflächenzellen	keine oder hauchzartes grünes Gerüst	eosinophil oder zyanophil
Intermediärzellen	gelbgrün bis zart orangerot	zyanophil
Parabasal- und Basalzellen	orangerot	zyanophil
Zylinderzellen	kardinalsrot	zyanophil
Endometriumzellen	orangerot	zyanophil
Histiozyten	orangerot oder tiefrot granuliert	blaß zyanophil
Leukozyten	keine oder hauchzartes grünes Gerüst	blaß zyanophil
Erythrozyten	keine oder grünlich-bräunliche Schatten	eosinophil
Dysplastische Oberflächenzellen	zart grün bis zart orange	eosinophil
Dysplastische Intermediärzellen	zart orange bis rot	eosino- oder zyanophil
Dysplastische tiefe Zellen	orangerot	zyanophil
Uniform atypische Zellen	leuchtend orange oder rot	blaß zyanophil
Polymorph atypische Zellen	zart grün bis rot (alle Varianten)	zyano-, manchmal eosinophil
Auto- und heterolytisch veränderte Zellen (normale und maligne)	zart orange bis grün	blaß zyanophil
DÖDERLEIN-Stäbchen, Kokken, Pilze (Candida)	tiefrot *(Tafel V, Bild 9)*	zyanophil
Trichomonas vaginalis	orangerot	schmutzig blaßgrau bis -blau

Anhang:

Einige wichtige zytodiagnostische Bezeichnungen* (Terminologie)

Aktiv: prominentes Chromatingerüst, häufig auch prominenter Nukleolus
Amphophilie: zyanophile und eosinophile Anfärbung *derselben* Zelle
Anisozytose: ungleiche *Zell*größe bei der gleichen Zellart
Anisokaryose: ungleiche *Kern*größe bei der gleichen Zellart; dagegen: s. Pleomorphie = Polymorphie
Autolyse: *Degenerative* Auflösung des Zytoplasmas (oft bei Atrophie); dagegen: s. Zytolyse
Chromatin: Der Teil des Kerns, der sich mit *basischen* Farbstoffen anfärbt (z. B. mit Hämatoxylin)
Chromatolyse: Auflösung des Kernchromatins (Verlust der Anfärbbarkeit)
Chromozentrum: dichte Ansammlung von Chromatin im Zellkern (von verschiedener Größe und Form)
Differenzierung: morphologische und funktionelle Spezialisierung der *Zelle;* dagegen: Reifung = bezieht sich auf *Gewebe,* nicht Einzelzellen
Dyskaryose: statt dessen nach der neuen Nomenklatur: **Dysplastische Zelle** (vgl. S. 120)
Eosinophilie: Anfärbbarkeit mit Eosin (früher: Azidophilie), vgl. S. 38, 40
Hyperchromasie: gesteigerte Anfärbbarkeit des Kerns
Karyolyse: Degenerationsvorgang, bei dem der Kern anschwillt, sein Chromatin verliert und verschwindet
Karyopyknose: = **Pyknose**
Karyorrhexis: Kernzerfall in einzelne Fragmente
Navikularzelle: kahnförmige Variante der Intermediärzelle (vgl. S. 58)
Phagozytose: Vorhandensein von Partikeln oder Zellfragmenten innerhalb einer Zelle; dagegen: *Kannibalismus:* Auftreten einer ganzen Zelle der *gleichen* Art innerhalb einer anderen
Pleomorphie = Polymorphie: Formvariationen (vgl. S. 106 ff.)
Vakuole: runde, leere Aussparung mit scharfem Umriß im Zytoplasma oder im Kern
Vesikulär: Kern mit zartem Chromatinnetz; Gegensatz: Pyknotischer Kern
Zyanophilie: blaue oder rotblaue Anfärbbarkeit (früher: Basophilie) (vgl. S. 38, 40)
Zytolyse: Auflösung des Zytoplasmas (oft in Gegenwart von DÖDERLEIN-Bazillen: Bakterielle Zytolyse); dagegen: Degenerative Autolyse (s. o.)

Nicht mehr angewendet werden sollen folgende Termini:

Azidophilie (statt dessen: Eosinophilie)
Basophilie (statt dessen: Zyanophilie)
Dyskaryotische Zelle (statt dessen: dysplastische Zelle)

* Nach der Terminologie-Konferenz der Deutschen Gesellschaft für Zytologie, Köln, 6.–7. 11. 70.

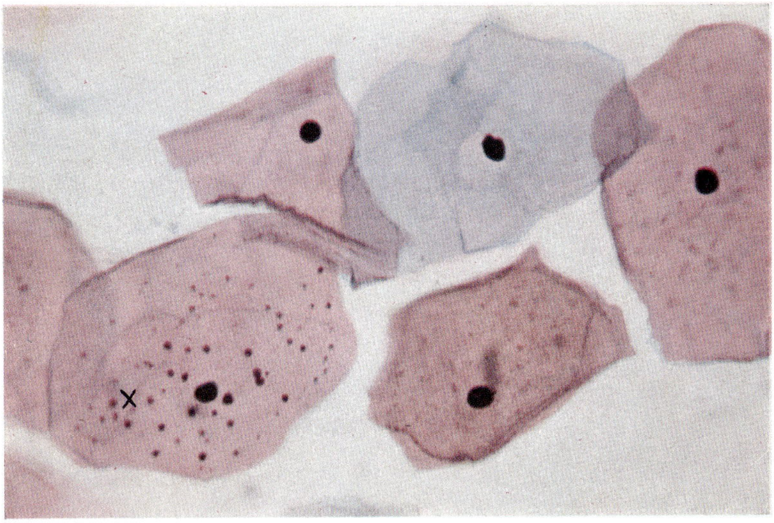

Bild 1. **Oberflächenzellen** (500 ×): zyanophiles oder eosinophiles Zytoplasma, pyknotischer Kern, Zytoplasmagranula (×) (vgl. S. 59)

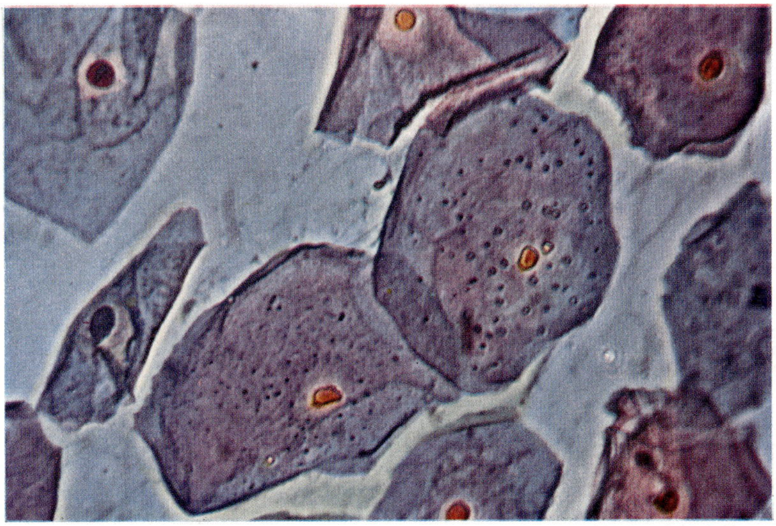

Bild 2. **Oberflächenzellen und Intermediärzellen** (500 ×). **Bei Phasenkontrastbetrachtung** des gefärbten Präparats leuchten die pyknotischen Kerne der Oberflächenzellen rot auf. Die vesikulären Kerne der Intermediärzellen bleiben dunkelbraun (vgl. S. 59)

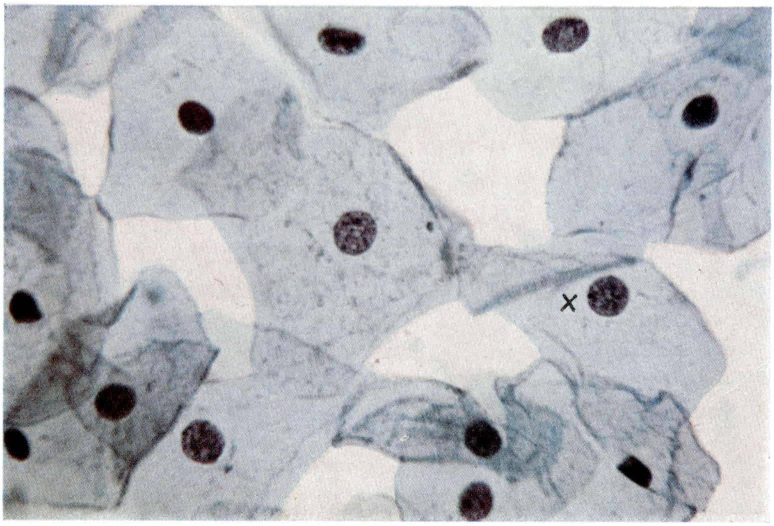

Bild 3. **Intermediärzellen** (500 ×): zyanophiles Zytoplasma, oft mit Faltung, vesikulärer Kern mit fein granuliertem Chromatin (vgl. S. 57). In der mit × gekennzeichneten Zelle ist das Barr-Körperchen als randständiges Pünktchen zu erkennen (vgl. S. 54)

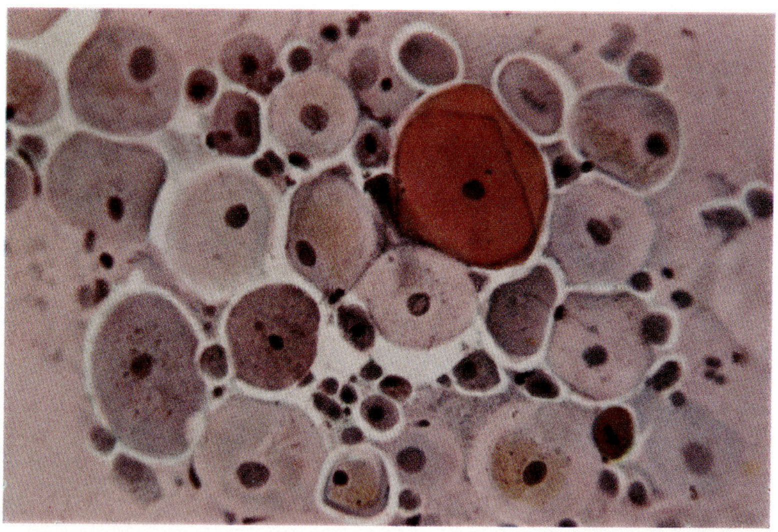

Bild 4. **Parabasalzellen** bei Atrophie (312,5 ×). Polymorphie der Zellgestalt (= Anisozytose) und der Kerne (= Anisokaryose), Pseudo-Eosinophilie, Kernschwellung, -schrumpfung und -zerfall, z. T. degenerative Autolyse, grauer Kokkenrasen mit perizellulärer Hofbildung (vgl. S. 53)

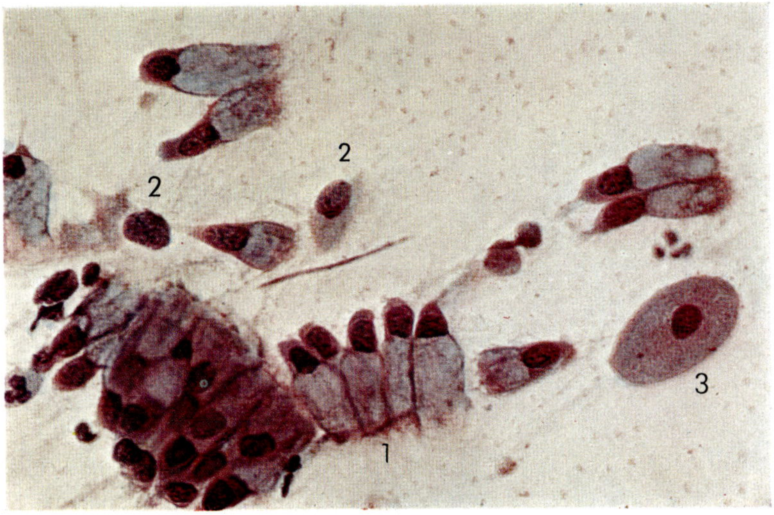

Bild 5. **Endozervixzellen** (640 ×): Palisadenanordnung, freie Kerne, z. Vgl. Intermediärzelle (vgl. S. 60)

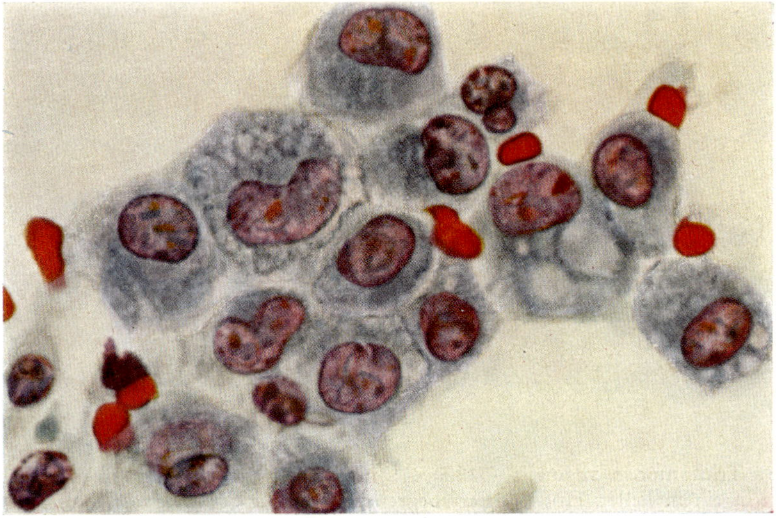

Bild 6. **Histiozyten** (500 ×): schaumiges, meist unscharf begrenztes Zytoplasma, fein granulierter, oft nierenförmiger Kern mit deutlich erkennbaren eosinophilen Nukleolen. Einige Erythrozyten (vgl. S. 66)

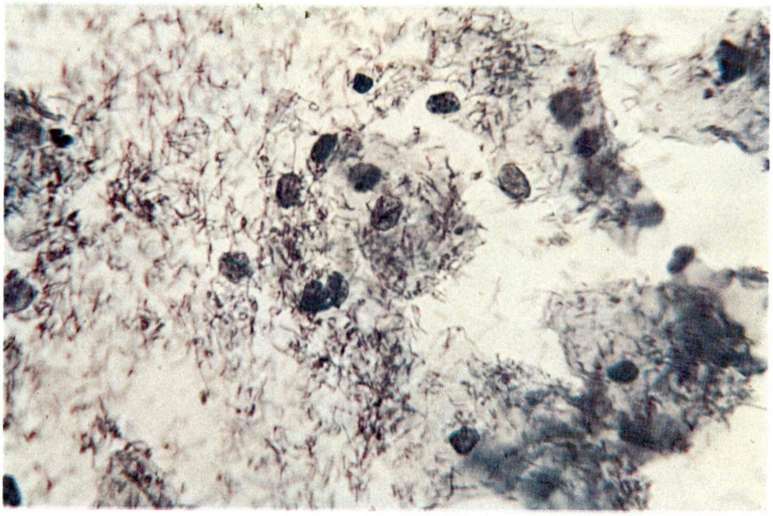

Bild 7. **Bakterielle Zytolyse** durch DÖDERLEIN-Bazillen (640 ×): Zahlreiche Döderleinbazillen, freie Intermediärzellkerne, nur spärliche Zytoplasmareste (vgl. S. 57, 68)

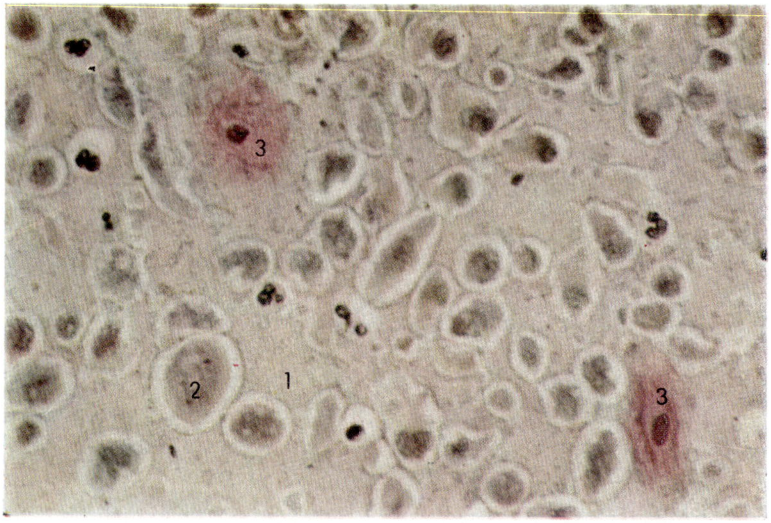

Bild 8. **Trichomonas vaginalis** (312,5 ×): inmitten eines grauen Kokkenrasens (1) liegen in einem hellen Hof unscharf begrenzte, schmutziggraue ovaläre bis rundliche Gebilde mit undeutlich erkennbarem Kern (2). Geißeln sind nicht sichtbar (infolge Fixierung und Färbung verlorengegangen). Die Epithelzellen (3) zeigen als Folge entzündlicher Degeneration Verlust der Zellbegrenzung, Pseudo-Eosinophilie und perinukleäre Hofbildung (vgl. S. 68)

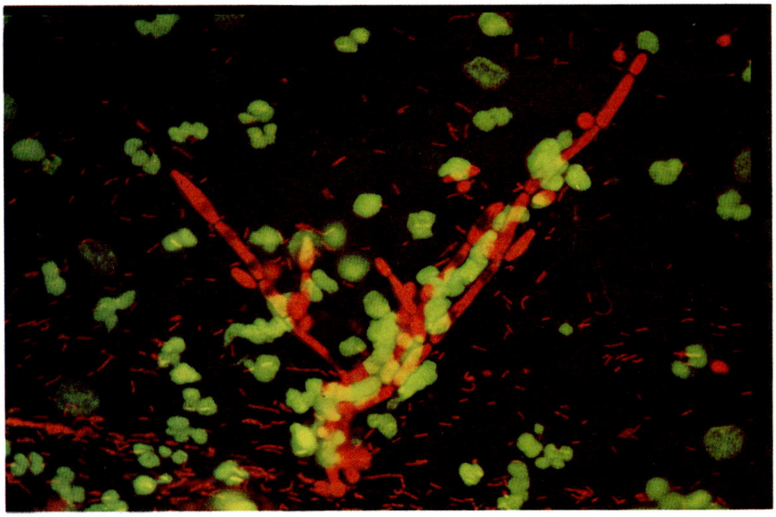

Bild 9. **Candida albicans = Soor** (640 ×): rotfluoreszierende verzweigte, durch Abschnürung gegliederte Fäden. DÖDERLEIN-Bazillen: rotfluoreszierende Stäbchen. Polymorphkernige Leukozyten und Lymphozyten: grünfluoreszierende Kerne (Acridin-Orange-Fluorochromierung (vgl. S. 70 u. 157). (Aufnahme: Dr. Hauck)

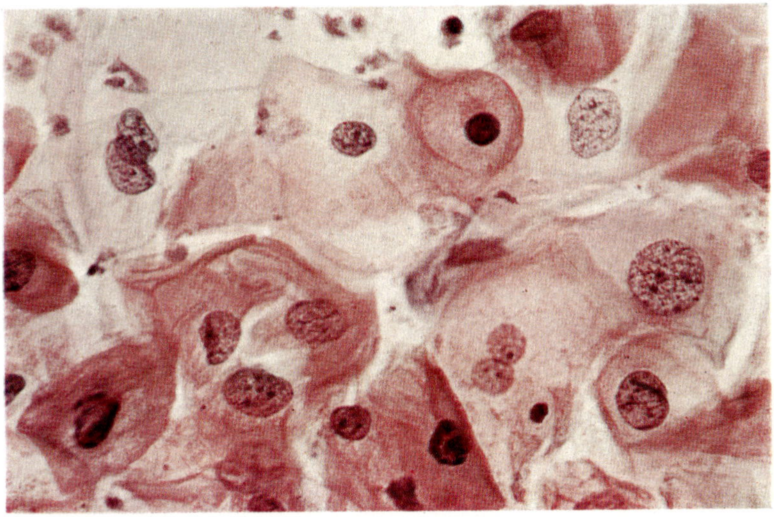

Bild 10. **Entzündung** (640 ×): an Oberflächen- und Intermediärzellen benigne Makrokaryose (mit feingranuliertem Chromatin). Differentialdiagnose: Dysplastische Oberflächen- und Intermediärzellen bei leichter Dysplasie (vgl. S. 102)

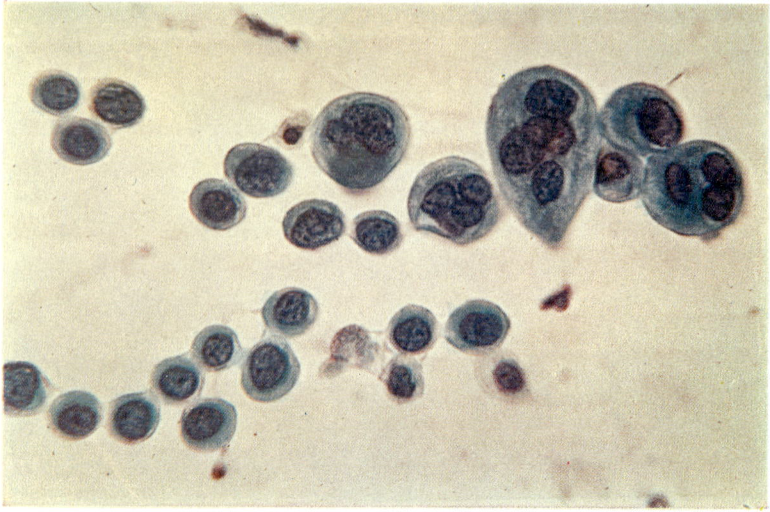

Bild 11. **Metaplasie** (640 ×): junge Plattenepithelien, in Reihen angeordnet, z. T. mehrkernig. Homogene Kernstruktur. (Vgl. S. 104)

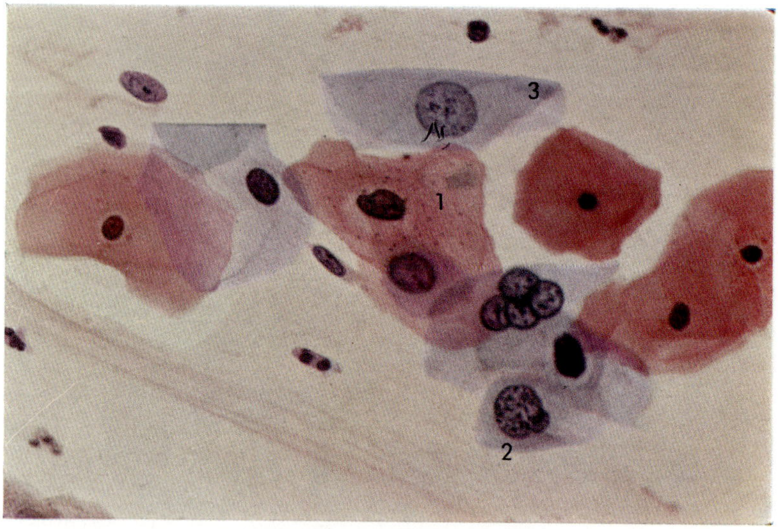

Bild 12. **Dysplastische** (= dyskaryotische) **Zellen** bei Carcinoma in situ (500 ×). Dysplastische Oberflächenzelle mit beginnender Pyknose und Zytoplasma-Eosinophilie (1), dysplastische Intermediärzelle (2), fraglich benigne Makrokaryose (3). Zellen wie 3 werden auch bei Entzündungen gesehen (vgl. S. 120)

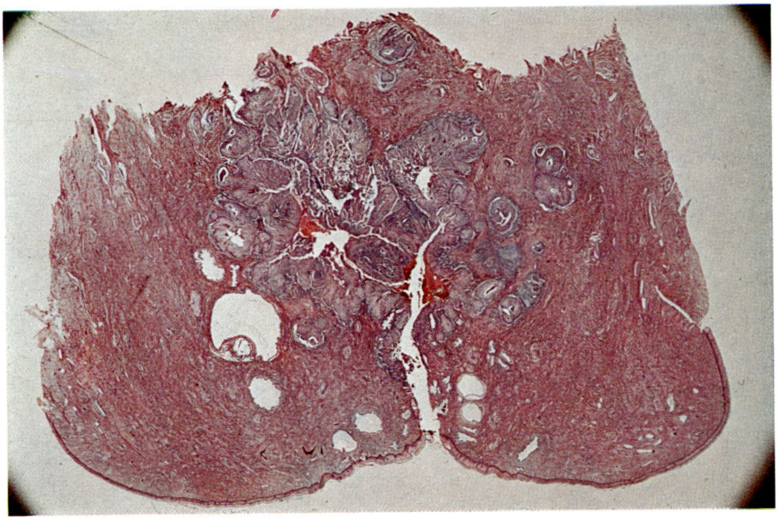

Bild 13. **Invasives Plattenepithelkarzinom,** im Zervikanal wachsend, bei 45 j. Patientin.

Die Kolposkopie war unverdächtig, da der Plattenepithelüberzug der Portio unversehrt ist. Keine Hinweissymptome, weder Fluor noch Blutungen! Das Karzinom wurde nur durch den Endozervikalabstrich bei der Vorsorgeuntersuchung entdeckt. Nach Radikaloperation (Wertheim) ist die Patientin bisher 8 Jahre rezidivfrei.

Das Bild zeigt

1. die topographisch bedingte Überlegenheit der Zytologie über die Kolposkopie bei endozervikalem Sitz des Kollumkarzinoms und seiner Vor- und Frühstadien
2. daß der Endozervikalabstrich obligatorisch ist (vgl. S. 10)

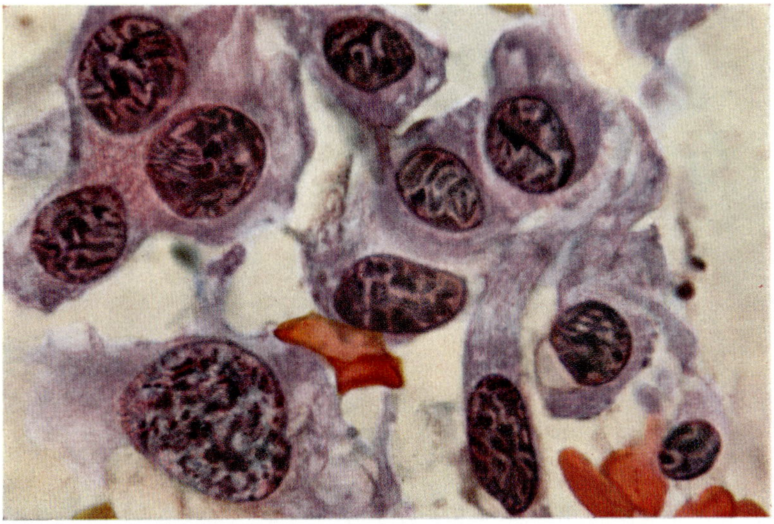

Bild 14. Plattenepithelkarzinom: **entdifferenzierte Tumorzellen** (800 ×). Verlust der Zytoplasmastruktur und -begrenzung, ungleiche Größe und Form der Gesamtzelle (= Anisozytose) und der Kerne (= Anisokaryose und Kernpolymorphie), starke Vermehrung des grob granulierten Chromatins (= Hyperchromasie), Entrundung der Kernmembran (vgl. S. 106)

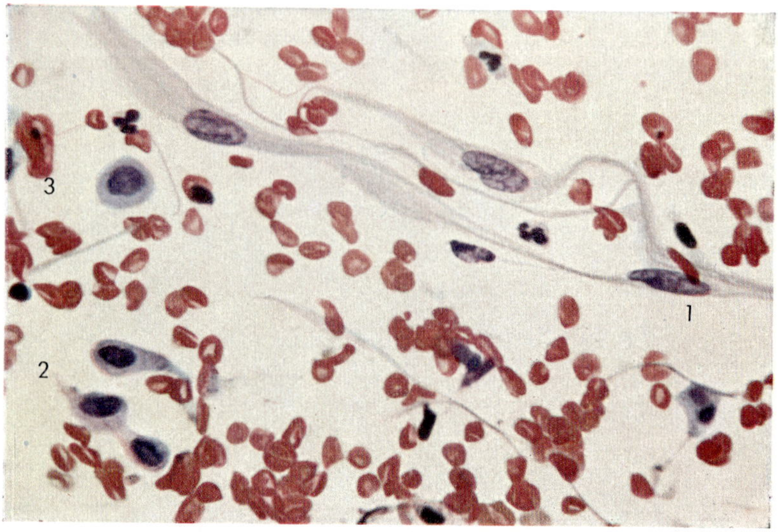

Bild 15. Plattenepithelkarzinom: **differenzierte Plattenepithelkrebszellen** (312,5 ×). Deutliche Zellbegrenzung: Spindelzelle (1), Kaulquappenzelle (2), runde differenzierte Krebszelle (3) und polymorphe Formen (vgl. S. 116)

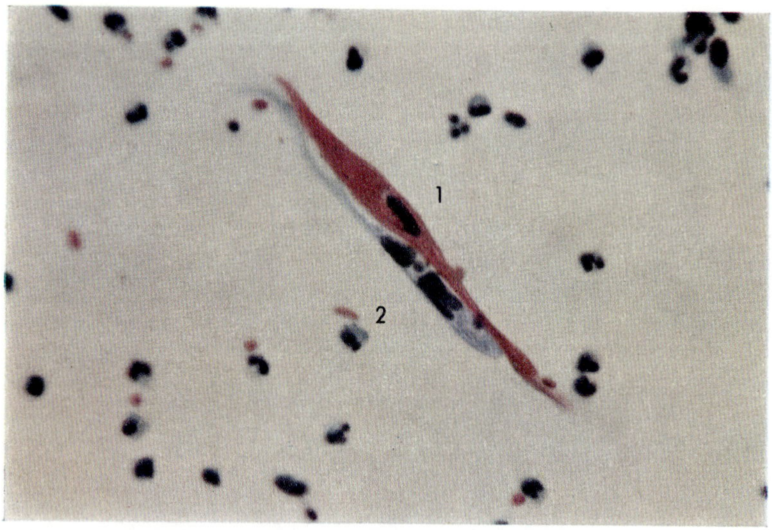

Bild 16. Plattenepithelkarzinom: **Spindelzellen** (500 ×). Farbumschlag des Zytoplasmas von zyano- zu eosinophil. Karyopyknose (1) und -rhexis (2) (vgl. S. 116, 117)

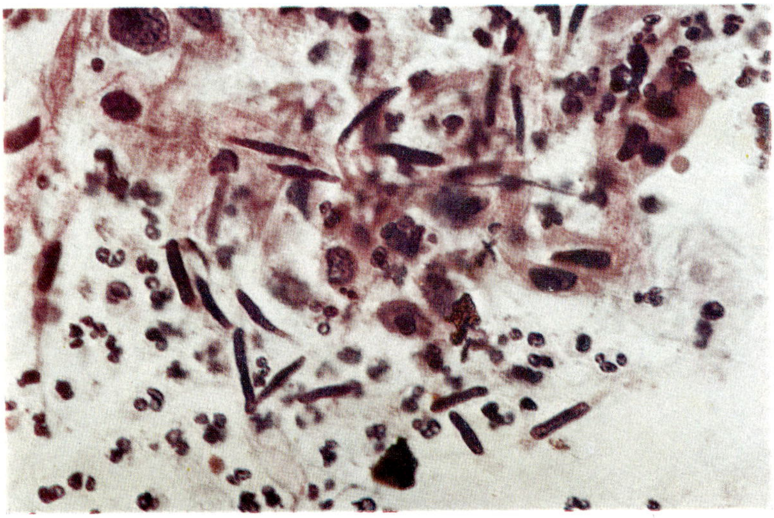

Bild 17. **Plattenepithelkarzinom:** Zigarrenförmige kondensierte Kerne. Einige entdifferenzierte Tumorzellen (vgl. S. 117)

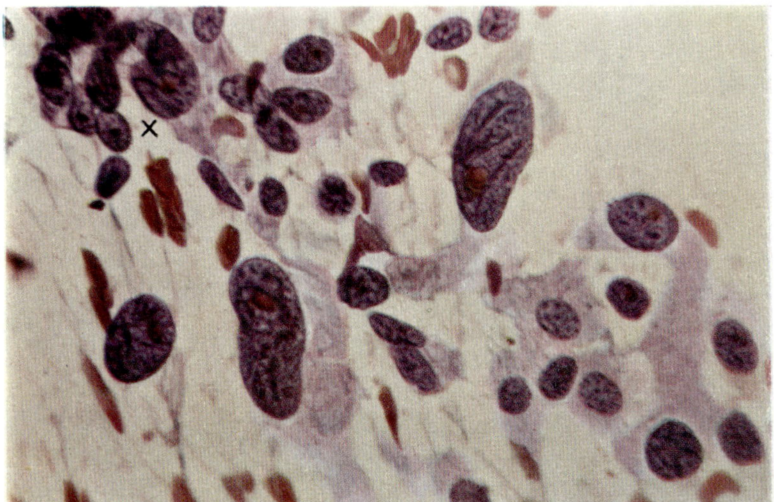

Bild 18. **Adenokarzinom** des Corpus uteri (500 ×). Anisokaryose, Kernpolymorphie, Hyperchromasie. Degeneration des ausschließlich zyanophilen Zytoplasmas. Stellenweise Überlappung der Kerne (×) (vgl. S. 122)

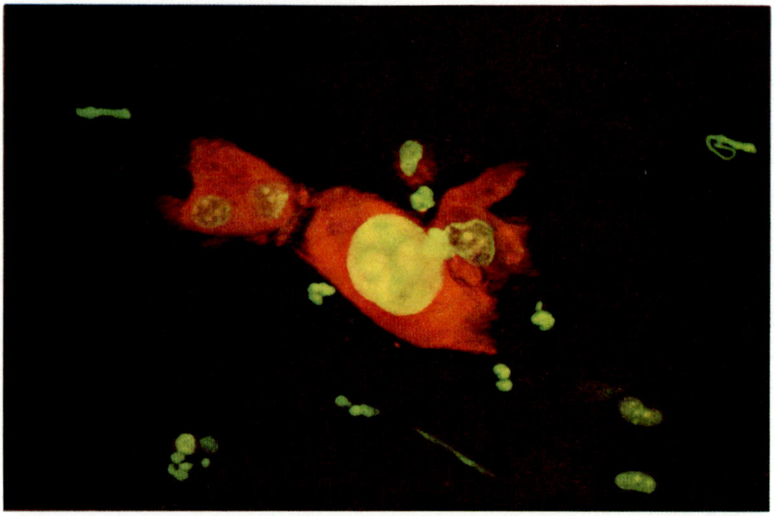

Bild 19. **Adenokarzinom** des Corpus uteri (640 ×). Nach Acridin-Orange-Fluorochromierung Rotfluoreszenz des Zytoplasmas, Gelb- und Grünfluoreszenz der Kerne (vgl. S. 156). Leukozytenkerne: grün fluoreszierend

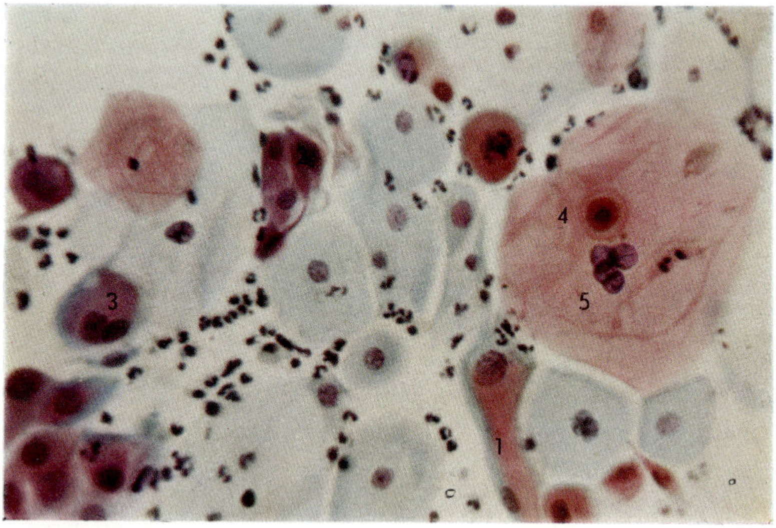

Bild 20. **Strahlenwirkung** bei normalem Plattenepithel (312,5 ×). Mißfärbung (1), monströse Zellformen (1, 2), Plasmavakuolen (3), Phagozytose (4), Mehrkernigkeit (3, 5), vielkernige Riesenzellen bei Wahrung der Kern-Plasma-Relation (5) (vgl. S. 135)

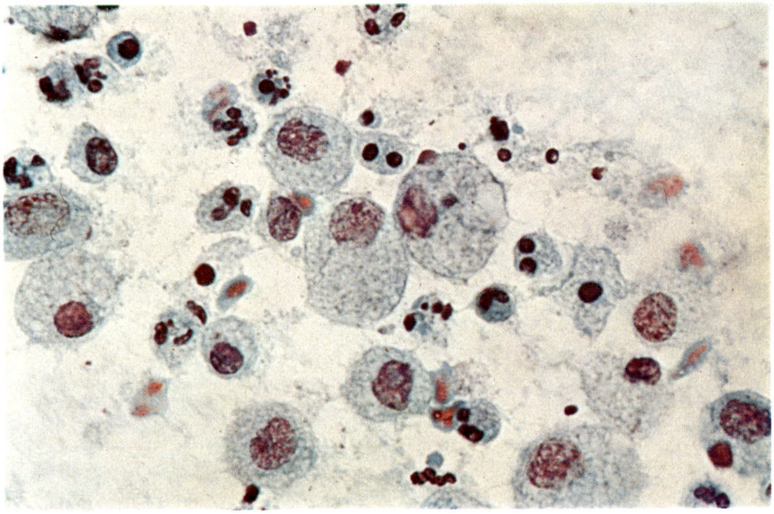

Bild 21. **Sezernierende Mamma:** (640 ×) gutartige **Schaumzellen** mit Fixierungsartefakten in den Zellkernen (vgl. S. 126)

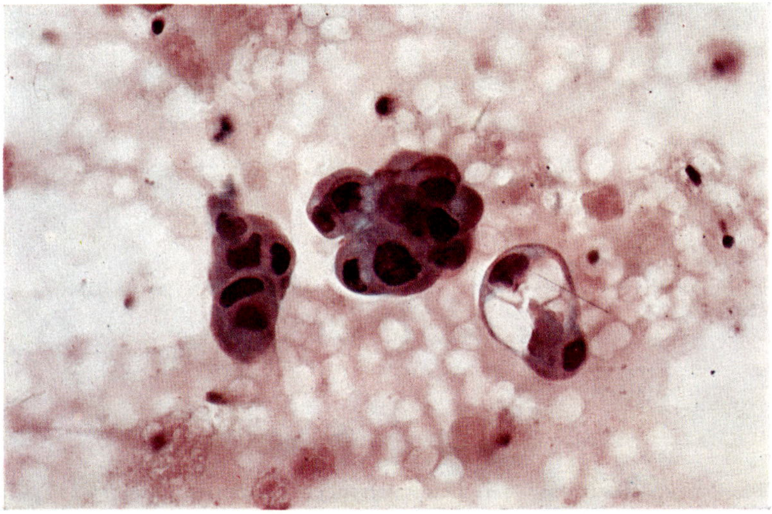

Bild 22. **Blutende Mamma bei Mammakarzinom** (Sekretausstrich, 640 ×): Tumorzellen, z. T. mit Vakuolen im Zytoplasma (vgl. S. 126)

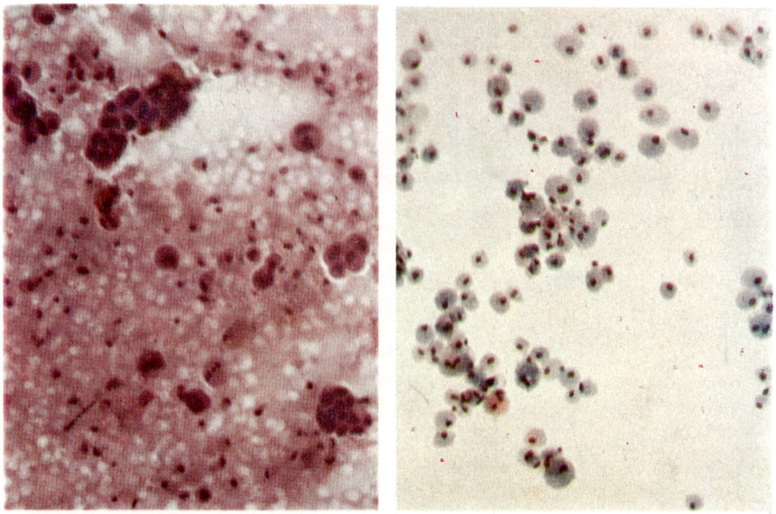

Bild 23. **Differentialdiagnose aus dem Mammasekret** (160 ×): rechts gutartige Schaumzellen bei sezernierender Mamma, links Tumorzellen bei blutender Mamma (Karzinom) (vgl. S. 125 ff.)

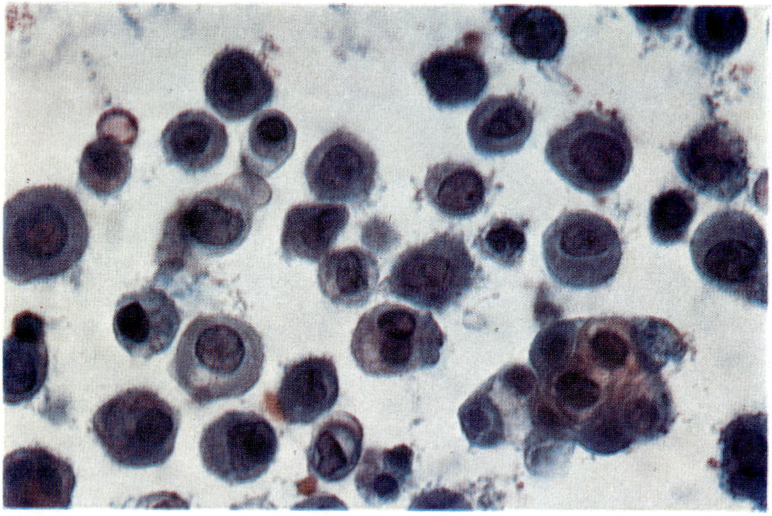

Bild 24. **Peritonealkarzinose** bei metastasierendem Mammakarzinom (640 ×): Tumorzellen aus Aszitespunktat, u. a. Zytoplasmavakuolen, Doppelkernigkeit (vgl. S. 125)

Farbaufnahmen Zeiß-Standard-Mikroskop und Zeiß-Photomikroskop mit Planapochromaten 10 und 40 (Öl) und Optovar

SACHREGISTER